食物と栄養学基礎シリーズ **3**

人体の構造・機能・疾病

吉田 勉 監修

飯嶋正広・栗原伸公 編著

学文社

監修のことば

　種々のストレスに囲まれている現代人間社会であるが，多くの人にとって健康な生活への希求は共通する願いであろう。さらに近年の我が国における顕著な高齢化に対処するためには，心身の機能劣化を防止する方策の確立は喫緊の重要性をもっている。たとえば，身体運動機能のひとつを取り上げてみると，骨・関節・筋肉などを支え動かす運動器障害の症候群（ロコモティブ・シンドローム）は要介護状態を引き起こしやすいので，その予防は健康寿命の延長に重要な役割をもっている。そしてそのためには，各器官の解剖学・生理学的さらには病理学的な基礎知識は必要不可欠となるはずである。そこで学文社から出されている「食物と栄養学基礎シリーズ」の前半は，概ね，食物・栄養学の入門編を形成しているが，そのなかには『人体の構造・機能・疾病』を含めているのである。それは，健康さらには疾病防止に強い関心を持つ一般の人々やそれらを推進する立場の人たち，そして勿論，将来，それぞれ専門を生かした方面に進むことであろう栄養士・管理栄養士，看護師，理学療法士等の養成課程にある学生たちなどにも，その専門分野をマスターするための基礎のひとつとして解剖学・生理学・病理学等を網羅する『人体の構造・機能・疾病』を学ぶことが必要と考えられるからである。

　本書の編者としては，医師としての豊かな臨床経験と長い大学教育歴に加え，教科書編集者の実績をももっておられる飯嶋正広教授および栗原伸公教授にお引き受け願えた。両教授とも，共通の教授（故人）を通じて交流をもって以来，色々な場面で接触させて頂く事ができて意思疎通を図ることが可能であったため，臨床・教育・研究等で日夜ご多忙にも拘わらず，心よく編集の労をお取り頂けたことは誠に幸いであった。また練達された学識あるいは新鮮な感覚という多彩な執筆陣によって，初歩面から応用面まで興味をもって学べるように工夫された内容となっているから，本書で学ぶ者には十分な学習効果があると期待しているところである。

　編集作業中に生じた幾つかの予期せぬ困難を克服しながらも出版に向けて力を尽くされた両教授，また公務ご多忙中に本書の完成に終始ご協力頂いた各執筆者に対し，この機会に改めて深く感謝申し上げるものである。また，種々お世話になった学文社の田中千津子社長，編集担当のスタッフ諸氏に深謝するものである。

2014 年 3 月

監修者記す

編者のことば

　本書は「食物と栄養学基礎シリーズ」の中の一冊である。同シリーズの前半群は，おおむね，食物・栄養学の入門編を形成しているが，本書がそのなかに含まれていることは監修のことばで吉田勉博士が紹介されているとおりである。したがって，本書は同シリーズの他の前半群のテキストや『臨床栄養学』その他，同シリーズの後半群のテキストを併せ学ばんとする読者にとっては不可欠の領域であるため，本書の完成が急がれた。しかし，結果的には多大な遅れをもたらし，多くの読者の皆様のご期待に応えられず甚だご迷惑をお掛けしてしまったことを編者・著者一同を代表して，まずは率直にお詫びしたい。

　ただ，編者の立場から読者の皆様に誤解が生じないように，本書の企画および執筆・編集の過程について若干補足説明しておく必要性があるものと思われる。本書の企画は，同シリーズのコンセプトに則り『臨床栄養学』に先行して始まり，その後，執筆作業はこれとほぼ並行して進められたが，最終的には『臨床栄養学』に遅れてようやく本書の刊行の運びとなった。これについては，同シリーズ全体の体系における本書の位置づけと相互の関連性などの整合性等について，さらなる改善のための検討課題が発生したこと，また，テキストの記載の範疇についても改めて真剣な検討を加えたこと，さらに，最終タイトル『人体の構造・機能・疾病』の決定の過程で，後々のためにも実り多い有益なやり取りを経てようやく本書の完成をみたことにも言及しておきたい。

　そこで改めて，本書のタイトルが従来型のテキストに多くみられる『人体の構造と機能及び疾病の成り立ち』ではなく，『人体の構造・機能・疾病』であることにしっかりと着目していただきたい。すなわち，前者は解剖学，生理学，病理学といった各基礎医学を統合的にまとめようとするものであるのに対して，後者は基礎的な病理学にはとどまらず疾病に対する診断や治療など臨床医学の領域にまでを広く包括しようとする試みである。そこで，本書は医学入門のテキストといっても決して過言ではない内容となっている。これは今後，食物と栄養を学ぶ者にとって不可欠な知識の初歩面から応用面へと導く実践的なガイドであり，また基礎医学と臨床医学を滑らかに橋渡しするコンパクトなツールでもある。

　現場での栄養学の理解と実践のためには，断片的な知識はもちろん，分野別に孤立した知的体系のみでは対処不可能となってきている。そこで今後は，マクロ的には食物学と人間学の両分野を統合的に学び，またミクロ的には形態学と機能学を有機的に学んだうえ，疾病を把握し対処できなければならない，という，とてつもなく大きな学習作業が求められてきている。

　本書が，そうした時代の要請に応えようとする意欲的な学習者の助けとして大いに役立つであろうことを期待している。

2014 年 3 月

編者ら記す

目　次

1　人体の構造

1.1　細　胞 ··· 1
　1.1.1　細胞の構造 ···························· 1
　1.1.2　核と染色体 ···························· 3
　1.1.3　細胞分裂 ······························ 4
　1.1.4　細胞のエネルギー産生 ················ 5
1.2　組　織 ··· 6
　1.2.1　上皮組織 ······························ 6
　1.2.2　結合組織 ······························ 7
　1.2.3　骨組織 ································ 9
　1.2.4　筋組織 ································ 10
　1.2.5　神経組織 ······························ 11
1.3　器　官 ··· 13
1.4　生体成分とその分析 ·· 14

2　加齢・疾患に伴う変化

2.1　疾患に伴う変化 ··· 18
　2.1.1　細胞レベルのストレス応答の概観 ···· 18
　2.1.2　細胞レベルのストレス応答の基本例 ·· 18
　2.1.3　ストレス応答の臓器レベルの例 ······ 20
　2.1.4　腫瘍（tumor） ························ 27
2.2　加齢に伴う変化 ··· 38
　2.2.1　老年症候群 ···························· 38
　2.2.2　臓器レベルの老化 ···················· 39
2.3　個体の死 ·· 41
　2.3.1　死の判定 ······························ 41
　2.3.2　心臓死 ································ 41
　2.3.3　脳　死 ································ 41

3　個体の恒常性（ホメオスタシス）とその調節機構

3.1　情報伝達の機構 ··· 43
　3.1.1　細胞間情報伝達 ······················· 44
　3.1.2　内分泌系と神経系による調節 ········· 44
　3.1.3　受容体による情報伝達 ················ 48
　3.1.4　細胞内シグナル伝達 ·················· 51
3.2　恒常性 ··· 52
　3.2.1　恒常性とフィードバック機構 ········· 52
　3.2.2　体液・電解質バランス，酸塩基平衡 ·· 53
　3.2.3　体温の調節 ···························· 56
　3.2.4　生体機能の周期性変化 ················ 57
　3.2.5　ストレス応答 ·························· 57

4　疾患診断の概要

4.1　問診・診察 ·· 59
　4.1.1　問　診 ································ 59
　4.1.2　身体診察（現症） ···················· 59

4.2 主な症候 ··· 59
    4.2.1 バイタルサイン ·· 59　　4.2.2 全身症候 ·· 60
    4.2.3 その他の症候・病態 ···································· 61
4.3 臨床検査 ··· 62
    4.3.1 種類と特性 ·· 62　　4.3.2 検体の種類・採取方法 ································ 63
    4.3.3 基準値の考え方 ·· 63　　4.3.4 一般臨床検査（尿，糞便，喀痰など） ······ 63
    4.3.5 血液学検査 ·· 63　　4.3.6 生化学検査 ·· 63
    4.3.7 免疫学検査 ·· 63　　4.3.8 微生物学検査 ·· 63
    4.3.9 生理機能検査（生体機能検査） ·················· 63　　4.3.10 画像検査 ·· 64

5　疾患治療の概要

5.1 種類と特徴 ··· 65
    5.1.1 原因療法，対症療法 ···································· 65　　5.1.2 保存療法，根治療法，特殊療法 ················ 65
    5.1.3 特殊療法 ·· 65
5.2 治療計画・実施・評価 ··· 65
    5.2.1 治療の適応・選択 ·· 65　　5.2.2 治療の実施，モニタリング，評価 ············ 65
5.3 治療の方法 ··· 66
    5.3.1 栄養・食事療法 ·· 66　　5.3.2 運動療法 ·· 66
    5.3.3 薬物療法 ·· 66　　5.3.4 輸液，輸血，血液浄化 ································ 66
    5.3.5 手術，周術期患者の管理 ···························· 66　　5.3.6 臓器・組織移植，人工臓器 ························ 66
    5.3.7 放射線治療(radiotherapy, therapeutic radiology) ··· 67　　5.3.8 リハビリテーション ···································· 67
    5.3.9 再生医療 ·· 67　　5.3.10 救急救命治療（クリティカルケア） ········ 68
5.4 末期患者の治療 ··· 68
    5.4.1 末期医療（ターミナルケア） ······················ 68　　5.4.2 緩和医療 ·· 68
    5.4.3 尊厳死 ·· 69

6　栄養障害と代謝疾患

6.1 栄養と代謝 ··· 71
    6.1.1 糖質（saccharides） ······································ 71　　6.1.2 たんぱく質（protein） ································ 71
    6.1.3 脂質（lipid） ·· 72　　6.1.4 ビタミン（vitamin） ·································· 72
    6.1.5 ミネラル（mineral） ·································· 72
6.2 栄養・代謝にかかわるホルモン・サイトカイン ··· 73
    6.2.1 膵臓ホルモン ·· 73　　6.2.2 摂食調節にかかわるホルモン ···················· 75
6.3 栄養障害 ··· 76
    6.3.1 飢餓（starvation） ·· 76　　6.3.2 たんぱく質・エネルギー栄養障害（栄養失調症，PEM）·· 77
    6.3.3 悪液質（カヘキシー） ·································· 79　　6.3.4 ビタミン欠乏症・過剰症 ···························· 80
    6.3.5 ミネラル欠乏症・過剰症 ···························· 83

6.4 肥満と代謝疾患 …………………………………………………………………………………… 86
- 6.4.1 肥満, メタボリックシンドローム …… 86
- 6.4.2 糖尿病 ……………………………………… 89
- 6.4.3 脂質異常症 ……………………………… 91
- 6.4.4 高尿酸血症, 痛風 ………………………… 93

6.5 先天性代謝異常 …………………………………………………………………………………… 94
- 6.5.1 アミノ酸代謝異常 ……………………… 94
- 6.5.2 脂質代謝異常 …………………………… 96
- 6.5.3 糖質代謝異常 …………………………… 97

7 消化器系

7.1 消化器系の構造と機能 …………………………………………………………………………… 100
- 7.1.1 消化器系の構造 ………………………… 100
- 7.1.2 消化器系の機能 ………………………… 104

7.2 消化器疾患の成因・病態・診断・治療の概要 ………………………………………………… 107
- 7.2.1 口内炎, 舌炎 …………………………… 107
- 7.2.2 胃食道逆流症 …………………………… 108
- 7.2.3 胃・十二指腸潰瘍 ……………………… 108
- 7.2.4 たんぱく漏出性胃腸症 ………………… 109
- 7.2.5 炎症性腸疾患 (クローン病, 潰瘍性大腸炎) … 110
- 7.2.6 過敏性腸症候群 ………………………… 112
- 7.2.7 下痢と便秘 ……………………………… 113
- 7.2.8 肝　炎 …………………………………… 114
- 7.2.9 肝硬変 …………………………………… 115
- 7.2.10 脂肪肝, 非アルコール性脂肪性肝炎 (NASH) … 117
- 7.2.11 胆石症, 胆嚢炎 ………………………… 117
- 7.2.12 膵　炎 …………………………………… 118
- 7.2.13 消化器系の悪性腫瘍 …………………… 119

8 循環器系

8.1 循環器系の構造と機能 …………………………………………………………………………… 123
- 8.1.1 心臓の構造と機能 ……………………… 123
- 8.1.2 体循環, 肺循環の構造と機能 ………… 125
- 8.1.3 血圧調節の機序 ………………………… 127

8.2 循環器疾患の成因・病態・診断・治療の概要 ………………………………………………… 129
- 8.2.1 虚血, 充血, うっ血 …………………… 129
- 8.2.2 血栓, 塞栓 ……………………………… 129
- 8.2.3 動脈硬化 (arteriosclerosis) …………… 131
- 8.2.4 高血圧 (hypertension) ………………… 135
- 8.2.5 狭心症, 心筋梗塞, 不整脈 …………… 138
- 8.2.6 心不全 …………………………………… 143

9 腎・尿路系

9.1 腎・尿路系の構造と機能 ………………………………………………………………………… 147
- 9.1.1 腎臓の構成と尿の生成 ………………… 147
- 9.1.2 体液の量・組成・浸透圧 ……………… 148
- 9.1.3 腎に関連(作用)するホルモン・血管作動性物質 … 149
- 9.1.4 電解質調節 ……………………………… 149
- 9.1.5 代謝性アシドーシス・アルカローシス … 150

9.2 腎・尿路疾患の成因・病態診断・治療の概要 ………………………………………………… 151
- 9.2.1 急性腎炎・慢性腎炎 …………………… 151
- 9.2.2 ネフローゼ症候群 ……………………… 152
- 9.2.3 急性腎不全・慢性腎不全 ……………… 152
- 9.2.4 糖尿病性腎症 …………………………… 153
- 9.2.5 慢性腎臓病 (CKD) ……………………… 154
- 9.2.6 尿路結石 ………………………………… 155

9.2.7 血液透析，腹膜透析 ……………… 155

10　内分泌系

10.1 内分泌器官と分泌ホルモン …………………………………………………………………… 158
 10.1.1 ホルモンの分類・構造・作用機序 … 158　10.1.2 ホルモン分泌の調節機構 ……………… 159
 10.1.3 視床下部・下垂体ホルモン …… 160　10.1.4 甲状腺ホルモン（T_3，T_4） …… 162
 10.1.5 カルシウム代謝調節ホルモン … 163　10.1.6 副腎皮質・髄質ホルモン ……………… 164
 10.1.7 膵島ホルモン ………………………… 165　10.1.8 性腺ホルモン …………………………… 165
10.2 内分泌疾患の成因・病態・診断・治療の概要 …………………………………………… 167
 10.2.1 甲状腺機能亢進症・低下症 …… 167　10.2.2 原発性アルドステロン症 ……………… 168
 10.2.3 クッシング病・クッシング症候群… 169

11　神経系

11.1 神経系の機能と構造 …………………………………………………………………………… 171
 11.1.1 中枢神経系 …………………………… 171　11.1.2 末梢神経系 ……………………………… 171
 11.1.3 神経系における情報 ………………… 173　11.1.4 感　覚 …………………………………… 174
11.2 神経疾患の成因・病態・診断・治療の概要 ……………………………………………… 174
 11.2.1 脳血管障害（脳卒中） ……………… 174　11.2.2 認知症 …………………………………… 176
 11.2.3 パーキンソン病・症候群……… 177

12　呼吸器系

12.1 呼吸器系の構造と機能 ………………………………………………………………………… 179
 12.1.1 気道の構造と機能 …………………… 179　12.1.2 肺の構造と機能 ………………………… 179
 12.1.3 血液による酸素・二酸化炭素運搬の仕組み… 180　12.1.4 呼吸性アシドーシス・アルカローシス … 181
12.2 呼吸器疾患の病因・病態・診断・治療の概要 …………………………………………… 182
 12.2.1 慢性閉塞性肺疾患（COPD） …… 182　12.2.2 気管支喘息 ……………………………… 183
 12.2.3 肺　炎 ………………………………… 184　12.2.4 呼吸器系の悪性腫瘍 …………………… 184

13　運動器（筋・骨格）系

13.1 運動器系の構造と機能 ………………………………………………………………………… 186
 13.1.1 骨・軟骨・関節・靱帯の構造と機能… 186　13.1.2 骨の成長 ………………………………… 187
 13.1.3 骨のリモデリング …………………… 187　13.1.4 筋肉の構造と機能 ……………………… 188
13.2 運動器疾患の病因・病態・診断・治療の概要 …………………………………………… 188
 13.2.1 骨粗鬆症 ……………………………… 188　13.2.2 骨軟化症，くる病 ……………………… 190
 13.2.3 変形性関節症 ………………………… 190　13.2.4 サルコペニア …………………………… 191
 13.2.5 ロコモティブシンドローム（locomotive syndrome）………………………………… 192

14 生殖器系

- 14.1 生殖器系の構造と機能 194
  - 14.1.1 男性生殖器の発育過程・形態・機能 ... 194
  - 14.1.2 女性生殖器の発育過程・形態・機能 195
  - 14.1.3 性周期, 排卵の機序 196
- 14.2 妊娠と分娩・妊娠合併症 198
  - 14.2.1 生殖, 発生 198
  - 14.2.2 妊娠高血圧症候群 200
  - 14.2.3 妊娠糖尿病 201
- 14.3 生殖器系の悪性腫瘍 202
  - 14.3.1 子宮頸部がん 202
  - 14.3.2 子宮体部がん 203
  - 14.3.3 乳がん 203
  - 14.3.4 前立腺がん 204

15 血液・造血器・リンパ系

- 15.1 血液・造血器・リンパ系の構造と機能 207
  - 15.1.1 血球の分化・成熟 207
  - 15.1.2 赤血球・白血球・血小板 208
  - 15.1.3 血漿たんぱく質 209
  - 15.1.4 凝固・線溶系 210
- 15.2 血液系疾患の病因・病態・診断・治療の概要 210
  - 15.2.1 貧血 210
  - 15.2.2 出血性疾患 212
  - 15.2.3 白血病 213

16 免疫, アレルギー

- 16.1 免疫と生体防御 215
  - 16.1.1 特異的・非特異的防御機構 215
  - 16.1.2 全身免疫・局所（粘膜）免疫 216
  - 16.1.3 細胞性免疫・液性免疫 216
  - 16.1.4 免疫寛容 217
  - 16.1.5 免疫と栄養 217
  - 16.1.6 アレルギー 217
- 16.2 免疫・アレルギー疾患の成因・病態・診断・治療の概要 218
  - 16.2.1 アレルギーの種類 218
  - 16.2.2 食物アレルギー 219
  - 16.2.3 膠原病・自己免疫疾患 219
  - 16.2.4 免疫不全 220

17 感染症

- 17.1 感染症の成因・病態・診断・治療の概要 222
  - 17.1.1 病原微生物 223
  - 17.1.2 ウイルス感染症 226
- 17.2 性行為感染症 227
- 17.3 院内感染症 228
- 17.4 新興感染症, 再興感染症 228
- 17.5 抗生物質, 抗菌薬（物質）.. 228

索　引 231

1 人体の構造

人体は，1つの受精卵が分裂し，約60兆個の細胞にまで増えて出来上がっている。

細胞が集まり，組織を作る。組織が集まって，器官を作る。器官が集まり，器官系を作り，そして人体（個体）を作っている。つまり，細胞は増えていく過程でいろいろな形・機能をもつようになり，同じ形，機能をもつものが集合し，上皮組織・結合組織・筋組織・神経組織になる。さらに組織は集合して器官を構成し，それぞれの機能ごとに運動器系（骨格系・筋系），循環器系，消化器系，呼吸器系，泌尿器系，生殖器系，内分泌系，神経系，感覚器系の9つの器官系を形成する。

1.1 細　胞

1つの細胞の大きさは，約1〜30μm（卵細胞は約120μm）とさまざまで，形は球状（卵細胞・脂肪細胞），扁平（血管内皮細胞），立方（尿細管上皮細胞），紡錘形（平滑筋細胞），星形（神経細胞）などがある。また，神経細胞は1mにもなる突起をもつものがあり，白血球や大食細胞のように状況に応じて変形し一定の形でないものもある。

しかし，細胞の一つひとつの構造は基本的に同じである。すべての細胞は細胞膜によって区切られ，細胞膜の中には細胞質と細胞小器官が存在しており，生命を維持するために連絡を取り合って活動している（図1.1）。

1.1.1 細胞の構造

(1) 細胞膜

細胞膜は厚さ8〜10nmの極めて薄い膜で，脂質とたんぱく質，糖質からなる。脂質分子は親水性と疎水性の部分があり，親水性の部分を外側に向けた脂質の2重層でたんぱく質粒子が含まれ，浮遊するように移動する流動モザイクモデルを形成している。脂質と

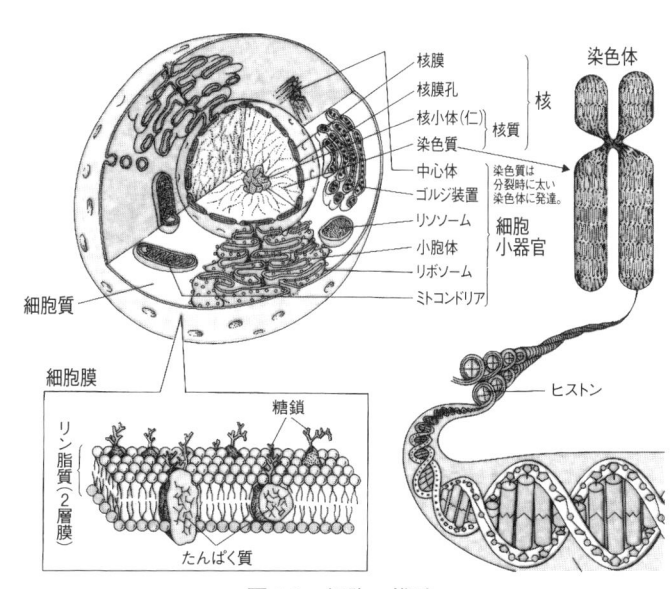

図1.1　細胞の構造
出所）堺章：新訂目でみるからだのメカニズム，医学書院（2000）

たんぱく質粒子から膜の表面に向かって糖質が鎖状に伸び，この細胞表面の糖質が特性となり，細胞同士が互いを認識することができる。

また，細胞膜を通して物質を取り込み（エンドサイトーシス），不要なものを排泄すること（エクソサイトーシス）ができる。この取り込みの方法は，**単純拡散**[*1]，**促通拡散**[*2]，**イオンポンプ**[*3]，**イオンチャネル**[*4]，食作用がある。

(2) 細胞小器官

細胞の中では，特定の機能を果たす器官が分担して生命を維持しており，この器官を細胞小器官という（図1.1）。

① **核** 内側と外側にある2枚の角膜で包まれ，そこに開いた核膜孔を通して核の中と外の細胞質の間が行き来できるようになっている。核の中には糸状または粒状の染色質が分散している。染色質はデオキシリボ核酸（deoxyribonucleic acid：DNA）があり，細胞分裂の際にはDNAとたんぱく質が凝集して目に見える染色体となる。DNAは遺伝情報であり，あらゆる性質を伝えている。核小体にはリボ核酸（ribonucleic acid：RNA）があり，RNAはDNAの遺伝情報を写し取って核から細胞質に運びだす働きをする。

また，核は球状で細胞の中に1個ある（単核細胞）のが一般的であるが，核をもたない細胞赤血球や，木の葉のようにいくつかの分かれた核をもつ分葉核の白血球，1個の細胞に多数の核をもつ（多核細胞）骨格筋細胞などがある。

② **リボソーム** 顆粒状の小体で核から運ばれてきたメッセンジャーRNAの情報に従い，アミノ酸をつなぎ，たんぱく質を合成する。小胞体の表面に付着し粗面小胞体となる付着リボソームと，細胞質内に散在する遊離リボソームがある。付着リボソームでは細胞外に分泌するたんぱく質が，遊離リボソームでは細胞質内で利用されるたんぱく質がつくられる。

③ **ゴルジ装置** 扁平な滑面小胞体が積み重なってできている。粗面小胞体でつくられたたんぱく質がゴルジ装置に運ばれ，糖質を付加するなど加工された後，膜につつまれ，分泌顆粒として細胞外へ，あるいはリソソームとして細胞内を輸送される。

④ **ミトコンドリア** 直径0.5～1μm，長さ1～数μmのソーセージのような形をしており，時間とともに長さを変え，分裂・融合しながら動き回っている。中はクリステとよばれる板状の2重膜が迷路のような構造を作っており，この中に含まれる酵素によって栄養素を燃焼してエネルギーを得る。そのエネルギーをATP分子の形にして細胞の活動に供給する。ミトコンドリアは細胞活動のエネルギー産生の場所である。

⑤ **リソソーム** ゴルジ装置で産生される膜に包まれた小体で，中にはいろいろな物質を加水分解して消化する酵素を含んでいる。不要になった細胞の

[*1] **単純拡散** 水や呼吸ガス（酸素や二酸化炭素），アルコールのような脂溶性物質は細胞膜の脂質二重層を自由に通過する。

[*2] **促通拡散** アミノ酸やグルコースは細胞膜に埋め込まれている担体たんぱく質によって取り込まれる。グルコースが欠乏すると，細胞外表面に出ているグルコース担体たんぱく質はグルコースを捕え，膜を通過させる。

[*3] **イオンポンプ** イオンはポンプとよばれるたんぱく質によって運ばれる。Na-Kは，絶えずNaイオンを細胞外に，Kイオンを細胞内に汲みだしている。このため，細胞の中にはKイオン，細胞外にはNaイオンが高濃度に存在している。Naイオンは電位の形成に重要なイオンであり，細胞外はプラスに細胞内はマイナスに荷電している。このポンプを動かすのにはエネルギーが必要で（能動輸送）ATPの分解で生じたエネルギーを利用している。細胞が消費するエネルギーの約40%は能動輸送によって消費される。

[*4] **イオンチャネル** 神経細胞が興奮した時はNaイオンが細胞内に流入する。活動電位を終わらせるときにはKイオンが流入する。Caイオンの移動が骨格筋や心筋の収縮を起こす。イオンの出入りは生体活動に重要であるが，イオンは脂質二重層を通過しにくい。膜に埋め込まれた機能たんぱく質には特定のイオンだけを通す孔（チャネル）が開いている。

構成成分や，食作用で取り込み酵素を注入して内容物を分解する。細胞内消化を行う小体である。

1.1.2 核と染色体

細胞の遺伝情報は核の中にある染色体であり，DNAが2重鎖のらせん状にヒストンというたんぱく質にきつく巻きつき染色糸（クロマチン）を形成しコンパクトな状態にある。この遺伝情報である遺伝子の本体はDNA（デオキシリボ核酸）であり，これを複製し核小体でRNA（リボ核酸）を合成しDNAの情報を転写してたんぱく質を合成する。

人体を構成するほとんどのたんぱく質は50～2000個のペプチドの集まりで，DNAは20種類のペプチドの配列を決定しさまざまなたんぱく質を合成する。ヒトのDNAには約3万個の遺伝子が存在し，1つの遺伝子が1つのたんぱく質を決定する。DNAの長さは全部で約1.7mにもなる。1人の人間をつくる遺伝子の集りをゲノムという。

① **核酸** DNA・RNAは核酸であり，核酸はヌクレオチドとよばれる分子が鎖状につながっている。ヌクレオチドは塩基・糖・リン酸の3つが結合したものである。DNAとRNAの違いは，DNAの糖はデオキシリボース，RNAの糖はリボースである。また，塩基は，DNAはアデニン（A），グアニン（G），シトシン（C），チミン（T）であるのに対し，RNAはチミンではなくウラシル（U）が存在している。この塩基配列が遺伝情報となる。

② **遺伝情報** ヒトの塩基配列は30億にも及ぶ。この塩基3つが1つのアミノ酸に対応している。たとえば，DNAが"ATG"と並べばメチオニン，"TTC"はフェニルアラニンを示す。

③ **遺伝情報** DNAは2重のらせん構造になっているが，2つの塩基が水素結合することによって構造を保ち，RNAへの転写も塩基結合によって行われる。この組み合わせは，DNAでは1本から塩基のAがあるともう片方からはTが結合している。同じように塩基Gには塩基Cが結合して存在している。

④ **遺伝子発現** たんぱく質の合成はRNAによって行われるが，RNAは役割ごとに3つの種類がある。このうち，mRNA（メッセンジャーRNA）はDNAから遺伝子情報を写し取り（転写），核から細胞質へと遺伝情報を運ぶ（図1.3）。そこからtRNA（運搬RNA）がアミノ酸と結合してリボソームへと運びたんぱく質を合成する。なお，もうひとつのRNAはリボソームのRNA（rRNA）で，細胞内でたんぱく合成を行うリボソームを構成している。

⑤ **染色体** ヒトの染色体は46本あり，形が同じものが2本ずつ対になっている。この中の22対は男女とも同じもので常染色体といい，残りの1対が性染色体で，女性はXXと母親由来のXと父親由来のXの組み合わせに

〈細胞周期〉

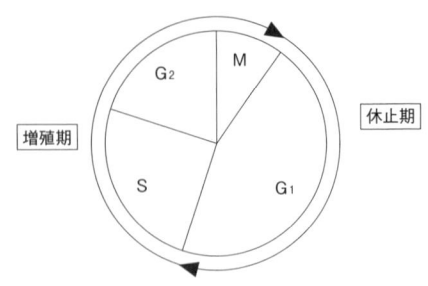

G_1期	細胞内の細胞小器官とたんぱく質を2倍に増やす（8〜12時間）
S期	DNAを複製し，ヒストンを合成（6〜8時間）
G_2期	たんぱく質合成（2〜6時間）
M期	細胞分裂

〈M期：細胞分裂〉

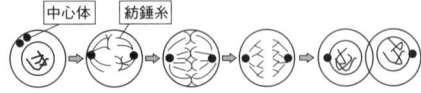

図1.2　細胞周期と細胞分裂

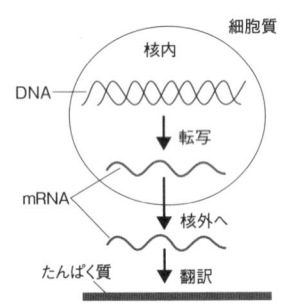

図1.3　細胞分裂とDNA，RNA

なっているのに対し，男性は母親由来のXと父親由来のYの組み合わせになっている。

1.1.3　細胞分裂（図1.2）

(1) 細胞分裂と染色体

染色体は分裂していないときは非常に細長い糸のような形をしており見ることができないが，分裂の準備をするときにはらせん状に巻いて，太く短くなるので観察することができる。分裂は前期・中期・後期と進み2つの娘細胞に分裂する。

すべての細胞が常に分裂を繰り返すわけではなく，神経細胞や腎糸球体の足細胞のように増殖することがない細胞や，肝細胞や平滑筋細胞のように必要に応じて増殖する細胞，また小腸の上皮細胞や皮膚細胞のように少しずつ失われる細胞のために増殖を続ける細胞もある。

(2) 細胞周期

細胞は分裂するとき，細胞分裂の時期であるM期と，分裂していない間期を繰り返している。間期は細胞の代謝活性が高く成長している時期（G_1期）→DNAの複製が起こる時期（S期）→細胞質成分を作りだす時期（G_2期）からなり，ここからM期にもどる。これを細胞周期という。

M期には，核の中のDNAと，DNAを巻きつけているヒストンというたんぱく質が凝集して染色体になる（前期）。そこから核膜と核小体が消え，中央に染色体が並び（中期），紡錘糸によって両端に引き寄せられ（後期）核膜が作られて細胞が分かれる。

このほか，細胞分裂を行わなくなった，あるいは静止している時期をG_0期という。

① **体細胞分裂（有糸分裂）と減数分裂**　体細胞分裂では，分裂の前後で細胞内の染色体数もその構成も変化しないようにDNAを複製・分裂する。

減数分裂は生殖細胞をつくるときにだけ起こる細胞分裂である。生殖細胞

コラム1　染色体の組合せ

ヒトの染色体は23組ある。23組の2本から1本ずつ使われるので，配偶子（娘細胞）中の染色体の組み合わせは2^{23}，8,388,608通りある。これが受精卵となることを考えると$2^{23} \times 2^{23}$通りの組み合わせが考えられる。同じ親から生まれた兄弟姉妹でも形質に違いがみられ多様な固体となるということは，種が絶滅するような危機にさらされても，生き延びることができる固体が現れる可能性が高くなるということである。

は次の世代に遺伝子を伝える精子と卵子であり，この細胞でも分裂の際には，DNAは複製し2倍量となる。しかし減数分裂では，第一次，第二次と分裂が続けて起こり，最終的にDNAも染色体の数も体細胞の半分の23本となる。

1.1.4 細胞のエネルギー産生

すべての細胞は，活動するためにエネルギーを産生し，消費している。食物中の有機分子（C, H原子）の電子を除去してCO_2とH_2Oに分解し，ATPを産生することで，エネルギーを作り出している。

ATP産生は，主に糖質，脂質の分解によって行われているが，状態によっては，たんぱく質によっても行われる[*1]。糖質は主に解糖系，脂肪の大部分を占める脂肪酸は主にβ酸化によって分解される。これらは，最終的にアセチルCoAとなって，TCA回路に入り，ATP産生を行う。

[*1] この分解経路に関しては，吉田勉監修，高畑京也ほか編著：生化学基礎，91，学文社（2012）を参照。

(1) 解糖

グルコース（$C_6H_{12}O_6$）が2分子のピルビン酸（$C_3H_4O_3$）に分解される過程である。この分解過程で，グルコース1分子あたり2分子ずつのATPとNADHが合成される。この工程は無酸素で起こるので，酸素供給が不足するような急激な運動時や虚血時には，解糖によってATPを補う。

(2) β酸化

脂肪酸のβ位（COOHから2番目）の炭素が酸化されて，アセチルCoAの炭素鎖が炭素2個の単位で分解される代謝経路である。主としてミトコンドリアのマトリックスで行われ，$NADH_2$や$FADH_2$の形で脱水素された水素原子はミトコンドリア内膜の電子伝達系に送られ，酸化的リン酸化によってATPが合成される。その他通常わずかな量であるが**ペルオキシソーム**[*2]でβ酸化される脂肪酸もある。その場合，ATP産生はしない。

[*2] ペルオキシソーム　さまざまな酸化反応を行う細胞小器官。脂肪酸のβ酸化や，アミノ酸代謝などを行う。

(3) TCA回路（クエン酸回路）

TCA回路は9段階からなる環状の代謝経路である。この回路が1回転するとアセチルCoA 1分子あたり1分子のGTPが得られる。

アセチルCoAはオキサロ酢酸と結合し，クエン酸になり，2回の脱炭酸，4回の脱水素によって再度オキサロ酢酸を生成する。脱水素で得られた還元

コラム2　染色体異常

生殖細胞の染色体に異常があると身体の構造や働きに異常が現れることがある。異常の程度により胎児は発育の途中で死亡し流産となるが，胎児が成長し先天的な異常をもって生まれてくることもある。ダウン症は23対の染色体のうち，21番目の染色体が2本（1対）ではなく3本となるトリソミーとよばれる異常によって起こる。特有の顔貌と知能の低下がみられ，性染色体異常も知られている。また，ターナー症候群では，X染色体が1本しかなく，症状は身長が伸びず卵巣の発育も悪い。クラインフェルター症候群は，XYの2本の染色体の他にもう1本X染色体が存在し（XXY），知能障害と精巣の発育不全が起こる。

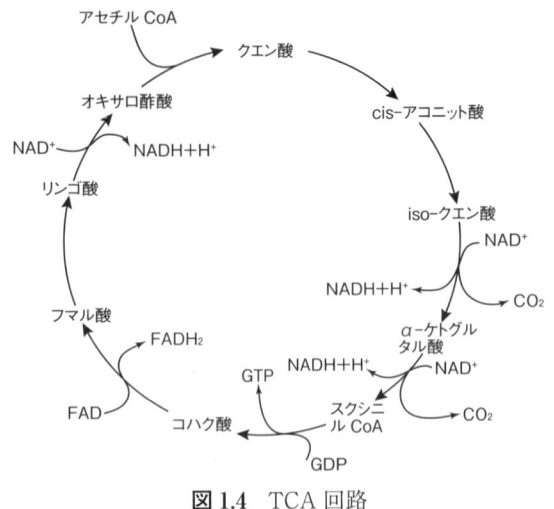

図1.4 TCA回路

型補酵素（NADHとFADH₂）は内膜の電子伝達系に伝えられ，酸化的リン酸化によってATPが形成される（図1.4）。

このような反応から，酸素を使わない嫌気的反応の解糖では，2分子のATPを産生するのに対して，酸素を使う好気的反応（クエン酸回路，酸化的リン酸化，有酸素状態での解糖）では，38分子のATPを産生することができる。

また脂肪酸のβ酸化は，1分子のパルミチン酸の代謝で130分子のATPを産生することができる。

1.2 組　織

同じ形態と機能をもつ細胞が集まり，配列したものを組織という。動物組織は上皮組織，結合組織，筋組織，神経組織に区別される。

1.2.1　上皮組織

上皮組織は基底膜という細い線維の集まりでできた板の上に，数多くの細胞が互いに密接して並び，その間は特別な細胞間結合装置によって結合されて，体表や器官の表面や内腔をおおう組織であり，上皮組織の機能は器官をおおい，内部を守り，刺激を受容する感覚上皮，物質を吸収する機能をもつ吸収上皮，分泌機能のある分泌上皮がある。

(1) 上皮組織の分類

上皮組織は細胞の形によって，**扁平上皮・立方上皮・円柱上皮**に分類され，さらにこれらの細胞が1層になっているものが**単層上皮**，何層にも重なっているものが**重層上皮**に分類される。また，核の位置がバラバラに位置しているものを**多列上皮**という。器官の内腔の容積に応じて層をつくる細胞の数が変化する移行上皮がある（図1.5, 表1.1）。

(2) 腺上皮

上皮細胞が分泌物をつくって細胞外に分泌する働きをもつ場合，その細胞は腺細胞とよばれ，この細胞が集まった状態を腺上皮という。腸上皮や気管上皮の杯細胞などのように，腺細胞が1つひとつ，単独で存在しているときは単細胞腺とよび，多くの分泌する細胞が集まっているときは多細胞腺という。

分泌するときの方法は，小汗腺（エクリン汗腺）などにみられるように，ゴルジ装置でつくられた分泌顆粒が細胞膜直下に移動し，分泌物を包む細胞膜が細胞膜と癒合して内容物を放出する**開口分泌**と，腋窩の大汗腺（アポク

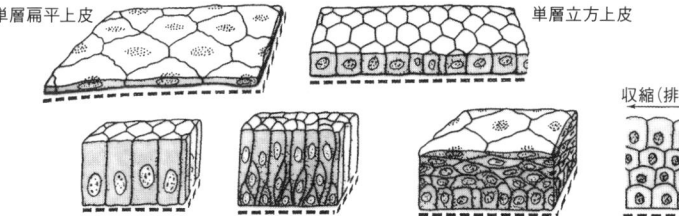

出所）志村二三夫ほか編：解剖生理学，羊土社（2010）

図1.5 上皮組織の分類

リン汗腺，耳道腺，肛門周囲腺）などにみられる，細胞表面近くに分泌物が集まり，風船のように表面に向かって膨出して細胞質の一部とともにちぎれて分泌される**アポクリン分泌**がある。さらに脂腺にみられるような，細胞内でつくられたものが充満して変性し，細胞自体が分泌されるホロクリン分泌がある。また，内分泌では分泌物は細胞の基底膜側に放出され，血管に入りホルモンとして全身をめぐる。

(3) 細胞間の結合

上皮細胞は細胞と細胞が隣接している部分を接着して通信しており，デスモソーム（接着班），タイト結合，接着体，ギャップ結合によって接着・結合を保っている（**表1.2**）。

1.2.2 結合組織

結合組織は，器官・組織・細胞の間に存在する隙間を埋め，結合するとともに，骨や軟骨のように身体を支える支柱の働きをするものも含まれる。結合組織は細胞間基質の中にそれを作り出した細胞が点在している。この基質によって，線維性結合組織，軟骨組織，骨組織，血液に分けられる。

(1) 線維性結合組織

靭帯や腱，眼球の強膜にみられる，線維が密に平行または交叉し引っ張りに強い**密性結合組織**と，線維がまばらで不規則な方向に走ってその間隙に多種類の細胞が入り柔軟な**疎性結合組織**に分けら

表1.1 上皮組織の分類

上皮組織名	存在器官名
単層扁平上皮	血管内皮・リンパ管・肺胞壁・漿膜
単層立方上皮	腎臓・尿細管・甲状腺
単層円柱上皮	尿道
多列上皮	（多列線毛上皮）鼻腔・卵管・気道・気管支
重層扁平上皮	表皮・口腔・食道・直腸
移行上皮	膀胱・尿管・腎盤（腎盂）

表1.2 細胞の結合

デスモソーム	皮膚の表面にみられる重層扁平上皮の細胞間にみられる。デスモソームは直径 0.2～0.5 μm の丸い斑状の結合装置で，この部分も細胞間隙は 20 μm 開き，中央にカドヘリンが存在していて，この部分にフィラメントが集まり細胞どうしを接着する。
タイト結合	最も表面にある細胞のまわりに帯状に取り囲むようにたんぱく質分子が接して網状または平行に続く。毛細血管の内皮細胞間に発達し，血液脳関門を形成する。
接着体	タイト結合のすぐ下に存在し，細胞周囲を取り囲む。細胞間隙は 20nm 開いており，そこに細胞結合物質であるカドヘリンがつまっている。さらにアクチンフィラメントがここに存在することによって細胞どうしを接着している。
ギャップ結合	ギャップ結合は 0.02～0.5 μm とさまざまな大きさをしており，隣接する細胞の間が 2nm と狭く，お互いのたんぱく質が接していて，そこに開いたイオンチャネルの孔が 2 枚の細胞膜を貫通して情報交換を行う。特に心筋細胞間に存在しているギャップ結合は心筋の収縮を可能にしている。

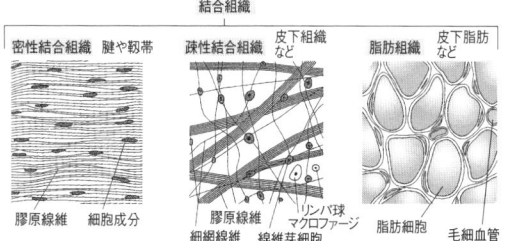

出所）志村二三夫ほか編：解剖生理学，羊土社（2010）

図1.6 結合組織の種類

れる（図1.6）。

線維性結合組織をつくっている線維にも膠原線維，細網線維，弾性繊維がある。

(2) 結合組織の線維

① 膠原線維　主成分はコラーゲンたんぱくで，人体を構成するたんぱく質総量の3分の1にもなる。膠原線維の太さは2～12μmで集まると引っ張る力に対して強い力を発揮する。

② 細網線維　細い膠原線維で成分は膠原線維と同じである。胸腺，リンパ管，脾臓，骨髄などの細網内皮系の器官に存在し，体液が容易に流れるように網の目の形を作っている。その網の目には食作用をもつ大食細胞が存在し，生体防御に関わっている。

③ 弾性繊維　弾性繊維はゴムのように弾力性をもつ繊維で引っ張ると2倍ほどに伸びる。主成分はエラスチンで太さは0.2～1μmで枝分かれしている。結合組織の中では膠原線維と一緒に存在しており，大動脈，弾性軟骨，黄色靭帯などを形成している。

(3) 結合組織の細胞

① 線維細胞　線維性結合組織の中では最も多数を占め，細長い紡錘形または数本の突起を出した星型で膠原線維の走行に伸びている。増殖し膠原細胞を作っているときには，**線維芽細胞**とよばれる。傷を負った後に線維細胞は増殖して膠原線維で傷口が盛り上がって**肉芽組織**をつくる。線維が十分に作られると線維芽細胞は増殖を止めて治癒する。

② **大食細胞**　マクロファージともよばれ，大数のリソソームを含み食作用によって異物を取り込み処理している。この異物の種類をリンパ球に伝え（抗原提示という）抗体を産生させることや，血球のひとつとして全身をめぐり生体防御を行っている。

③ **肥満細胞**　大量の顆粒を細胞内にもっているため丸く大きいので，肥満細胞と名前がつけられている。顆粒にはヒスタミンが含まれ，ヒスタミンが分泌されると毛細血管は拡張し，その透過性を高める作用がある。細胞膜表面には免疫グロブリンEの受容体をもち，抗原がくるとヒスタミンを放出する。この作用によって喘息，花粉症，じんましんなどを引き起こす。

④ **形質細胞**　Bリンパ球から分化した細胞で楕円形をしており，核が中心からはずれ側方に偏在している。染色すると染色質は放射状に広がって車輪の形に似ていることから車輪核とよばれている。細胞質には粗面小胞体が発達し活発なたんぱく合成を行って抗体を産生する。大食細胞の食作用により，抗原の情報を得たTリンパ球はBリンパ球を形質細胞に分化させ液性免疫に関与する。

⑤ **脂肪細胞**　疎性結合組織には，脂肪細胞が含まれている。脂肪細胞の細胞質は大量の中性脂肪で占められており，脂肪細胞だけが多く集まっている状態は脂肪組織とよばれ，皮下脂肪は皮膚の柔軟性と熱の放散を防ぐ役割を担っている。

(4) 軟骨組織

軟骨組織は，基本は線維性結合組織であり軟骨細胞と軟骨基質からなる。表面は軟骨膜に覆われ深部には膠原線維の間隙をうめる**コンドロイチン硫酸**の含有が増え，軟骨特有の弾力性となっている。軟骨基質には血管は存在せず，軟骨表面の血管からの浸透によって栄養されている。

① **硝子軟骨**　軟骨基質は膠原線維の間にコンドロイチン硫酸を含み，すりガラスのような半透明の乳白色になっている。関節軟骨，肋軟骨，気管軟骨がこれである。

② **弾性軟骨**　軟骨基質を構成する線維の約30%が弾力に富んでいる弾性繊維で，耳介軟骨や鼻軟骨を形成している。

③ **線維軟骨**　大量の膠原線維が束をつくって走り，その間に軟骨細胞と少量の軟骨基質が存在し強い軟骨を作っている。脊柱の椎間円板，骨盤の恥骨結合，ひざ関節の関節半月などにみられる。

1.2.3　骨組織

骨組織は骨細胞と骨基質とから成り立っている。

(1) 骨基質

骨基質は膠原線維の間にリン酸カルシウムなどの無機質の結晶が沈着してできている。無機質は65～70%を占め，これが骨組織の強さとなっている。

(2) 骨の細胞

骨組織には骨芽細胞・骨細胞・破骨細胞があり，骨の作り替えを行っている。

① **骨芽細胞**　骨を形成する骨芽細胞は骨の表面に存在し基質小胞を分泌する。これが，カルシウムとリン酸を引き寄せ，針状のハイドロキシアパタイト結晶を膠原線維の間に沈着させて骨基質が形成される。

② **骨細胞**　骨細胞は多くの突起を伸ばし互いに接触し，情報を骨芽細胞に伝えながら骨形成と骨吸収の調節を行っている。

③ **破骨細胞**　破骨細胞は骨の表面に接する大きな細胞で，複数の核をもち細胞質にはミトコンドリアとリソソームをもつ（**図1.7**）。この細胞の周辺には明調帯とよばれるアクチンフィラメント

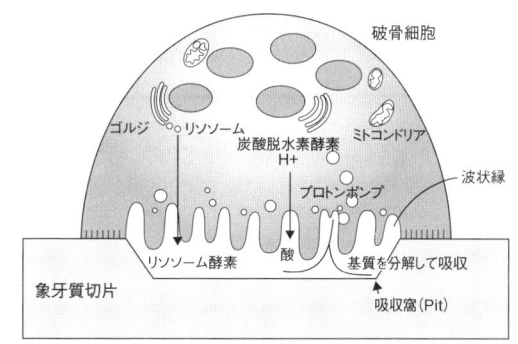

図1.7　破骨細胞の構造と働き

が存在する部分があり，骨と密着して閉鎖腔を作る。細胞の中央から骨に向かって波状縁という板状の突起がでてそこから閉鎖腔に向かって水素イオンを分泌する。すると，閉鎖腔の中は pH 3〜4 の酸性になり，骨に含まれるカルシウムが溶けだしていき，ある程度骨が溶けると破骨細胞は移動して次の場所へ移っていく。

1.2.4 筋組織

筋組織は，体を動かす骨格筋と，心臓を動かす心筋，内臓や血管をつくる平滑筋の3種類がある。

骨格筋と心筋は構造をみると縞模様に見えるので**横紋筋**ともよばれる。平滑筋にはこのような縞模様はみえない。また，骨格筋は自分の意思で動かすことも停止することもできることから**随意筋**に分類されるが，心筋と平滑筋は自分の意思をもって動かしたり停止したりできないので**不随意筋**である。

細胞内にたんぱく質であるアクチンとミオシンがフィラメントを形成し収縮を起こすことができるように存在し，核やミトコンドリアなどとともに筋細胞を作っている。

(1) 骨格筋

手や足，体を自由に動かすことができるのは，骨格筋の働きによる。骨格筋は骨に付着し，脳脊髄神経の支配を受け，運動神経の終末が必ず結合し，中枢からの指令によって動かすことができる（随意筋）。骨格筋線維は太さ約 $10〜100\,\mu\mathrm{m}$，長さ10数cmにもなることがある。円柱状の形の筋線維にたくさんの核が散在しているが，筋芽細胞が融合した多核細胞である。

① **筋原線維** 筋線維は筋原線維が多数つまっており，暗く見えるA帯と明るく見えるI帯が横紋を作っている。筋原線維を電子顕微鏡で観察すると，太いミオシンフィラメントと細いアクチンフィラメントが規則正しく並んでいる。ミオシンもアクチンもたんぱく質で，ミオシンフィラメントはA帯，アクチンフィラメントはI帯に存在している（図1.8）。A帯の中央にはアクチンフィラメントが欠けているところがあり，ここをH帯という。さらに，アクチンフィラメントを束ねているI帯中央部は線になって見え，これをZ帯という。

② **サルコメア** Z帯からZ帯までを1つの筋収縮の単位としてサルコメアという。サルコメアの長さは収縮していないときは，$2.5\,\mu\mathrm{m}$ であるが，収縮が起こると $2.0\,\mu\mathrm{m}$ になる。この収縮によって短くなるのはI帯で，A帯の長さは変わらない。収縮はアクチンフィラメントがミオシンフィラメントに滑り込んでいくことによって起こっている。

③ **筋小胞体** 筋原線維の周りをとりかこむように筋小胞

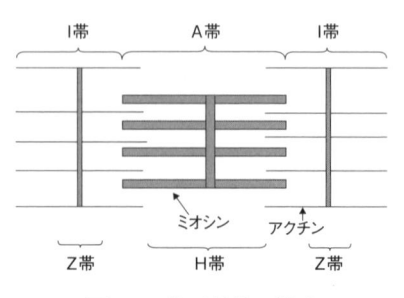

図1.8 筋原線維の構造

体が存在している。筋小胞体に落ち込むように筋細胞表面から横細管（T管）が入り込んでおり、細胞膜に伝わってくる興奮を細胞内に素早く伝えることができる。

(2) 心筋

心筋細胞は太さ約 10 μm、長さ約 100 μm で横枝を出し、介在板をはさみ縦につながり、心臓の構造を形成している。核は単核または二核であり、アクチンとミオシンのフィラメントを有した横紋筋である（図1.9）。

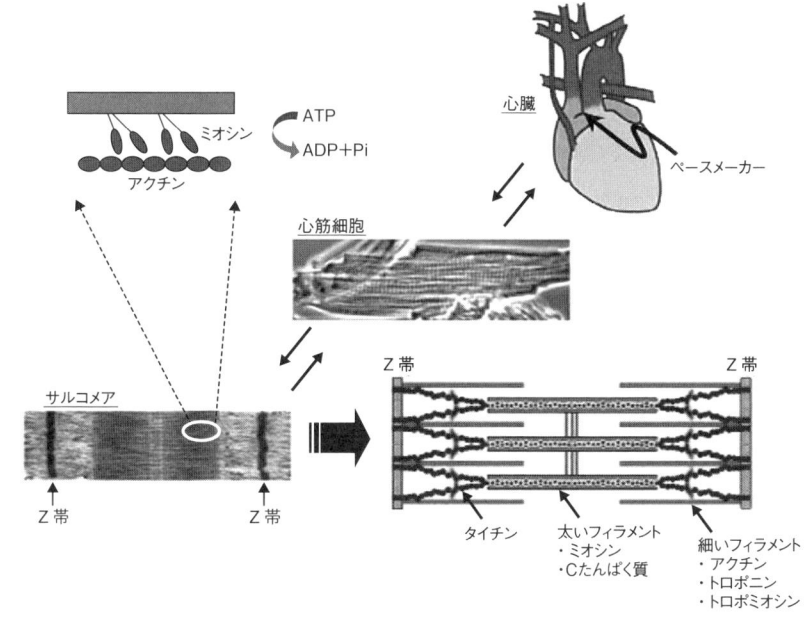

出所）鈴木孝仁監修：視覚でとらえるフォトサイエンス生物図録
図1.9　心筋細胞の構造

しかし、心筋細胞には運動神経は結合しておらず、収縮リズムは心臓自体が作り出している。

(3) 平滑筋

平滑筋細胞は紡錘状で、太さ約 5 μm、長さ約 20 μm（血管）から約 200 μm（腸壁）である。アクチンとミオシンは存在しているが、骨格筋や心筋のように束を形成しないので横紋は観察されない。

平滑筋は運動神経と結合していない不随意筋で、自律神経やホルモンの支配をうけている。

1.2.5　神経組織

人体は多くの組織や器官で構成され、互いに連絡・調整しながら生命活動を行っている。この連絡・調整は内分泌系と神経系が担っており、内分泌系は体液を介し、神経系は体液を介さず行っている。この調節機能は身体の中と外の環境に関する情報を受容器（感覚器）で受けて中枢に送り、中枢は多くの受容器からの情報を処理し、筋肉や分泌腺などの効果器に指示をだしている。

(1)　神経系の区分と特徴

神経系は高次機能を行う**中枢神経系**と、中枢神経と身体の各部をつなぐ**末梢神経系**に分けることができる。中枢神経系は脳と脊髄であり、末梢神経系は脳脊髄神経（体神経系）と自律神経（内臓神経）に分かれている（**図1.10**）。

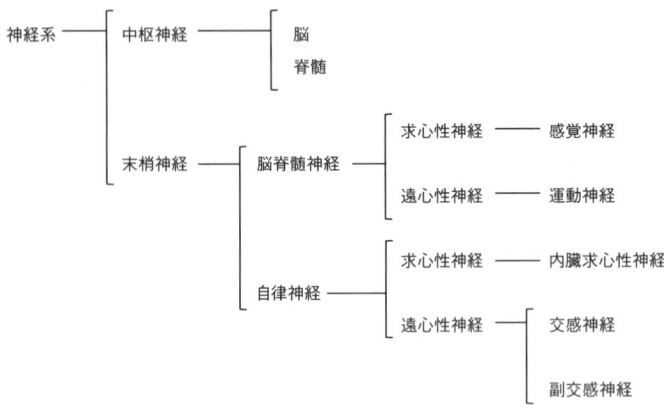

図1.10 神経系の区分

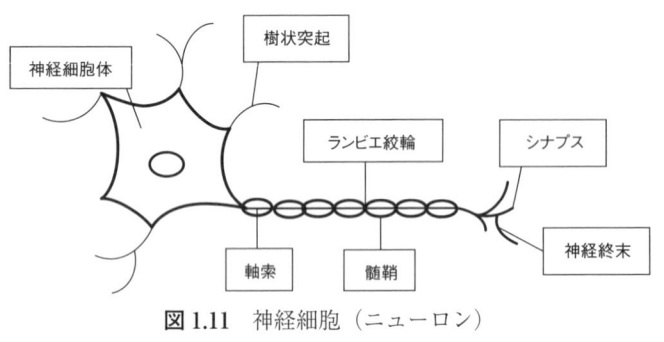

図1.11 神経細胞（ニューロン）

脳脊髄神経を働きごとにみると，末梢の感覚である「見る・聞く・嗅ぐ・触る」などの刺激情報を中枢神経系に伝える**求心性神経**（感覚神経）と，刺激に対する反応を起こすために中枢神経系の情報を末梢器官に伝える**遠心性神経**（運動神経）に分けられる。自律神経は身体の中からの情報を受け，循環・呼吸・消化などを調節する。

自律神経には，末梢の情報を中枢神経に伝える求心系性神経として，内臓求心性神経（内臓の情報を伝える）と，中枢神経からの指示を末梢に伝える遠心性神経として，交感神経と副交感神経がある。

交感神経と副交感神経は，それぞれ促進と抑制，または抑制と促進などの指令を伝え，末梢の器官を調整している。

（2） 神経細胞

神経細胞は大きく**神経細胞**と**神経膠細胞**に分けることができる。神経細胞はニューロンともよばれ，神経細胞体とそこから伸びる1本の長い軸索と，数本延びる短い樹状突起でできている（**図1.11**）。軸索は髄鞘に覆われている有髄神経と，覆われていない無髄神経とがある。この髄鞘は脂肪を主成分として電気抵抗値が高く，軸索を周囲から絶縁している。有髄神経であっても軸索1本のすべてが髄鞘に覆われているのではなく，一定の間隔で髄鞘が存在しない部分がある。これを**ランビエ絞輪**[*1]という。長く伸びた軸索の末端は神経終末となり，他のニューロンに情報を伝えるためのシナプスが存在している。

神経膠細胞（グリア細胞）はニューロンの周囲に存在しさまざまな機能を担っている。毛細血管とニューロンの間には**アストロサイト**[*2]というグリア細胞が存在しており，特に脳にはグリア細胞が多く，神経細胞の9倍近いグリア細胞が存在している。神経細胞同士の間ではシナプスのみが結合しているが，それ以外の部分では必ずグリア細胞が間に入り，その機能によって結合組織のように神経構造を支えているアストロサイト，細胞同士を絶縁している**オリゴデンドロサイト**[*3]，神経細胞を栄養し老廃物の排泄を行う**ミクログリア**[*4]に分類され，神経組織の修復・再生なども行っている。同様に末梢

[*1] ランビエ絞輪　髄鞘のない無髄神経繊維ではシグナルは連続的に伝わっていくが，電気抵抗の大きい髄鞘がある有髄神経繊維では，シグナルが髄鞘の部分を飛ばし，ランビエ絞輪のところだけを飛び石のように通過していくため，シグナル伝達速度は無髄神経繊維に比べ飛躍的に早くなる。

[*2] アストロサイト　星状膠細胞，アストログリアともいう。

[*3] オリゴデンドロサイト　乏突起膠細胞，稀突起膠細胞，オリゴデンドログリアともいう。

[*4] ミクログリア　小膠細胞ともいう。

神経系ではシュワン細胞が髄鞘を形成し絶縁を行っている（**図1.12**）。このように，神経組織は構成され，内分泌系とともに身体の内部環境と外部環境に対応しながら生命活動を行っている。

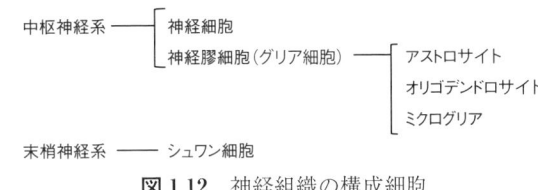

図1.12 神経組織の構成細胞

1.3 器　官

人体は，多数の細胞が集まって組織を構成し，複数の組織が集まって運動器系，循環器系，消化器系，呼吸器系，泌尿器系，生殖器系，内分泌系，感覚器系，神経系の器官を構成し，それぞれが連携しながら生命を維持している（**表1.3**，**図1.13**）。

表1.3 器官の分類

運動器系	体の支柱になる骨格と筋肉の収縮によって運動や他の器官を保護する	骨，関節，靭帯，筋肉など
循環器系	体全体へ栄養や老廃物を運搬する経路を作っている	心臓，血管，リンパ管，リンパ節，扁桃，脾臓，胸腺，骨髄，腎臓など
消化器系	体外から栄養成分を摂取し，消化吸収を行い残渣を排泄する	口，胃，小腸，大腸，肛門など
呼吸器系	空気中の酸素をとりこみ，体内に発生した二酸化炭素を体外に排泄する	気管，肺など
泌尿器系	血液中の老廃物を排泄する	腎臓，尿管，膀胱，尿道など
生殖器系	精子や卵子をつくり，生殖機能を担う	精巣，睾丸，卵巣，卵管など
内分泌系	ホルモンを産生し，血液によって全身へ送り，体の恒常性を維持する	視床下部，脳下垂体，甲状腺，副腎，副甲状腺，膵臓，卵巣，胎盤，精巣など
感覚器系	体の内外の情報を集め，対応を指示する	目，耳，鼻，舌，皮膚など
神経系	体の内外からの刺激を受け，知覚神経によって中枢神経へ送り，反応を指示する	脳，延髄，脊髄，末梢神経など

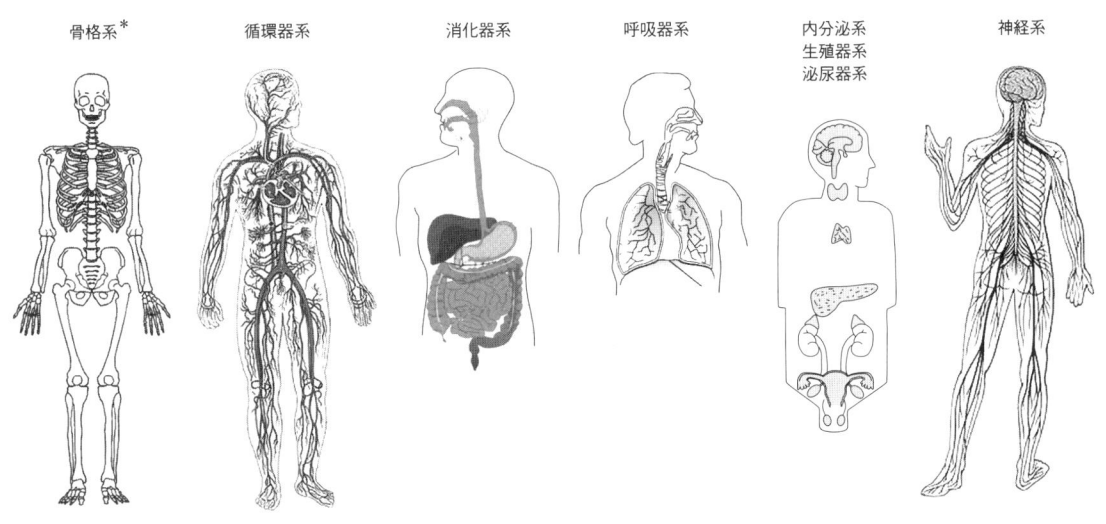

出所）堺章：新訂目でみるからだのメカニズム，医学書院（2000）

図1.13 器官の分類

＊ 骨格系は筋肉とともに運動器系に含まれる。

1.4 生体成分とその分析

人体は細胞が集合して構成されているが，成分としては体液（60％）とたんぱく質（18％），脂肪（15％），無機質（7％）からなっている。この構成は年齢，性別，体型によって多少の違いはあるが，成人は概ねこの比率となっている。そして，この成分によって人体の環境を一定に保つために細胞・組織・器官としての機能を果たしている（ホメオスタシス：恒常性の維持）。

(1) 水分

体の中で水分はいろいろなものを溶かして細胞の内，外ともに物質交換や化学反応の場として機能している。細胞内の水分を細胞内液，細胞の外の水分を細胞外液といい，この水分の量を腎臓，神経・内分泌系，呼吸器系，消化器系が協調して一定に保っている。

体液として存在している水分は，細胞内に約55％，細胞外液として約45％存在し，細胞外液は，組織間液や結合組織・軟骨・骨，血漿など細胞の外に存在している（**図1.14**）。

(2) たんぱく質

たんぱく質は，20種類のL-アミノ酸のいくつかの順列からなる重合体である。アミノ酸の重合体はひとつのアミノ酸のアミノ基がもうひとつのアミノ酸のカルボキシル基とペプチド結合しているので，片方の一端にはアミノ基（$-NH_2$：N末端）が，もう片方の一端には遊離のカルボキシル基（$-COOH$：C末端）があり，このペプチド結合が15を超えたポリペプチドがたんぱく質とよばれている。

たんぱく質のアミノ酸配列は一次構造とよばれる。この**一次構造**に配列されたポリペプチドがさらに結合して平面的な構造を作ることができ，これを二次構造といい，αヘリックスとβシートの2種類の構造がある。さらに，これが立体的な三次構造を作ると三次構造とよばれ，この三次構造に結合したポリペプチドが2つ以上結合すると四次構造になる。

このようにたんぱく質は莫大な種類の構造を作ることができるので，多種多様な機能を果たすことができる。

たんぱく質の人体の中での役割は，①構造たんぱく質として細胞や個体を形成，②酵素たんぱく質として生体内での代謝に関与，③収縮たんぱく質として伸縮して運動や構造変化を起こす，④調節たんぱく質として生命活動の調節，⑤防御たんぱく質として，生体防御を行うなどの機能を担っている（**表1.4**）。

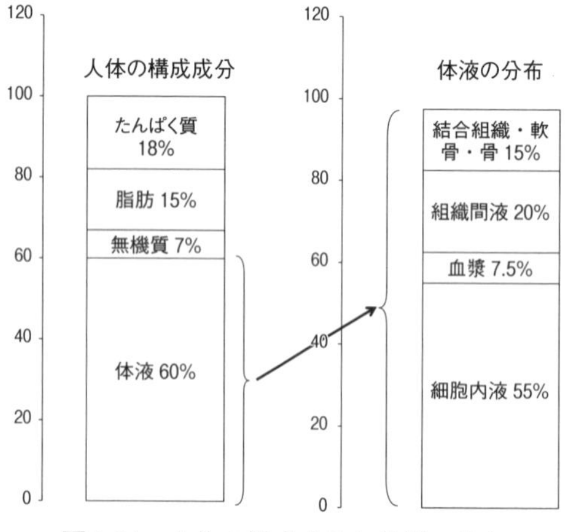

図1.14 人体の構成成分と体液の分布

表1.4 たんぱく質の種類と働き

分類	働き	具体例と機能
構造たんぱく質	細胞や個体の構造に関与	ケラチン：皮膚や爪などの強度を保つ コラーゲン：骨や軟骨，腱，血管の強度を保つ ヒストン：DNAと結合し，染色体を構成する
酵素たんぱく質	生体内外の代謝を触媒する	トリプシン・シトクロムbなど：生命現象に伴う化学反応を触媒する
収縮たんぱく質	伸縮して運動や構造に変化を起こす	アクチン・ミオシン：収縮を行う ダイニン：繊毛などの運動に関与する チュブリン：中心体や細胞骨格に関与する
調節たんぱく質	生命活動を調節する	ホルモンレセプター：ホルモンを受容し，細胞の働きを調節する
防御たんぱく質	生体防御に働く	免疫グロブリン：抗体として異物である抗原と結合する

(3) 脂肪

人体に存在している脂質は，コレステロール，トリグリセライド，リン脂質からなり，①細胞膜の構成，②脂肪細胞にとりこみエネルギーの蓄積，③ホルモンの構成，④内臓保護，⑤脂溶性ビタミンやステロイドの供給などを行っている。

また，コレステロールは生体膜の流動性を高めるために必要な成分であるとともに，肝臓での水酸化や共役化を経て胆汁酸塩に変換される。この胆汁酸塩は食事性の脂質の消化吸収に必要である。

(4) 無機質

人体には，カルシウム（Ca），鉄（Fe），ナトリウム（Na），カリウム（K），リン（P），銅（Cu），亜鉛（Zn），マグネシウム（Mg）などが存在し，それぞれ体内で多くの機能を担っている。その中で，体液の無機質は図1.14に示した割合で存在し，一定になるように保たれている。

① **カルシウム** 生体に含まれる無機質としては最も多く，99％が骨に存在している。カルシウムはリンと2：1の割合で存在し，人体を支えるとともに，大量にカルシウムを体内に蓄積している。カルシウムが不足して必要になれば骨から溶け出して，体内に供給することができる。

② **鉄** 体内に存在する鉄のうち，赤血球のヘモグロビンにヘム鉄として65％，筋肉のミオグロビンに結合しているもの3～5％は酸素運搬の役割を担っている。細胞内では0.3％程度がヘム酵素であるシトクロム類などとして存在して機能している。

③ **ナトリウム（Na）** 細胞外液中に存在しており，絶えず水や電解質の出入りを繰り返し一定の状態を保っている。細胞外液量の維持は循環血液量の維持にもつながるので，極めて重要な無機質である。

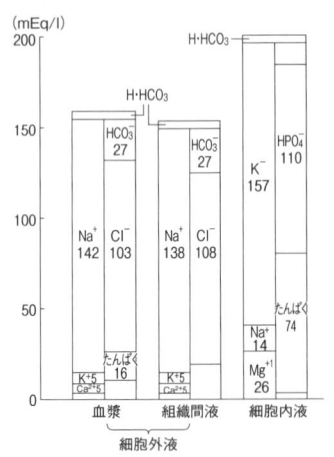

出所）鈴木継美，和田攻：ミネラル・微量元素の栄養学，第一出版（1994）

図1.15　体液の組成

④ **カリウム（K）**　細胞内液に存在し，細胞内のカリウムと細胞外のナトリウムが入れ換わり，細胞内外のカリウム・ナトリウム濃度が変化すると浸透圧の不均衡が起こる。これによって細胞が膨化するので，細胞はナトリウムを細胞外に出し，カリウムを取り込み正常を保つように機能することで生命を維持している。

⑤ **リン（P）**　リンは生体の1％を占め，あらゆる細胞に存在している。リン脂質を形成して，細胞膜，細胞内小器官膜を形成している。また，DNA，RNAなどの核酸の骨格でもあり，ミトコンドリアで生成されるATPは高エネルギーリン酸塩として細胞内エネルギー代謝に関わり生命を維持している。

⑥ **亜鉛（Zn）**　亜鉛はDNAポリメラーゼ，RNAポリメラーゼなど，多くの酵素にふくまれており，酵素活性や構造の維持に特異的に関わっている。欠乏時には，味覚障害などの症状が現れる。

⑦ **マグネシウム（Mg）**　マグネシウムは300種類以上の酵素反応に関与しており，エネルギー源となるATPアーゼもマグネシウムを必要とする酵素であり，エネルギー産生に関わるなど，生命活動に不可欠な無機質である。

【演習問題】
問1　ヒトの核酸と遺伝子に関する記述である。正しいのはどれか。
（2011年国家試験）
（1）たんぱく質をコードするDNAは，全ゲノムの約50％である。
（2）核酸に含まれる塩基の種類は，DNAとRNAで同一である。
（3）終止コドンはアミノ酸を指定する。
（4）2本鎖DNAの相補的塩基対は共有結合により形成される。
（5）遺伝子の変異の中には，一塩基多型（SNP）がある。

解答　（5）

問2　上皮組織に関する記述である。正しいのはどれか。　（2009年国家試験）
（1）口唇は，扁平上皮で被われる。
（2）肺胞は，円柱上皮で被われる。
（3）小腸は，線毛上皮で被われる。
（4）尿管は，立方上皮で被われる。
（5）卵管は，移行上皮で被われる。

解答　（1）

問3　リソソームの機能に関する記述である。正しいのはどれか。
（2011年国家試験）
（1）ATPの産生

（2）紡錘糸の形成
（3）たんぱく質の合成
（4）細胞内異物の処理
（5）ステロイドホルモンの合成

解答 （4）

【参考文献】

小澤瀞司ほか編：標準生理学（第7版），医学書院（2009）
堺章：新訂目でみるからだのメカニズム，医学書院（2000）
鈴木孝仁監修：生物図録（新課程版），数研出版（2012）
バーン，R. M., レヴィ，M. N. 著，坂東武彦，小山省三訳：カラー基本生理学，西村書店（2003）

2 加齢・疾患に伴う変化

2.1 疾患に伴う変化

疾患は,「ストレス」に対する個体や細胞の応答のひとつである。つまり「ストレステスト」である。ストレスには物理的・化学的なものから生物的なものまである。たとえば外傷・熱傷,紫外線・放射線,喫煙やアスベスト,病原体などである。ストレスは適切に処理されれば疾患にならないが,アスベストによる中皮腫のように腫瘍にまで発展することもある。

個体レベルでのストレス応答は別項で説明される。ここでは臓器・細胞・分子レベルのストレス応答を概観する。

2.1.1 細胞レベルのストレス応答の概観

多くのストレスは体の「外」から体に侵襲を加える。「外界」から体の「内部」を守るのが体を覆う上皮細胞のバリアである。上皮の例としては皮膚(扁平上皮),気管支粘膜(線毛円柱上皮),消化管粘膜上皮(腺上皮)などが挙げられる。「外界」からのストレスが非常に強い場合,上皮細胞のバリアが破壊される。破壊された上皮は炎症細胞の助けを借りて増殖・修復・再生される。通常はストレスがなくなって元の上皮が再生されると上皮の増殖は停止する。しかし,「ストレステスト」の過程で一部の上皮細胞が増殖や生存にとって有利な遺伝子変異を獲得すると,この上皮細胞は無制限な増殖を起こす。これが腫瘍である。

2.1.2 細胞レベルのストレス応答の基本例

(1) 低酸素 (hypoxia)

細胞には酸素が必要である。酸素を用いて,ミトコンドリアの酸化的リン酸化(TCA 回路)により ATP を合成する。ATP を使って細胞膜のナトリウム(Na)/カリウム(K)ポンプを駆動して,細胞外に Na イオンを汲み出す。Na イオンを細胞外に汲み出さないと細胞内の浸透圧が高まり,水が細胞内に流入して細胞は破裂する。従って低酸素はストレスとなる(図 2.1)。

低酸素の起こる代表例は 2 つある。第 1 に虚血(いわゆる血のめぐりが悪い状態)で,心筋梗塞(こうそく)が代表例である。第 2 に細胞の「増えすぎ」で,がんが代表例である。

細胞が低酸素に適応するためには hypoxia inducible factor(HIF)というたんぱく質が働く。酸素が十分あると,HIF は分解されている。低酸素時には HIF の分解が抑制され,細胞内に HIF が蓄積する。HIF が働くと,①

赤血球増殖ホルモンであるエリスロポエチンが腎臓で作られる，②解糖系の酵素たんぱくが増える，この結果ブドウ糖（グルコース）から酸素なしでATPを合成できる，③サイトカイン（VEGF）を増やし血管内皮細胞を増殖させ，血管を作る。増殖の盛んながん細胞は低酸素になりやすく，HIFにより解糖系が亢進する（ワールブルグ効果）。解糖系が亢進してがん細胞内へのグルコースの取り込みが増えている点は，PET[*1]によるがんの局在診断に応用されている。

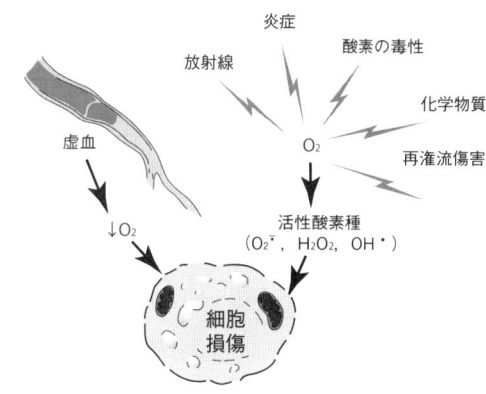

注）酸素は少なくても（虚血）多くても（活性酸素種）でも細胞にストレスとなる。
出所）カマー，V.ほか著，豊國伸哉ほか訳：ロビンス基礎病理学（原著第7版），8，廣川書店（2004）
図 2.1　酸化ストレス

(2) 活性酸素種

低酸素はストレスである。しかし，酸素は多すぎても**活性酸素種**（reactive oxygen species：ROS）を発生してストレスとなる（酸化ストレス，図 2.1）。

酸化的リン酸化の場であるミトコンドリアでROSが発生することが多い。過栄養など代謝が亢進する場合に発生する。ROSは後述の炎症でも発生しやすい（2.1.3(5)）。組織損傷部位に浸潤してくる好中球など炎症細胞の代謝が盛んなことに関係すると思われる。

発生したROSはミトコンドリアのDNAや核内のゲノム遺伝子DNAに「傷」を入れる。ミトコンドリアDNAの「傷（変異）」はミトコンドリアの機能低下につながり，さらにROSが産生されるという悪循環につながる。またDNAに入った「傷」はp53などの「ゲノムの守護神」を活性化し，細胞周期停止・DNA修復やアポトーシスにつながる（2.1.4(5)）。

(3) 低栄養：飢餓

ATPを合成するためには，酸素と同時に，ブドウ糖・アミノ酸・脂質などの栄養分が必要である。従って低栄養や飢餓は細胞に対するストレスとなる。

低栄養に対する細胞の適応戦略のひとつが**オートファジー**[*2]である。オートファジーは細胞が自分の構成成分である炭水化物・たんぱく質・脂質を分解してATPの合成経路にまわすものである。「貯金」を取りくずして飢えをしのぐ点で，究極の「リサイクル」である。

(4) 過栄養：メタボリックシンドローム

低栄養はストレスである。しかし，過栄養もストレスとなる。過栄養分の多くは脂質として細胞内に蓄積される。肝細胞，脂肪組織の脂肪細胞内，動脈壁などに脂質が蓄積する。細胞に蓄積された脂肪は一種の「毒」であり，マクロファージなどの**炎症**細胞をよびよせる（慢性炎症）。肝細胞に炎症細胞が来れば脂肪性肝炎に，内臓脂肪組織に炎症細胞が来ればインスリンに対す

*1　PET（positron emission tomography；ポジトロン断層法）フッ素化2-デオキシブドウ糖（2DG）を患者に投与する。がん細胞はブドウ糖の取り込みが増加し，2DGの取り込みも増加する。2DGを取り込んだがん細胞では2DG由来の陽電子（ポジトロン）と電子が衝突して放射線が発生する。この放射線を検出してがん細胞の体内分布を画像化できる。

*2　オートファジー（autophagy；auto=「自」，phagy=「食」）細胞内容物を膜構造で囲い込み，さらにリソソームと融合させて分解するのがオートファジーである。飢餓・低栄養時の細胞の生存に寄与する。さらに，生体防御（細胞内病原体を処理），ROS産生予防（不良ミトコンドリアを処分），神経変性疾患予防（たんぱく凝集体を分解）など多様な役割を果たす。

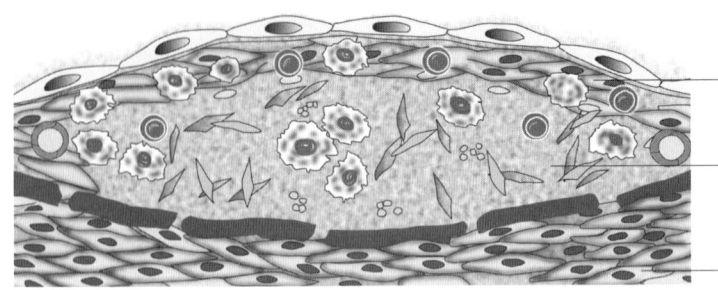

線維性被膜
(平滑筋細胞，マクロファージ，泡沫細胞，リンパ球，
コラーゲン，エラスチン，プロテオグリカン，血管新生)

壊死中心
(細胞残渣，コレステロール結晶，泡沫細胞，カルシウム)

中膜

注) 無傷な中膜の上にある，良く発達した内膜の粥腫性プラークにおける主要な構成成分。
出所) カマー，V.ほか著，豊國伸哉ほか訳：ロビンス基礎病理学（原著第8版），408，廣川書店（2011）

図 2.2　粥状動脈硬化症

る抵抗性が惹起され，動脈壁に炎症細胞が来れば粥状動脈硬化が生じる（図2.2）。いわゆるメタボリックシンドロームである。

(5)　病原体：病原体構成物や核酸に対する自然免疫応答

病原体は上皮細胞にストレスを与える。気管支に対するアデノウイルス（感冒症候群），ピロリ菌による胃炎・胃潰瘍，腸炎を起こすウイルス，皮膚の真菌などによる感染症が代表例である。上皮細胞および炎症細胞は病原体の成分を認識する「アンテナ」（受容体）をもつ。病原体の成分とは，細菌の繊毛たんぱく，細菌の細胞壁のリポ多糖，病原体の遺伝情報（DNA, RNA）などである。「アンテナ」が働くと，上皮細胞などから炎症性サイトカインが産生される。その結果，炎症細胞が動員されて病原体に対する防御にあたる（自然免疫）。

(6)　異物：アスベスト，壊死物，尿酸など

病原体だけでなく，種々の「異物」も細胞にストレスを与える。外来異物の多くは気道経由である（アスベストが代表例）。ストレスに適応できず細胞が壊死に陥ると，尿酸などの細胞内容物が細胞外に漏れる。これらの「異物」は周囲の生細胞にストレスとなり，細胞内のインフラマソームというたんぱく質複合体を活性化し，炎症性サイトカインが産生される。この結果マクロファージなどの炎症細胞が動員されこれらの異物の処理にあたる。

(7)　(DNA に傷をつける) 突然変異原 (紫外線・放射線・喫煙・抗がん剤など)：アポトーシス

細胞にストレスを与える「外来」物のなかでも，紫外線・放射線・喫煙・抗がん剤などは，細胞の遺伝子 DNA に「傷」（**変異**）をいれる。DNA に入った「傷」は p53 などの「ゲノムの守護神」を活性化し，細胞周期停止・DNA 修復やアポトーシスにつながる（後述 2.1.3 (4)）。

2.1.3　ストレス応答の臓器レベルの例

臓器レベルの応答は，上記の細胞レベルの例の組み合わせであり，細胞が

増えないか増えるかで大別される。増えない応答には萎縮，変性，化生，壊死，アポトーシスがある。増える場合，必要な分だけ増えるのは再生・創傷治癒・過形成，必要以上に勝手に増えるのが腫瘍である。

(1) 萎縮 (atrophy)

萎縮とは臓器が小さくなることである。臓器が小さくなるのは，臓器を構成する細胞の①大きさが小さくなるか，②数が減るか，③その両方か，のいずれかである。具体例としては，①生理的萎縮，②貧血性萎縮，③廃用性萎縮などが挙げられる。

生理的萎縮とは，加齢・老化に伴う萎縮である（後述の2.2.2(1) 参照）。

貧血性萎縮では循環（「血の巡り」）が悪いために栄養や酸素が十分行きわたらず臓器が萎縮する。水腎症では尿管以降の通過障害によって腎盂に尿がたまる。これが腎皮質を圧迫し循環不全を起こす。その結果，腎皮質の糸球体が脱落し腎皮質が菲薄化する（図2.3）。

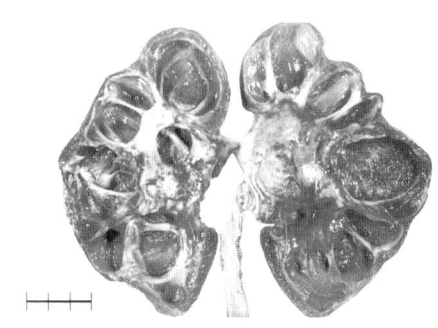

注）腎盂が大きく拡張し，腎皮質が薄くなっている。
出所）西山保一：マクロ病理アトラス（第2版），209，文光堂（1990）

図2.3 圧迫性萎縮の例：水腎症

骨折時のギプス装着により使用しない筋肉がやせるのは廃用性萎縮である。それに対し，神経断裂・神経変性疾患で運動神経の支配筋肉が萎縮するのは神経性萎縮である（図2.4）。

(2) 変性 (degeneration)

変性とは，細胞の成分が増えたり減ったり，正常の細胞にはないものがたまることである。その結果，細胞の形や機能に異

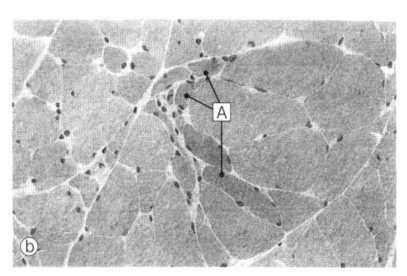

注）上は正常，下は神経性萎縮を起こした骨格筋。Aは萎縮した筋細胞。
出所）スティーブンズ，A.ほか著，石倉浩訳：人体病理学（原著第2版），15，南江堂（2002）

図2.4 廃用性萎縮（無為性萎縮）の例：神経切断による骨格筋の神経性萎縮

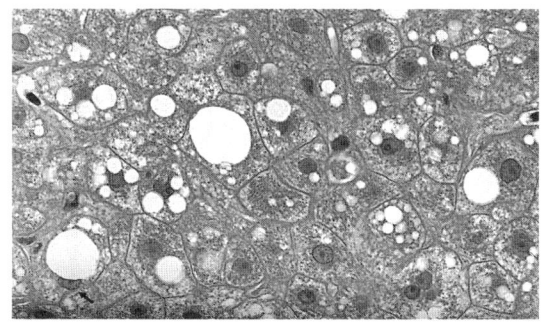

注）肝細胞内に空胞状に脂肪が蓄積している。
出所）赤木忠厚ほか：病理組織の見方と鑑別診断（第4版），200，医歯薬出版（2002）

図2.5 脂肪変性

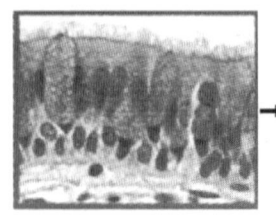 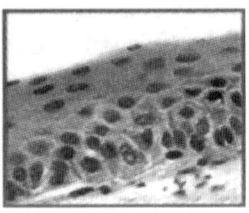

注）喫煙で傷害を受けた気管支粘膜は線毛円柱上皮（左）から扁平上皮に化生を起こす（右）。
出所）Minna, J. D. et al., Focus on lung cancer, *Cancer cell*, 1 (1), 49 (2002)

図 2.6 喫煙に伴う気管支粘膜の扁平上皮化生

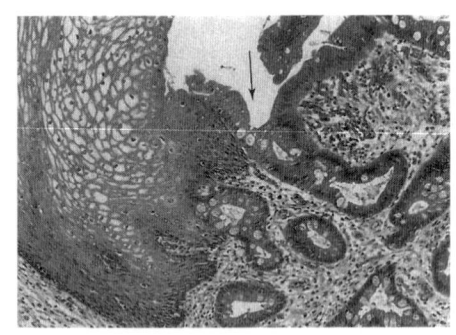

注）逆流性食道炎で傷害を受けた食道粘膜（図左半分の扁平上皮）が腺上皮に化生を起こす（図右半分の腸上皮化生）。
出所）図 2.1 と同じ，17

図 2.7 食道扁平上皮の腸上皮化生（バレット上皮）

常をきたし，細胞死につながることもある。

変性の例としては①栄養不良時の膠様変性（脂肪組織がゼラチンの様に透明化・液状化する），②脂肪変性（脂肪肝など）（図 2.5），③子宮筋腫の硝子変性（子宮筋腫の平滑筋たんぱくが膠原線維様の物質で置換されて白色・硬化する）などが挙げられる。前述のように，①の機構としてオートファジーが考えられ，②は慢性炎症へと進展する可能性がある。注意すべきは②の脂肪変性（代表例は肝細胞への脂肪蓄積）で，過栄養時の脂肪蓄積について先述したが，クワシオルコル（kwashiorkor）のような低栄養時にも肝臓に脂肪変性をきたすことがある。この場合は低栄養に伴って肝臓に低酸素環境が形成され，肝臓に蓄積された脂肪の酸化分解（β 酸化：1.1.5（2）参照）が困難になることも一因と考えられる。

(3) 化生 (metaplasia)

化生とは要するに「変身」である。扁平上皮化生と腸上皮化生が代表的である。

扁平上皮化生は気管支などにみられる。気管支の線毛円柱上皮は喫煙などで傷害される。壊れた粘膜上皮は後述の過形成・再生により量的に修復される。しかし「量的」修復が限界になると，「質的」修復すなわち皮膚様の扁平上皮に「変身」する。これを扁平上皮化生という（図 2.6）。喫煙に伴う気管支の扁平上皮化生は，肺の扁平上皮がんの発生母地とされる。

腸上皮化生は胃や食道にみられる。胃炎・胃潰瘍の主原因は胃酸とピロリ菌である。慢性に胃炎が進行し菲薄化した胃粘膜では，「胃にやさしい」アルカリ性粘液を出す十二指腸様の粘膜に「変身」する。これを腸上皮化生という。腸上皮化生粘膜は胃がんの発生母地であり，そのためピロリ菌は胃がんの原因とされる（後述 2.1.4（6）参照）。また胃の酸性内容物が食道に逆流して食道炎を起こす。これを防御するため，食道の扁平上皮は腺上皮に「変身」する。これはバレット上皮とよばれ，腸上皮化生をしばしば伴う（図 2.7）。食道がんの大部分は扁平上皮がんである。しかし，腺上皮であるバレット上皮から発生した食道がんは腺がんとなる。

(4) アポトーシス (apoptosis), 壊死 (necrosis)

ストレスに適応しきれなかった細胞は，「死」を選ぶ。

たとえば DNA 傷害因子（紫外線・放射線・突然変異原など）のストレスを

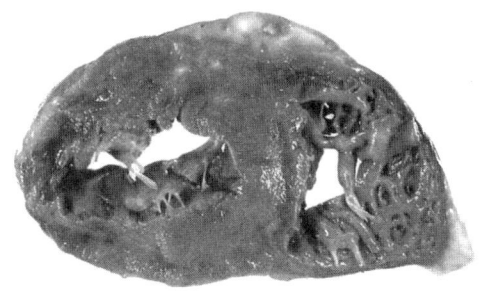

注）左室前壁～側壁部に梗塞病変（壊死により壁が薄くなっている）。
出所）図2.3と同じ、28

図2.8　急性心筋梗塞

受けた細胞は、DNAの「傷」（変異）の傷が少なければ細胞周期をいったん止めてDNA修復機構をフル回転させる（細胞周期を止めないと傷のついたDNAがS期に複製されてしまう）。しかし車で例えると、傷が多すぎて修理よりも買い替えた方が安い場合は廃車にして買い替える。同様に傷が多すぎる細胞は「自殺」プログラムが作動する。プログラムされた細胞死を**アポトーシス**という。

それに対し、低酸素、たとえば心筋梗塞の場合（図2.8）、冠動脈の粥腫が破綻すると冠動脈が閉塞し、末梢の心筋が虚血に陥る。虚血心筋は低酸素になり、ミトコンドリアの酸化的リン酸化でATPを合成できない。ATPを合成できないとNa/Kポンプが止まり、細胞外から水が流入し、細胞が破裂する。また細胞内に膜で隔離されていたカルシウムイオンが細胞質に漏れる。するとたんぱく分解酵素が活性化し、細胞質の構成たんぱくが溶かされる。このような形で細胞が破壊される死を**壊死**（ネクローシス）という（図2.9）。肉眼的には凝固壊死（心筋梗塞など虚血に伴う壊死）、乾酪壊死（結核感染時のマクロファージの壊死に伴う壊死）、融解壊死（脳梗塞後、マクロファージによって壊死組織が吸収されたもの）などがみられる（図2.10）。

アポトーシスでは細胞の中味が細胞外に

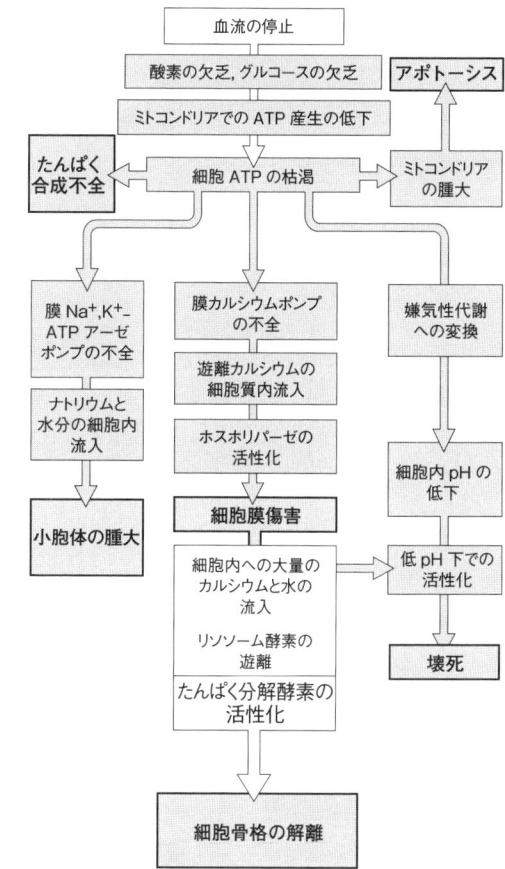

出所）図2.4と同じ、23、24より改変

図2.9　低酸素（虚血時）の壊死のメカニズム

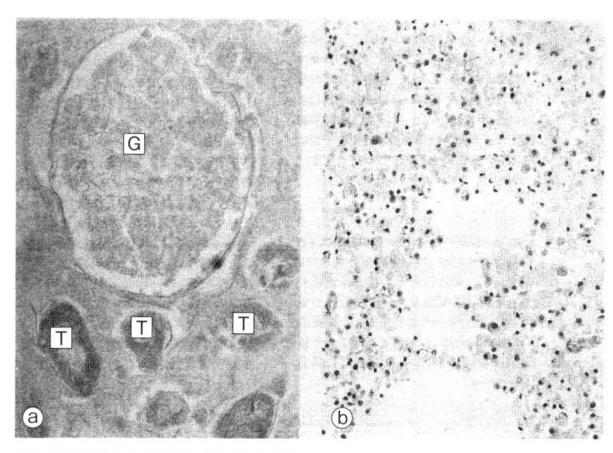

注）Gは腎臓の糸球体、Tは尿細管。
出所）図2.4と同じ、31

図2.10　凝固壊死（a：腎臓）と融解壊死（b：脳）

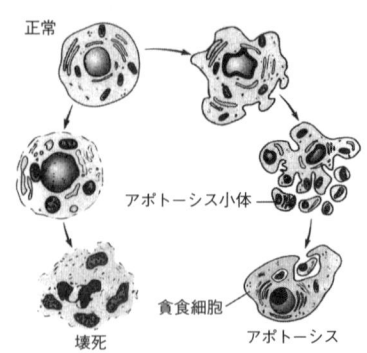

注）壊死では細胞内容物が細胞外に漏れる。
アポトーシスでは核DNAの断裂に伴うアポトーシス小体がマクロファージに貪食される。
出所）図2.1と同じ，32

図 2.11　壊死とアポトーシスの違い

漏れないが，壊死では細胞の中味が細胞外に漏れる（図2.11）。細胞の中味が漏れると上述のように炎症細胞が刺激され，炎症が起こる。それに対しアポトーシスに陥った細胞はマクロファージに貪食され，細胞内容は細胞外に漏れないから炎症は基本的には起こらない。「立つ鳥，跡を濁さない」きれいな死に方といえる。

(5) 炎症（inflammation）と創傷治癒

壊死部には上述のように炎症細胞が動員される（炎症細胞が「浸潤」する）。壊死部では血管が破壊され出血し，血漿・フィブリンが血管外に漏れる。これらの炎症細胞浸潤やフィブリンが，破壊組織の再生起点となる。炎症の4徴候は発赤・熱感・腫脹・疼痛である。

たとえば皮膚の外傷を考える（図2.12, 13）。初期にはヒスタミンやキニンにより血管透過性が増し，白血球（好中球）が血管内から破壊部に浸潤する（急性炎症）。血管破綻部・出血部は血小板凝集による血栓と凝固反応（フィブリン形成）で止血される。好中球は外部からの病原体と戦い，同時に壊死組織をたんぱく分解酵素で分解する。好中球の寿命は短く，入れ替わってマクロファージが壊死部に浸潤する。マクロファージは好中球が分解した壊死組織を「食べて」「掃除」する。一方，止血部のフィブリンが線維芽細胞と血管細胞をよび寄せる。線維芽細胞はコラーゲン線維を産生して，組織に

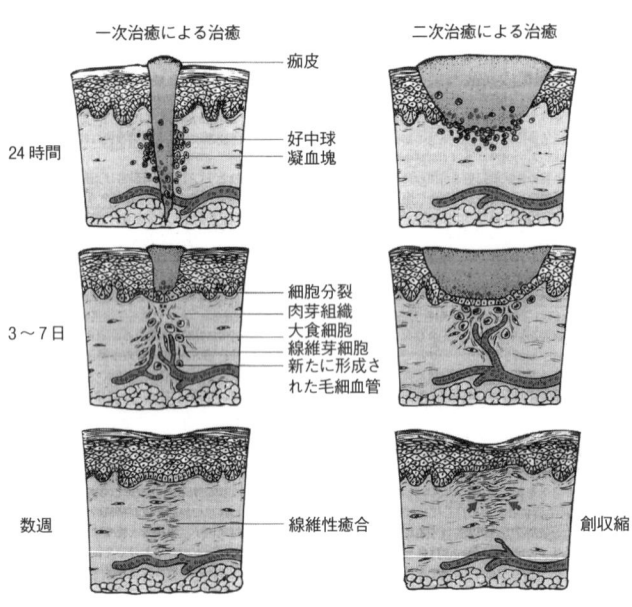

出所）図2.1と同じ，p.91
図 2.12　創傷治癒：1次治癒と2次治癒

できた「穴」を埋める（線維化）。壊れた組織は血管破綻のため低酸素になっている。すると前述のHIFが働き血管の再生が進む。このような血管と線維の多い再生途上の組織を肉芽組織という（図2.14）。肉芽組織で血管再生により栄養・酸素供給が再開されると，上皮（この場合，皮膚の表皮）が再生し，体表面を覆い直す。上皮再生後の肉芽組織にはコラーゲン線維がどんどん多くなり，瘢痕となる（図2.15）。創傷治癒にみられる炎症細胞の浸潤や血管の増生は，傷害された上皮などから分泌される炎

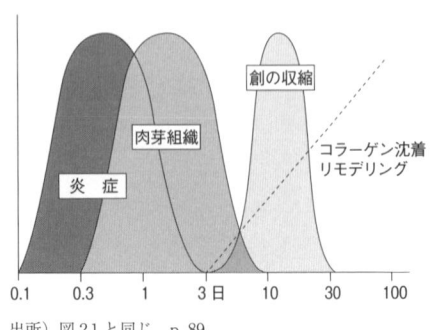

出所）図2.1と同じ，p.89
図 2.13　創傷治癒の過程

症性サイトカインによる。炎症性サイトカインのうち IL-6 は肝臓に作用し，C 反応性たんぱく（CRP）などの急性期たんぱくの産生を促す。末梢血での好中球増加や CRP の上昇は採血での炎症の指標である。

炎症による組織損傷の修復は組織のリモデリングともよばれる。損傷前の組織の復元が理想である。しかし，リモデリングに伴ってもとの組織の機能が不可逆的に異常になることが多い。たとえば心筋梗塞後には心筋線維がコラーゲン線維による線維化で置き換えられて左室駆出率，ひいては心拍出量が低下する。リモデリングには治癒過程の線維化や慢性炎症の持続が関与する。慢性炎症は，上述のようにメタボリックシンドロームにも関与している。リモデリングや慢性炎症が制御できれば，生活習慣病を含む多くの疾患に新たな治療が生まれる。

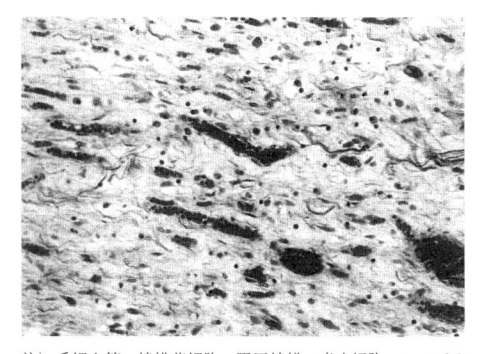

注）毛細血管，線維芽細胞，膠原線維，炎症細胞，フィブリンなどからなる。
出所）図 2.1 と同じ，85

図 2.14 肉芽組織

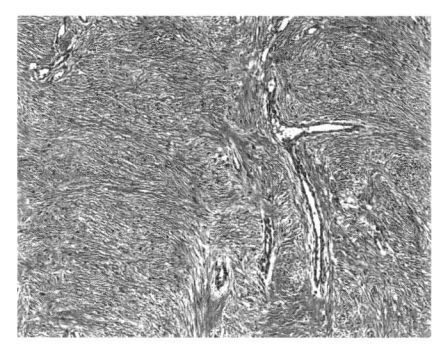

（6） 再生と移植

上述の創傷治癒は再生ともいえる。再生能の高い例は肝臓，低い例は神経や心臓である。

再生できるのは，再生の「種」となる細胞があるからである。再生の「種」となる細胞を**幹細胞**（stem cell）という。各臓器の構成細胞は幹細胞から分化してできる（図2.16）。分化した細胞は**テロメア***短縮のため分裂回数に制限がある（後述の 2.2.2 (3) 参照）。

出所）図 2.5 と同じ，501

図 2.15 瘢痕

ストレスの侵襲が非常に強いと，幹細胞が足りなくなる。すると「自前」で再生できず，他からもってくるしかない。それが移植である。例として白血病など血液疾患での骨髄移植，熱傷に対する皮膚移植，腎・心臓・肝臓移植などの臓器移植などがある。

現在の移植（他人からの移植）の問題点は次の 2 つである。まず第 1 に臓器を与えてくれる「他人」が少ない（ドナーが少ない）。第 2 に拒絶反応に対して免疫抑制剤を使う必要がある。すると免疫抑制剤そのものの副作用がある（腎障害など）。さらに免疫・抵抗力が弱くなることの副作用がある（たとえば弱毒菌による日和見感染や発がんなど）。

これらの問題を解決する可能性があるのが，2012 年度ノーベル賞の京都大学・山中伸弥教授の **iPS 細胞**（induced pluripotent stem cell）である。山中 4 因子とよばれる 4 つの遺伝子を分化した体細胞に導入すると，体細胞は万能幹細胞の性質をもつ iPS 細胞に「変身」する。つまり iPS 細胞は「自前」の幹細胞である。iPS 細胞は究極の「化生」ともいえる。

* テロメア　DNA は双方向の 2 重らせんである。しかし DNA 複製酵素は DNA を 1 方向にしかコピーできない。このため 2 重鎖 DNA の末端であるテロメアは DNA をコピーするたびに少しずつ短くなる。テロメアを伸長させる酵素（テロメラーゼ）はがん細胞で発現が増加し，がん細胞の異常増殖の一因とされる。

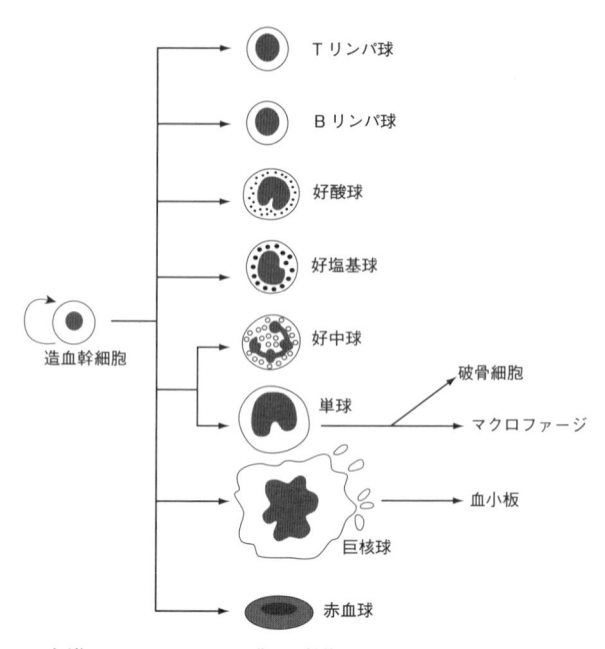

出所）アルバーツ，B. ほか著，中村桂子ほか訳：Essential 細胞生物学（原著第 2 版）724，南江堂（2005）

図 2.16 骨髄造血系：幹細胞からの血球細胞の分化

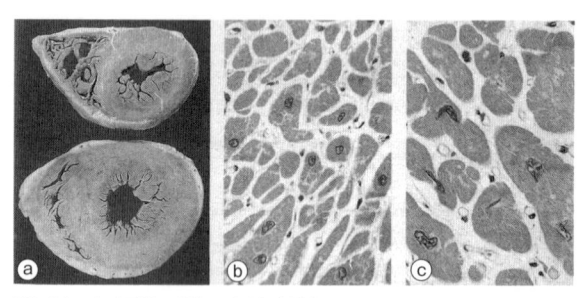

注）(a)：上は正常の心臓，下は左室肥大
　　(b)：正常の心臓の心筋細胞
　　(c)：左室肥大の心臓の肥大した心筋細胞
出所）図 2.4 と同じ，11

図 2.18 左室肥大

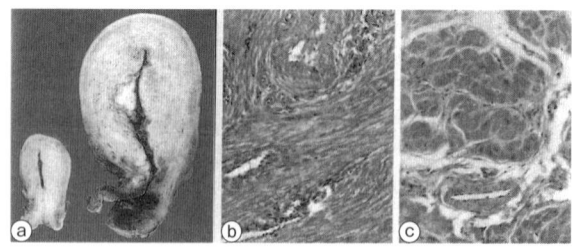

注）(a)：左は正常の子宮，右は妊娠時の肥大した子宮
　　(b)：正常の子宮の平滑筋細胞
　　(c)：妊娠時の肥大した子宮の肥大した平滑筋細胞
出所）図 2.4，11 と図 2.1，15 を合わせて改変

図 2.19 妊娠に伴う子宮の肥大

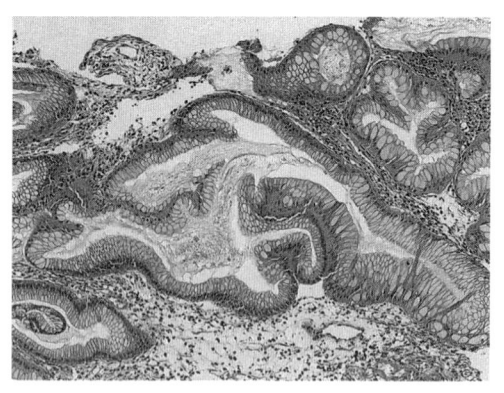

出所）図 2.5 と同じ，160

図 2.17 胃の過形成性ポリープ（腺窩(せんか)上皮型）

　上述の移植の問題点は iPS 細胞により解決できるかもしれない。たとえば，皮膚細胞などから iPS 細胞を試験管内でつくる。この iPS 細胞に種々のホルモンを作用させ，各種細胞・臓器に分化させる。この細胞・臓器を移植すれば「自前」なので拒絶反応はない。遺伝子異常があれば，iPS 細胞で遺伝子の「傷」を直してから分化させれば，正常の細胞・臓器を作りうる。

(7) 肥大 (hypertrophy)・過形成 (hyperplasia)

　創傷治癒・再生で起きる反応として**過形成・肥大**がある。過形成・肥大は刺激・ストレスに対する応答で，臓器が大きくなる。臓器が大きくなるのは，臓器を構成する細胞が①大きくなるか，②数が増えるか，③その両方か，である。①が肥大，②が過形成である。
　体の内外のバリアである上皮は外からのストレスを受けやすく，過形成がみられる（図 2.17）。
　肥大の例として，高血圧時の左室肥大（図 2.18），妊娠時の子宮平滑筋（図 2.19）や乳腺組織の増生などがある。片方の腎臓を腎癌のため外科切除すると，残りの腎臓が肥大する

(代償性肥大)。それに対し，筋ジストロフィーでは変性した筋線維が脂肪に置き換えられる。これは偽の肥大（仮性肥大）であり，筋細胞が肥大する真の肥大と区別される。

過形成はストレスに応じた反応性の増生である。従って，外来刺激やストレスがなくなれば停止する。それに対し**腫瘍**は基本的には刺激に依存しない細胞の自律性の増殖である。

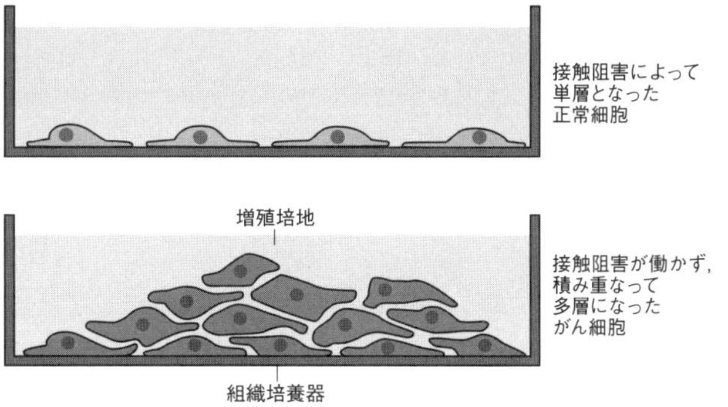

2.1.4 腫瘍（tumor）

(1) 腫瘍は基本的には遺伝子変異の蓄積で起こる

生理的な細胞の増殖には2つある。ひとつは受精卵から成人までの発生・発達，もうひとつは組織がストレスを受けた際の再生である。生理的増殖では，細胞は体の必要に応じて増殖し，必要がなくなれば増殖が停止する。

ストレスの多くは，外界と体内との境界（バリア）である上皮（皮膚・気管支・消化管粘膜など）に対する侵襲である。侵襲をうけた上皮細胞は増殖するが，正常の上皮細胞は，体表面を覆う，すなわち隣接する細胞と接触すると増殖を停止する（接触阻害，図2.20）。

これに対して腫瘍とは，外来の刺激や増殖因子なしで，細胞が自律的に（自分勝手に）無制限に増殖するものである。隣接する細胞同士が接触しても，無視してお互いに重なりあって「コブ」のように増殖する（図2.20, 2.21）。つまり腫瘍細胞では接触阻害が働かない。後述のように，基本的には正常細胞に遺伝子変異が蓄積することにより，腫瘍細胞に変化する（腫瘍化）。

腫瘍のうち，増殖速度が遅く，周囲の正常組織との境界が比較的明瞭で，周囲に対して浸潤性増殖を示さないものを良性腫瘍（benign tumor）という（図2.22）。腫瘍の悪性度が増すと，周囲の正常組織から酸素や栄養分を奪い，周囲に浸潤性・破壊性に増殖してゆく。

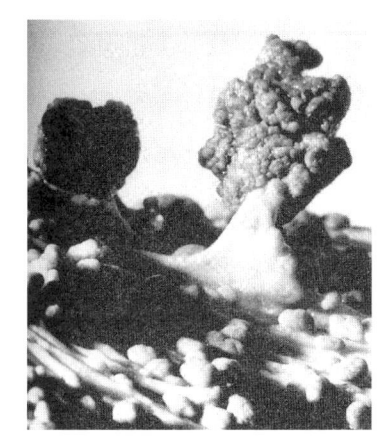

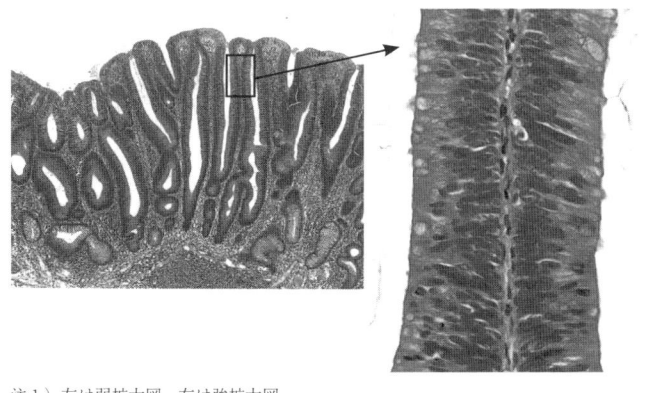

図2.20 接触阻害：正常の細胞はお互いに接触するとそれ以上増えない

出所）アルバーツ，B.ほか著，中村桂子ほか訳：細胞の分子生物学（第4版）1335，ニュートンプレス（2004）

出所）図2.16と同じ，733
図2.21 大腸がんの肉眼像

注1）左は弱拡大図，右は強拡大図。
　2）縦長核をもつN/C比の大きい異型円柱上皮細胞が増殖する。
出所）大腸癌研究会：大腸癌取扱い規約（第7版補訂版），85，金原書店（2009）
図2.22 良性腫瘍の例：大腸腺腫の組織像

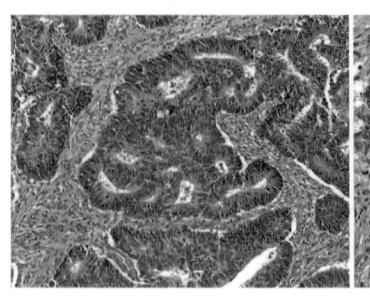

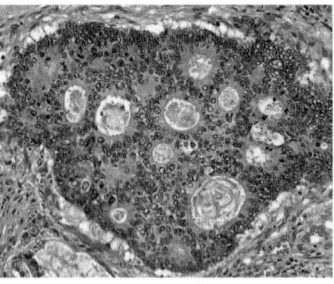

注）縦長核や腫大した核をもつ。融合した腺腔などの腺腔構造の異常も顕著である。
出所）図2.22と同じ，73

図 2.23　悪性腫瘍の例：大腸がんの組織像

これが悪性腫瘍（malignant tumor）である（図2.23）。悪性腫瘍の別名ががん（cancer）である。上皮細胞の悪性腫瘍を癌腫（carcinoma），非上皮細胞の悪性腫瘍を肉腫（sarcoma）という。

腫瘍細胞は異常に増殖するためにDNA量が多く，そのためDNAを含む核も大きく，細胞質（cytoplasm）に対する核（nucleus）の大きさの比率（N/C比）が大きくなる（図2.22, 2.23）。これを細胞の異型性（atypia）という。悪性腫瘍の方が良性腫瘍よりも細胞の異型性は強い。

(2)　どのような遺伝子に変異が入ればがん化するか：がん遺伝子・がん抑制遺伝子

がんは基本的には遺伝子変異の蓄積で生じると考えられている。すなわち正常細胞に遺伝子の**変異**（「傷」）が蓄積し，あるところで自律的・無制限な増殖能を獲得してがんになる。

正常細胞の増殖の「促進」に関与する遺伝子で，「傷」（変異）が入るとがん化につながる遺伝子は**がん遺伝子**（oncogene）とよばれる。一方，正常細胞の増殖の「抑制」に関与する遺伝子で，「傷」が入るとがん化につながる遺伝子は**がん抑制遺伝子**（tumor suppressor gene）とよばれる。

つまり，がん遺伝子やがん抑制遺伝子に「傷」が蓄積することががんの基本的な原因である。

(3)　歴史をふりかえる：がんと感染症との関係

昔は，人はがんではなく結核などの感染症で死んでいた。感染症の克服が最重要であった。

コッホなど「微生物の狩人」により，感染症は病原体という「外因」で起こることが確立された。さらにペニシリンなど抗菌薬の進歩で感染症は克服されていった。感染症が克服され人びとの寿命が伸びると，老人の病気であるがんが増え始め，その克服が課題となった。

初めは「がんも感染症のように病原体という『外因』で起こる」と考えられた。しかし動物のがんウイルスはみつかったが，ヒトのがんの「病原体」はなかなかみつからなかった。

がんウイルスの遺伝情報のうち，動物にがんを生じさせる遺伝情報が突き詰められていった。その結果，がんウイルスのもつ「発がん遺伝子」は，実はがんウイルスが感染した動物（宿主）のゲノム遺伝子の一部だと判明した。

これががん遺伝子の発見である。

がん遺伝子は本来，増殖因子や増殖因子受容体など正常の増殖に関与する遺伝子である。その遺伝子に変異が入ることによって「発がん」遺伝子として働くことが明らかになった。すなわちがんの原因は，宿主の遺伝子の変異という体の「中」の原因（「内因」）であることが明らかとなった。その後，がんのゲノムDNAを正常細胞に導入してがん化させる技術が開発された。この技術を用いて，Rasを皮切りにヒトのがん遺伝子が次々と同定された。

さらにヒト遺伝学が進歩し，病気の原因遺伝子の同定が進んだ。家族性大腸ポリポーシスの原因遺伝子（*APC*）や網膜芽細胞腫の原因遺伝子（*RB*）としてがん抑制遺伝子も同定された。遺伝子変異のみならず，染色体転座という遺伝子の大きな「傷」もがんの原因になることがわかった。代表例は，慢性骨髄性白血病（chronic myelogenous leukemia, CML）におけるフィラデルフィア染色体で，*BCR-ABL*融合遺伝子が形成される。

「がんは遺伝子の病気」ということが確立され，がんの原因としての病原体は例外的なのではと考えられていた。しかし，近年ピロリ菌による胃がん発生やヒトパピローマウイルス（human papilloma virus：HPV）による子宮頸がんの発生が解明された。これによりがんの「外因」としての病原体も稀ではないことが明らかとなった。がんの原因としての病原体の発見は，抗菌・ワクチン療法による発がんの予防の可能性を切り開いた。さらに，感染症に伴う「炎症」が発がんの原因のひとつであるという新しい概念も生み出した。

(4) がん遺伝子：分子標的療法の進歩

がん遺伝子のうち，細胞増殖にかかわるシグナル経路の遺伝子変異は高頻度でみられる。

ストレスを受けて上皮細胞が増えなければならないときは，細胞増殖因子という「ホルモン」が分泌される。正常細胞は増殖因子に対する「アンテナ」（受容体）をもっている。増殖因子からの刺激を受けたときだけ（増殖因子が受容体に結合したときだけ）受容体がONになり細胞内に「増殖しろ」というシグナルが伝わる。その結果，細胞周期が回転し細胞が増殖する。がんの多くでは，アンテナである受容体遺伝子に変異が生じて，増殖因子が結合しなくても受容体がONになる。すると増殖因子がなくても細胞は勝手に増殖できる。

代表例としてepidermal growth factor（EGF）とその受容体（epidermal growth factor receptor：**EGFR**）が挙げられる。EGFは上皮の増殖因子である。正常では，EGFがEGFRに結合したときだけ，EGFRをもっている細胞は増殖できる（図2.24）。EGFRの増殖シグナルを担うのはEGFRの**チロシンキナーゼ**という酵素活性である。つまり，EGFがEGFRに結合したときだけ

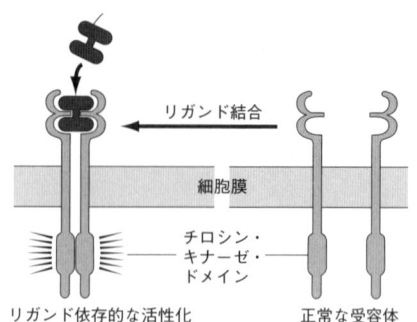

図2.24 正常の増殖因子のシグナル伝達
出所）ワインバーグ, R. A. 著, 武藤誠ほか訳：がんの生物学, 131, 南江堂 (2008)

図2.25 変異を有するEGFRはリガンドなしに細胞増殖シグナルを送る
出所）図2.24と同じ, 131

EGFRのチロシンキナーゼ活性がONになる。ところがある種の肺がんではEGFRに変異が入り，EGFが結合しなくてもEGFRのチロシンキナーゼがONになる（図2.25）。するとこの肺がん細胞はEGFがなくても勝手に，自律的に，無制限に増殖できる。

EGFR変異をもつ肺がんの増殖を抑制するためにはONになりっぱなしのEGFRをOFFにしてやればよい。そのために開発されたのがEGFRのチロシンキナーゼを阻害するゲフィチニブ（商品名イレッサ）という薬であり，その副作用は社会問題になった。このようにがんの増殖の最重要分子を狙う薬物療法のことを**分子標的療法**という。現在では治療前にEGFR変異の有無を調べ，EGFR変異のある肺がん患者にのみゲフィチニブを投与する。

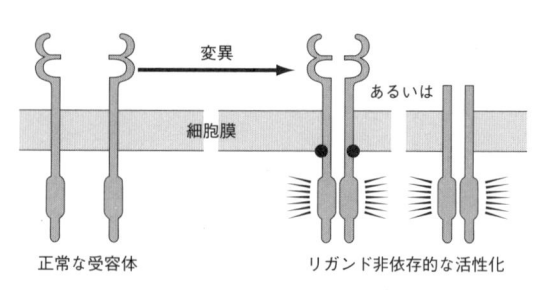

その他に，分子標的薬により予後が劇的に変わったのは前述のCMLである。以前CMLは抗がん剤が効かず，急性転化・急変して亡くなる予後の悪い病気であった。CMLではフィラデルフィア染色体により*BCR-ABL*融合がん遺伝子が形成されている。Bcr-Ablも刺激なしでONになっているチロシンキナーゼである。そこでBcr-Ablチロシンキナーゼ阻害薬であるイマチニブを投与すると劇的に奏効した。今ではCMLは「なおせる」病気である。

肺がんにおける**EGFR**変異やCMLにおける*BCR-ABL*融合遺伝子のように，がんの形成・維持に中心的役割を担っている遺伝子変異のことを，車の運転手に例えてドライバー変異という。最新治療では，治療前にがん遺伝子のドライバー変異の有無を調べ，それに対して**分子標的療法**を行う。がんのドライバー遺伝子変異の検索により，診断とともに治療も決定される*。

(5) がん抑制遺伝子の発見（細胞周期機構の解明）：
抗がん剤・放射線がなぜがんに効くか

上述のがん遺伝子に対して，正常細胞の細胞増殖の「抑制」に関与する遺伝子で，「傷」（変異）が入るとがん化につながる遺伝子はがん抑制遺伝子とよばれる。

がん抑制遺伝子の代表例として先述の*RB*遺伝子の他にp53遺伝子がある。p53はゲノムの守護神としてDNAの傷を監視する（図2.26）。DNAに傷（**変異**）が入ったらまず細胞周期のブレーキたんぱく質（p21など）を発現し，

* **分子標的薬のいろいろ** 分子標的薬の現在の2枚看板は，①小分子薬剤と，②抗体医薬である。①の例として，上述のゲフィチニブやイマチニブなどのチロシンキナーゼ阻害薬，女性ホルモン受容体を発現する乳がんに対するタモキシフェンやアロマターゼ阻害薬などが挙げられる。②の例としてHER2遺伝子増幅乳がんや胃がんに対するトラスツズマブ（商品名ハーセプチン），リンパ腫に対するリツキシマブやがんに対するベバシズマブ（血管形成の阻害）が挙げられる。がん以外の疾患にも分子標的療法は著効する。たとえば抗TNFα抗体は関節リウマチの予後を劇的に改善した。

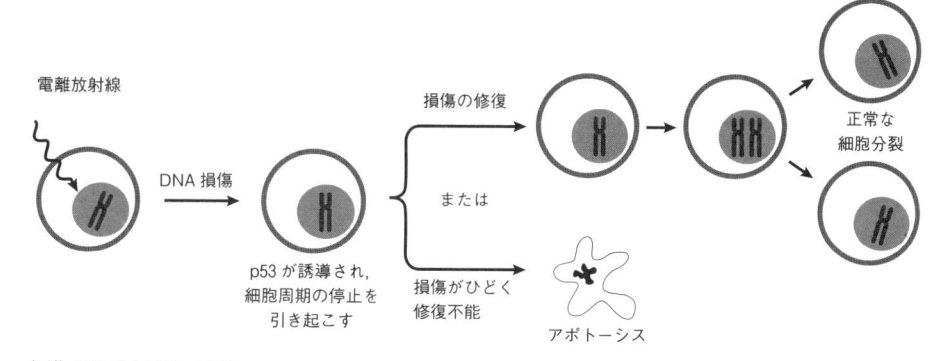

図 2.26 DNA に傷がつくと：修復あるいは死（アポトーシス）

細胞周期を DNA 複製する前に停止する。そして DNA を**修復**するか，あるいは**アポトーシス**を発動して，DNA 変異をもつ細胞が残存しないようにする。多くのがんでは *p53* 遺伝子に変異が入っている。*p53* 変異によって p53 が働けなくなると，遺伝子の「傷」が蓄積したり，アポトーシスが起きにくくなる。このことががん化につながると考えられる。

RB も細胞周期のブレーキたんぱく質のひとつである。細胞が増殖因子で刺激されると RB による細胞周期のブレーキがはずれる。HPV など発がんウイルスの遺伝子産物は RB と結合し細胞周期のブレーキをはずすことにより発がん作用を発揮する。

ところで，がんの治療は早期発見・外科切除が基本である。しかし，進行がんでは手術で腫瘍を取りきれず，抗がん剤による化学療法が施行される。また手術が困難な場合に放射線治療も考慮される。抗がん剤や放射線はなぜがん細胞に効くのだろうか？

従来の抗がん剤は 2 つに大別される。ひとつは遺伝子 DNA に「傷」をいれるもの，もうひとつは微小管の重合を阻害するものである。放射線は遺伝子 DNA に傷をいれる。遺伝子 DNA に傷を入れる抗がん剤や放射線ががん細胞に作用すると，p53 による「細胞周期停止・DNA 修復・アポトーシス」のメカニズムが作動する。すると，がん細胞の増殖が抑制されるか，アポトーシスによって死ぬ（**図 2.26**）。一方，微小管を標的とする抗がん剤は微小管でできている紡錘糸の形成を阻害し，細胞分裂を阻害する（**図 2.27**）。従ってがん細胞の増殖が阻害される。

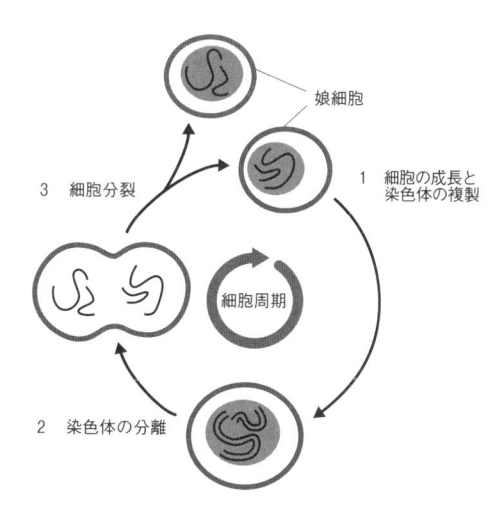

図 2.27 細胞周期の概略：S 期に DNA 複製，M 期に染色体分離と細胞分裂

このようにがん抑制遺伝子および細胞周期の解明により，従来の抗がん剤や放射線療法でがん細胞の増殖が抑制されたりがん細胞が死滅したりするメカニズムがよくわかるようになった。

(6) がん化を進展させる3つの機構：変異原，感染症・炎症，「監視力」

がんは遺伝子変異の蓄積により発生・進展する。遺伝子変異を誘発する代表的な原因は①外来の遺伝子変異原・突然変異原，②感染症・炎症，③「監視力」の低下の3つである。

突然変異原の代表例として紫外線・放射線や抗がん剤のように直接遺伝子DNAに傷をいれる物質が挙げられる。腸管から吸収後肝臓で代謝されることで変異原に変わるものもある（例：カビ毒のアフラトキシンは肝細胞がんの原因）。環境・職業暴露(ばくろ)関連としてはアスベスト（中皮腫），アニリン系色素（膀胱がん），ベンゼン（白血病）などがある。

②の例としては細菌・ウイルスなどの病原体や，感染に伴う炎症がある。細菌の代表例はピロリ菌による胃がんおよびMALTリンパ腫の発生である。発がんを誘発するウイルスとしては，B型あるいはC型肝炎ウイルスによる肝炎・肝硬変からの肝がんの発生，HPVによる子宮頸がんの発生，Epstein-Barrウイルス（EBV）による胃がんやリンパ腫（バーキットリンパ腫など）の発生，HTLV-Iによる成人T細胞白血病/リンパ腫の発生，後天性免疫不全症候群（AIDS）に伴うことの多いカポジ肉腫の発生（ヒトヘルペスウイルス8による）が挙げられる。細菌・ウイルスは上皮組織破壊・炎症惹起(じゃっき)・創傷治癒を通じて細胞増殖とDNA複製を刺激する。さらに，一部のウイルスは宿主のゲノムDNAに挿入され，感染細胞を不死化させる。

一方，非感染性の慢性**炎症**による組織破壊も，細胞の再生・増殖を刺激したり，ROSを介して遺伝子に変異をいれたりして，がん化に寄与すると考えられる。例としてはメタボリックシンドロームに伴う脂肪性肝炎からの肝がん発生，炎症性腸疾患（潰瘍性大腸炎やクローン病など）の長期罹患に伴う異形成の出現から消化器がんの発生などが知られている。

③の「監視力」とは，具体的には遺伝子変異あるいは遺伝子変異によって生じたがん細胞を監視する機構である。主として以下の3つが考えられる。

1つめは遺伝子ゲノムDNAの**変異**の**修復**である。DNAの変異を監視する「守護神」が $p53$ である。がんが遺伝子変異を蓄積するためには $p53$ の監視をくぐりぬけないといけない。遺伝子変異の蓄積に時間がかかるため，一般的にがんは老人の病気である。しかし $p53$ 遺伝子に生まれつき変異の入った家系では，若年でがんが生じる（Li-Fraumeni症候群）。$p53$ 以外のDNA修復関連遺伝子の変異でも，がんになりやすくなる。たとえば色素性乾皮症では，紫外線によるDNA変異の修復機構が欠損しているため皮膚が

んが多発する。

2つめは**テロメア**短縮である。正常細胞は分裂するごとに染色体末端のテロメアが短くなる。この結果，正常細胞は50回程度しか分裂できない。つまりテロメア短縮のため正常細胞は不死化できない。ところががん細胞ではテロメアを伸長させるテロメラーゼが増加する。その結果テロメア短縮の限界を乗り越えて増殖できる。

3つめは宿主の免疫力である。AIDSではHIVウイルスが免疫系のCD4陽性リンパ球に感染し，CD4リンパ球による免疫機能が低下する疾患である。感染症に対する抵抗性が低下して日和見感染が増加するだけでなく，がん（特にリンパ腫）に罹患しやすい。免疫監視力の低下が腫瘍形成に関与する。その他の例として，加齢や移植後の免疫抑制剤使用に伴って，潜伏していたEBVが再活性化されてリンパ球増殖疾患が起こる。

結局，細胞ががん化するには少なくとも3つのバリア，すなわちDNA修復，テロメア短縮，および免疫監視力のハードルを超えないといけない。逆に加齢に伴って「監視力」が低下するとがんの罹患者が増えることになる。

まとめると，がんが老人の病気である理由は，第1に正常細胞に遺伝子変異が蓄積するのに時間がかかるため，第2に生体の「監視力」が加齢とともに低下するためと考えられる。

(7) がん化するまでの時間経過（予防との関連）：
前がん病変，良性腫瘍，異形成，悪性腫瘍

がんではないが時間がたつとある割合でがんに「進化」することが知られている病変を前がん病変という。代表的なものとしては，良性腫瘍である大腸腺腫，HPV感染により生じる子宮頸部の上皮内異形成（子宮頸がんの前がん病変），さらに炎症性腸疾患（潰瘍性大腸炎やクローン病など）の長期罹患に伴い出現する異形成（dysplasia）などが挙げられる。

良性腫瘍である大腸腺腫（図2.22）は，その後高頻度で大腸がん（図2.23）になる。そこで，大腸腺腫（多くはポリープというコブを形成）の段階で内視鏡的にポリープ切除すると大腸がんを予防できる。

HPV感染により生じる子宮頸部の上皮内異形成は，軽度→中等度→高度異形成と発展する（図2.28）。高度異形成はがんの一歩手前である。HPVに感染した者がすべて子宮頸がんになるのではない。多くの患者では免疫監視力により異形成の段階で病変は消失する。HPVには多種類あり，感染により子宮頸

注）上：軽度異形成
中：高度異形成（N/C比大の異型細胞が軽度異形成よりも表皮全層に広がる）
下：扁平上皮がん（シート状に表皮から間質に浸潤する）
出所）日本産婦人科学会ほか編：子宮頸癌取扱い規約（第3版），66-68，金原書店（2012）

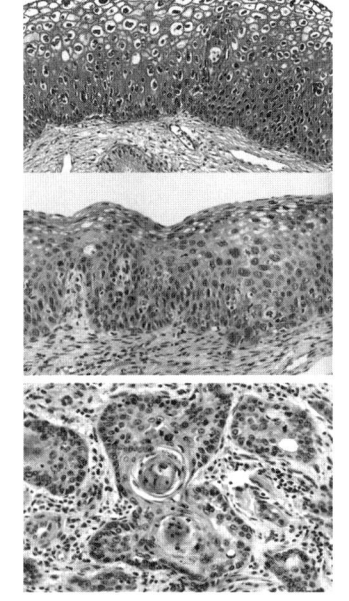

図2.28 前がん病変からがんへ：子宮頸がんの例

がんを生じるリスクが高い HPV と，リスクの低い HPV がある。子宮がん検診では子宮頸部の細胞診で HPV 感染細胞の有無がスクリーニングされる。HPV 感染の疑いがあれば，高リスク HPV あるいは低リスク HPV のどちらなのかが鑑別され，それに基づいて患者がフォローされる。子宮頸がんにおける HPV や胃がんにおけるピロリ菌のように，感染症が発がん原因とわかれば，感染症予防と同様の方法（子宮頸がんワクチンやピロリ菌の除菌）で発がんが予防可能である。

良性腫瘍は悪性腫瘍の前がん病変になっている場合もあるし，そうでない場合もある。たとえば大腸がんの場合，まず粘膜上皮に遺伝子変異が蓄積して，良性腫瘍である大腸腺腫が発生する。腺腫にさらに遺伝子変異が蓄積して悪性腫瘍である大腸がんが発生する。このような場合，大腸腺腫は大腸がんの前がん病変であるといえる。それに対し，同じ消化管でも胃の場合は良性腫瘍である胃腺腫が必ずしも前がん病変とは限らない。

まとめると，がんの早期発見・予防のために前がん病変の理解が重要といえる。

(8) がんの構造・進化に関する2つの仮説：がんの再発メカニズムとの関連

上記のように，手術療法に加え，従来の抗がん剤・放射線治療，分子標的療法など，発がんのメカニズムの解明に伴ってがん治療は急速に進歩した。しかし，まだがんを根治することは難しい。その原因のひとつは，治療後にがんが再発することが多いためである。なぜだろうか？　がんの構造・進化に関する2つの仮説からがんが治療後に再発する原因を考えてみる。

① クローン進化仮説とがんの再発

がんは正常細胞に遺伝子変異が蓄積されて生じる。遺伝子変異の入った細胞と，入っていない周りの正常細胞とが生存競争する。「適者生存」の原理に従って，正常環境に悪性細胞が適応して生存するとがんになる。遺伝子変異の蓄積を通じ，がんは正常細胞から「進化」してくる。つまり「ダーウィンの進化論」がヒトの体内で起きていると考えられる（図2.29）。これをクローン進化仮説という。

最も代表的な例として，大腸がんは少しずつ変異を蓄積していき，良性腫瘍（腺腫）を経てゆっくり腫瘍化が進行していく。ところが遺伝子変異がさらに蓄積して *p53* 遺伝子に変異が生じると，遺伝子の傷の修復ができなくなるから，遺伝子変異が蓄積しやすくなる。生存に重要な遺伝子に変異が入ってサバイバルできな

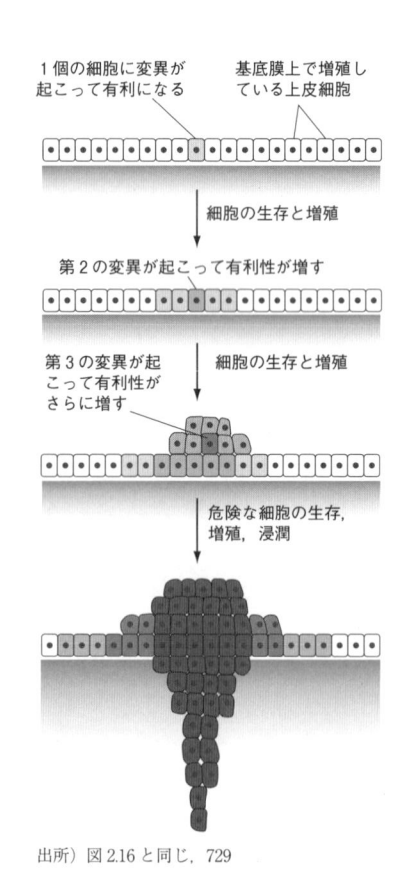

出所）図2.16と同じ，729
図2.29　クローン進化仮説

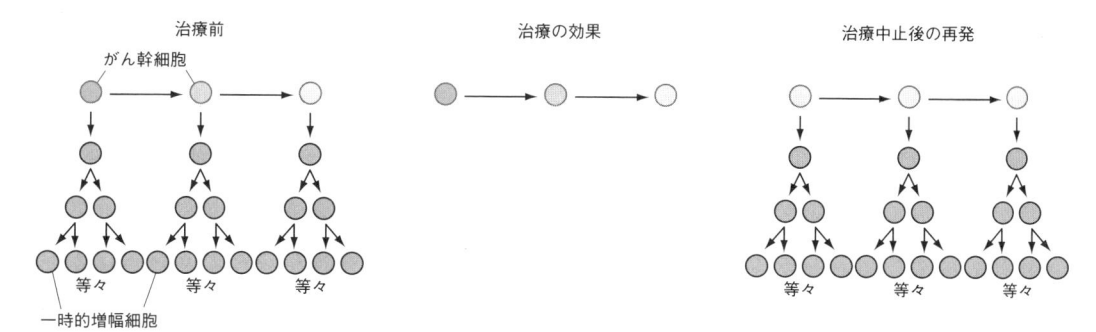

治療前／治療の効果／治療中止後の再発

注) (左) 少数のがん幹細胞（黒丸）から多数のがん細胞（白丸）が生み出される
　　(中) 治療でがん細胞が死んでも，がん幹細胞は生き延びる
　　(右) 治療中止後，がん幹細胞からがん細胞が再生される
出所）図 2.24 と同じ，765

図 2.30　「がん幹細胞」仮説と治療後の再発

なるかもしれないが，変化が速まって一気に悪性度が高まり，「がん」に「進化」する可能性も出てくるわけである。

抗がん剤や放射線治療はがんの DNA に傷を入れる。つまり抗がん剤・放射線により，がんがさらに「進化」する可能性がある。クローン進化仮説によれば，抗がん剤や放射線によりがん細胞に新たな遺伝子変異（耐性変異）が導入されることにより，抗がん剤や放射線の効かないがん細胞クローン（耐性クローン）が出現し，選択されて生き残る。これががんの再発の原因と考える。抗がん剤・放射線治療後の耐性クローンの出現は，抗菌薬使用後の耐性菌の出現と似ている。

② がん幹細胞仮説とがんの再発

がん再発原因のもうひとつの仮説に**がん幹細胞**仮説がある（**図 2.30**）。正常組織では構成細胞はごく少数の**幹細胞**から分化して生じる。これと同様に，がん幹細胞仮説によれば，大多数のがん細胞は「種」「親」である少数のがん幹細胞（cancer stem cell）から生じる。分子標的療法も含めて現在までの抗がん剤・放射線療法の効果の大部分は，「増殖が盛んな細胞ほど効きやすい」という原理に基づく。しかしがん幹細胞仮説によれば，増殖する多数のがん細胞をいくらたたいても，その「種」である少数のがん幹細胞を根絶しない限りがんは再生してくる（**図 2.30**）。がん幹細胞は正常の幹細胞と同様，増殖速度が非常に遅いため，抗がん剤や放射線には感受性が低い。またがん幹細胞は細胞内薬物を排出するトランスポーターという分子を高発現しているとされ，抗がん剤や放射線には抵抗性である。がん幹細胞仮説によれば，がん幹細胞を根絶することががん再発の防止につながると考えられる。そのため，がん幹細胞を狙う分子標的治療が開発されつつある。

(9) がんの進展　その1：炎症・損傷治癒過程の「乗っ取り（模倣）」

これまでは主としてがん細胞のみに着目して，がん細胞がどのように増え

るかをみてきた。ここからはがんが周りの細胞をどのように巻き込んで「進展」していくかについて述べる。

　がんは一般的には間質（炎症細胞・血管・線維芽細胞など）を無視して無制限に増える。従ってどうしても酸素・栄養分が足りなくなり壊死に陥りやすい。すると宿主側は，組織が傷害され壊死に陥った時と同様に反応する。すなわち炎症細胞ががんに浸潤する。炎症細胞の一部は免疫監視細胞であり，がんと戦う。ところが，がんは線維化を誘導するサイトカイン（TGFβなど）を利用して，がんに浸潤した炎症細胞の一部を免疫抑制性のTリンパ球（制御性T細胞とよばれる）に変えてしまう。本来，制御性T細胞は，傷害された組織が初期の急性炎症を終焉させて慢性期の線維化・治癒に向けてギアを切り替えるためのものである。しかし，がんはその機構を「免疫細胞が自分に対して攻撃しないように」悪用する。また先述のようにがんはHIFの働きにより血管新生などの低酸素応答で生き残る。この血管新生を阻害する抗体医薬（ベバシズマブ）が分子標的療法として一定の成果を上げている。

　がん幹細胞仮説の点からも，がんは正常組織を模倣する。正常組織の**幹細胞**は周囲の微小環境（ニッチ）に依存してその多分化能が維持される。幹細胞のニッチは幹細胞に低酸素環境を提供する。このためROSによるDNA損傷が幹細胞に蓄積しにくくなる。がんは無秩序に増えるので，その環境は低酸素になる。低酸素環境はがん幹細胞にとっても有利かもしれない。

　つまり，正常の幹細胞と同じくがん幹細胞もニッチに依存している可能性がある。これまでの抗がん剤はがん細胞のみを標的としてきた。今後は，がんの周囲環境（炎症細胞・毛細血管・リンパ管・線維芽細胞など）を破壊してがん細胞が育ちうる「場」をなくす戦略も考えられる。

　その先駆けが，上で述べた血管新生を阻害する抗体医薬（ベバシズマブ）である。最近では腫瘍に浸潤する免疫細胞を抗体医薬で再賦活化する，という新しい「がん免疫療法」が注目される。先述のようにがんは浸潤してくる炎症細胞を抑制性T細胞に変換してしまう。T細胞を抑制する分子を抗体医薬（抗CTLA-4抗体や抗PD-1抗体）で阻害すると，がんが抑制性T細胞を誘導するのを阻害できる。するとがんに対するT細胞の攻撃能が復活できる。

　（10）　がんの進展　その2：浸潤（invasion）・転移（metastasis）（図2.31）

　一般的にがん化すると細胞接着は弱まる。接着が弱まるからこそ，がん細胞は隣の細胞と重なりあいながらも隣の細胞から制約や干渉をうけることなく，どんどん増えていける。

　また接着が弱まるからこそ，周りの細胞とくっつかず，自由に遠くへ広がっていける。これががんの浸潤である。また血管やリンパ管に到達しても，血管やリンパ管の内皮細胞は腫瘍細胞が管の中に入り込もうとするのを接着

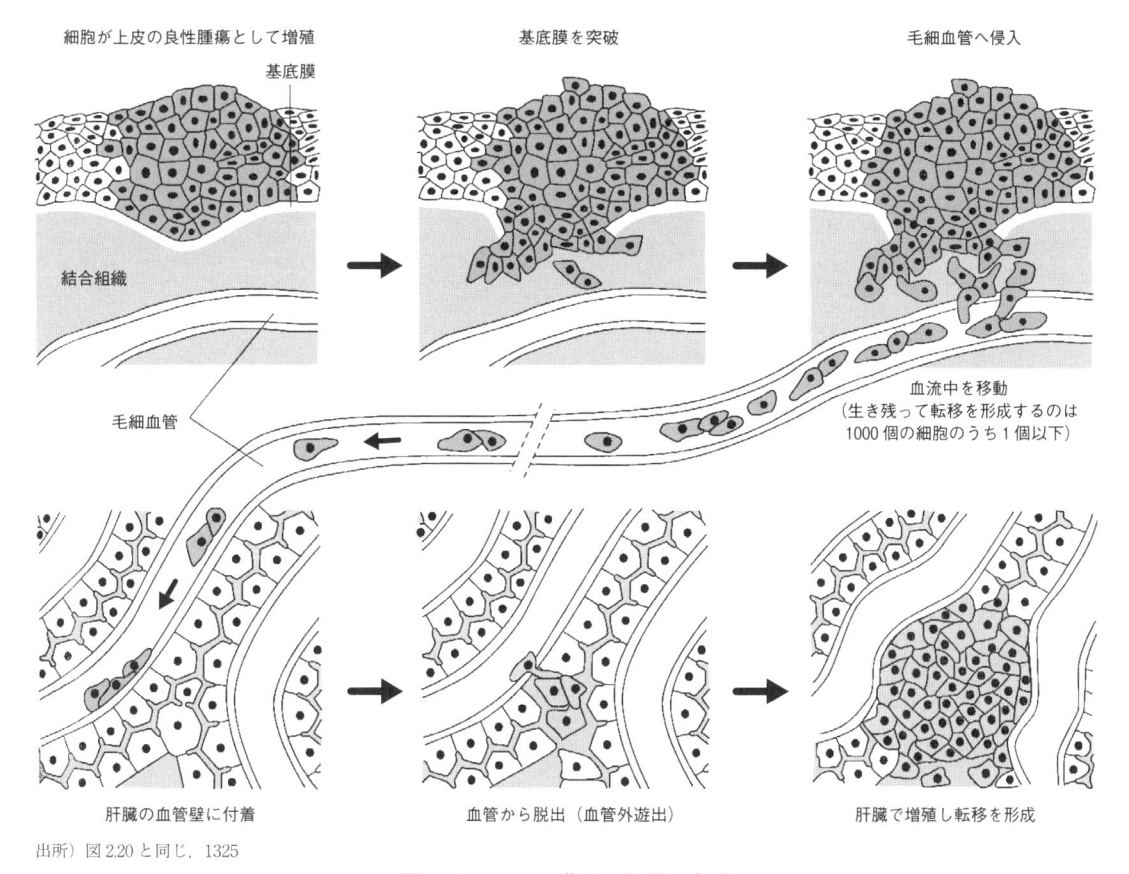

図2.31 がんの進展・浸潤・転移

によって阻止しにくくなる。血管（静脈）内に入れば腫瘍は全身循環を通じて全身に広がり，原発臓器から離れた臓器に転移巣を作り得る。リンパ管に入ればリンパ節へ転移する。と同時にリンパ管循環から全身循環に侵入して遠隔転移の原因にもなる。良性腫瘍では一般的には他臓器への転移はみられない。

(11) がんのゲノム医学の到達点と問題点

がんは基本的には遺伝子 DNA 変異の蓄積による病気である。がんにおける遺伝子異常を全部シークエンサーで「読んで」しまえば，理論的にはがんの設計図がわかるはずである。

約10年前（2001年），ヒトゲノムというヒトの遺伝情報の配列のほぼすべてがシークエンサーによって解読された。この「ヒトの設計図」をもとに医学は急速の進歩を遂げた（ゲノム医学）。がんのゲノム医学の到達点と問題点を以下にごく簡単にまとめてみた。

まず，第1に**次世代シークエンサー***という新たなシークエンサーによって，ヒトの「がん」のゲノムがどんどん解読されている。問題は，シークエンサ

* 次世代シークエンサー　サンガー法を用いた従来のシークエンサーでは1～96のDNA断片の配列を同時決定していた。それに対し，次世代シークエンサーでは数千万～数億のDNA断片の配列を大量同時並行で決定する。これにより，配列決定速度は飛躍的に向上した（参考）イルミナ株式会社HP資料：次世代シーケンサーへようこそ）。

一の膨大なデータの中からドライバー変異という「宝」をどうやって見つけ出すかである。データ処理・解析ソフトの進歩，さらに，全体像を描き出すシステム・情報工学的な学問の進歩が必要である。

第2に，同じがんでも個々の患者によってドライバー変異が異なることがわかってきた。EGFR変異をもつ肺がんもあれば，ALKという別のチロシンキナーゼが転座により活性化された肺がんもある。ドライバー変異が違うと，有効な分子標的薬が異なる。個々の患者のドライバー変異に応じて最適な投薬・治療を行うテーラーメイド（個人化）医学が発展した。

第3に，そのようなテーラーメイド医学を施しても，現在のところがんの多くは再発する。上述のように再発の理由は少なくとも2つある。耐性変異の克服とがん幹細胞の**分子標的療法**が課題である。耐性変異の出現が，医学のテーラーメイド化にさらに拍車をかける。

第4に，テーラーメイド医学に用いる分子標的薬はまだ高額であり，医療費が高騰する。

第5に，発がんの原因として遺伝子変異の蓄積以外に，遺伝子配列の変化なしで遺伝子の読まれ方が変わること（エピゲノム）もあることがわかってきた。

ゲノム医学は，トランスレーショナル医学のひとつである。その特徴は「ベンチ」と「ベッドサイド」の間の往復運動である。たとえば，がんのドライバー変異に対する分子標的薬（「ベンチ」）がすぐに実地臨床治療に応用され（「ベッドサイド」），耐性がでればすぐに「ベンチ」へ持ち帰って耐性変異を同定し，新たな抗がん剤をスクリーニングし，またすぐ臨床治験へ（「ベッドサイド」）という感じで，診断・治療の進歩が加速されている。

2.2 加齢に伴う変化
2.2.1 老年症候群

ヒトは加齢に伴って老化（エイジング）する。アンチエイジングが可能だろうか？

加齢に伴う変化はこれまで述べてきた「疾患に伴う変化」の考え方で理解できる。

加齢に伴って，個体レベルでは各種臓器（心臓・腎臓・肝臓・骨髄）の**萎縮**・予備能低下・脱水が起こる。これらは老人の生活の質（quality of life, QOL）の低下につながる。臨床的には諸臓器の予備能低下により，老人の手術適応や化学療法の適応が制限されることになる（performance statusとして評価される）。たとえば骨髄・造血系の機能低下は感染症に対する免疫力の低下や発がん監視の低下につながり，誤嚥に伴う肺炎などの感染症やがんに

罹患しやすくなる。薬の代謝にかかわる肝機能・腎機能の低下，および呼吸循環機能の低下のために，成人より少ない量の薬しか投与できなかったり，手術を断念せざるを得なくなったりする。骨格系でも廃用性萎縮に伴う筋力低下や骨粗鬆症が起こり，この両者があいまって骨折による運動機能・QOLの低下が起きやすくなる。動脈硬化も進行し，全身の脱水傾向が生じる。これらは脳の血栓性梗塞の基盤となる。脳は生理的にも**萎縮**を生じる（**図2.32**）。視力低下・難聴・認知症などによる脳・認知機

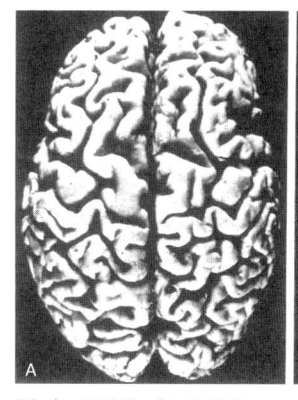

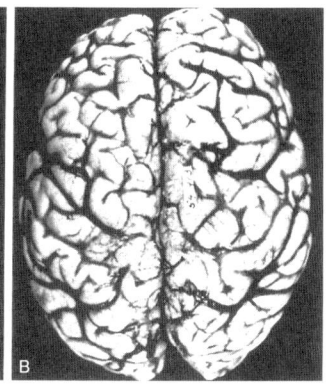

注）左：80歳代，右：20歳代
出所）図2.1と同じ，14

図2.32 生理的萎縮：脳の萎縮

能の低下は，QOLの低下につながる。寝たきりなどの運動機能低下状況では，エコノミー症候群と同様に静脈血のうっ滞から深部静脈に血栓ができやすくなり，それが肺血栓塞栓症につながると急死の原因のひとつとなる。

2.2.2 臓器レベルの老化

(1) 生理的萎縮

臓器レベルでの老化の代表的な所見が生理的**萎縮**である。

代表例が胸腺で，加齢に伴い脂肪に置換されてリンパ系造血細胞は激減する（**図2.33**）。生後Tリンパ球のうち，自己に反応して自己を攻撃するものは胸腺で負の選択を受けて排除されるからである。骨髄の造血細胞も加齢とともに脂肪に置き換えられる。

ホルモン反応性臓器は閉経後にはホルモンに応じた増殖がなくなり，萎縮する。乳腺では乳管・小葉が減少し，硝子・線維化により置換される。子宮頸部・内膜上皮も閉経後女性ホルモンの働きがなくなると維持されずに萎縮・

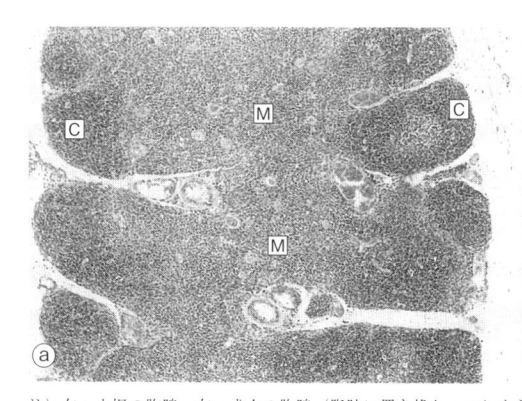

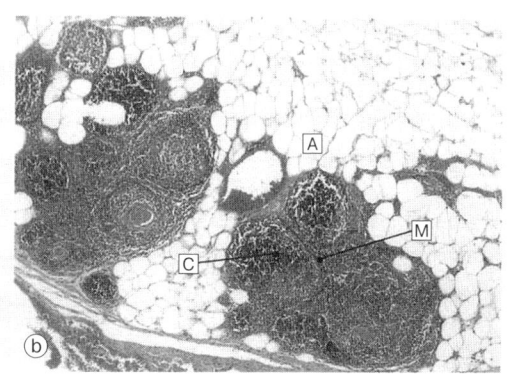

注）左：小児の胸腺，右：成人の胸腺（脂肪に置き換わってしまう），A：脂肪組織，C：胸腺皮質，M：胸腺髄質
出所）図2.4と同じ，14

図2.33 生理的萎縮：胸腺

図 2.34 アルツハイマー病におけるアミロイド沈着（老人斑）
出所）図 2.4 と同じ，454

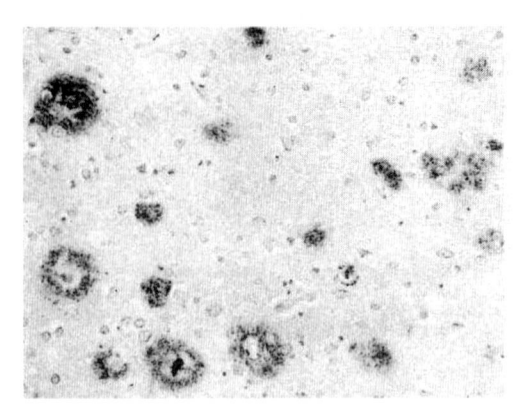

菲薄化してゆく。

(2) 蓄積と沈着

加齢に伴い臓器にはアミロイド，カルシウム，リポフスチンなどが蓄積・沈着する。

アミロイド蓄積の代表例は脳におけるβアミロイドの沈着である（図2.34）。βアミロイドは神経傷害性があり，それによりアルツハイマー病が起きるとされる（アルツハイマー病のアミロイド仮説）。アルツハイマー病に限らず，パーキンソン病など神経変性疾患にはこのように遺伝子変異により異常となったたんぱく質が凝集・蓄積するものが多い。

異所性臓器へのカルシウム沈着（石灰化）として，動脈壁の石灰化が代表的である。動脈には内膜肥厚も進行する。動脈石灰化を模した老化モデルマウスが Klotho マウスである。Klotho マウスは老化に伴う腎機能の低下（高リン血症）を模していると考えられる。

加齢に伴う遺伝子 DNA への変異の蓄積のメカニズムのひとつとして，ROS による遺伝子 DNA への変異の蓄積が考えられる（2.1.2(2) 参照）。ROS は脂質の過酸化も引き起こす。過酸化された脂質が組織に蓄積したものが消耗性色素（リポフスチン）であり，脂質代謝の盛んな臓器である肝臓や心臓で蓄積しやすい。肉眼的に褐色に見えるので，褐色変性とよばれる。

(3) 細胞・分子レベルの老化メカニズム

加齢に伴う遺伝子 DNA への変異の蓄積，およびテロメア短縮が考えられている。

前述のようにミトコンドリアで発生した ROS は，DNA に傷をいれる。DNA の傷は p53 などが**修復**するのが基本である。しかし完璧でないので，どうしても加齢に伴い変異が蓄積する。DNA 修復関連遺伝子の変異により，早老症候群（例：Werner 症候群）が生じる。これも遺伝子 DNA 変異の蓄積により老化が起こるとする仮説と一致している。

一方，前述のように，正常細胞は分裂するごとに染色体末端の**テロメア**の複製が不十分になる。そのため，細胞分裂ごとにテロメアが短くなる。この結果，正常細胞は 50 回程度しか分裂できない。つまりテロメア短縮の制約のため正常細胞は不死化できない。

(4) 老化を制御する遺伝子の発見：アンチエイジングを目指して

酵母の寿命を制御する遺伝子として発見された Sir2 の哺乳類バージョンがサーチュイン遺伝子である。サーチュインは核内で働く酵素たんぱくである。サーチュインを活性化するのがワインのポリフェノールであるレスベラ

トロールである。フランス人の寿命が長いのはワインの効果とされるが，レスベラトロールによるサーチュインの活性化で説明できるかどうか確定していない。サーチュインがヒトの長寿に関与しているか，賛否両論がある。

線虫においては，インスリンのシグナルが制限されると寿命が延長する。ヒトで当てはまるかは明らかでないが，次に述べる摂取カロリー制限の長寿効果と関係する可能性がある。インスリンがインスリンの受容体に結合すると細胞内でmTOR[*1]というたんぱく質が活性化される。mTORはTリンパ球や種々のがんで活性化されている。免疫抑制剤ラパマイシンはmTORを阻害することによりインスリンの細胞内シグナル伝達も阻害する。実際，マウスの実験ではラパマイシン投与によりマウスの寿命が延びるという報告がある。

哺乳類では摂取カロリー制限が寿命を延ばすという説がある。ラパマイシンでもカロリー制限状態を模倣できるから合理的に思える。しかし，最近サルではカロリー制限で寿命が延びないと報告され，カロリー制限の長寿効果に関しても議論がある。

[*1] mTOR (mammalian target of Rapamycin：哺乳動物におけるラパマイシン標的たんぱく) mTORは免疫抑制剤ラパマイシンの標的たんぱくとして発見された。またインスリンなど増殖因子により活性化され，たんぱく合成や細胞成長を促すことが見いだされた。多くのがん細胞でmTORが活性化されるため，mTOR阻害薬は分子標的抗がん剤として有効である。また活性化mTORはオートファジーを阻害する。

2.3　個体の死

2.3.1　死の判定

これまで述べてきた疾患・加齢に伴う変化の究極が「死」である。従来，死は循環・呼吸・脳機能が不可逆的に停止したことを確認して判定されてきている。具体的には心拍動停止，自発呼吸の停止，および瞳孔散大の3つを確認する。これを死の3徴候という。

2.3.2　心臓死

心臓機能の不可逆な停止が直接原因である死のこと。それに従って全脳機能も停止するから脳波にα波はみられず，対光反射もみられない。心臓死後に移植に提供できる臓器は，腎臓・膵臓・眼球（角膜）である。

2.3.3　脳　死

大脳半球・小脳・脳幹までを含む全脳髄機能の不可逆的な停止状態をいう。従って脳波にα波はみられず，対光反射も自発呼吸もみられないが，心臓はその自律能のため拍動する。これに対し植物状態では脳幹機能が残存しているため，対光反射は残存する。脳死後に移植に提供できる臓器は，心臓・肺・肝臓・腎臓・膵臓・小腸・眼球（角膜）である[*2]。

[*2] 脳死判定　法に規定された脳死判定は[1]深昏睡，[2]両側瞳孔径4mm以上，瞳孔固定，[3]脳幹反射の消失，[4]平坦脳波，[5]自発呼吸の消失，の5項目を，間隔をおいて2回行う必要がある。2回の判定間隔は，生後12週～6歳未満の小児では24時間以上，6歳以上では6時間以上とされる。生後12週未満の幼児は，法的脳死判定の対象から除外される（日本臓器移植ネットワーク及び法的脳死判定マニュアルによる）。

【演習問題】

問1 組織・細胞にみられる変化に関する記述である。正しいのはどれか。
(2009年国家試験)
(1) 食道粘膜では扁平上皮化生がみられる。
(2) 一次性治癒に分類される創傷治癒は，大きな瘢痕を残す。
(3) 神経細胞は再生能力の高い細胞である。
(4) 高血圧症にみられる左心室肥大を作業肥大（労作性肥大）という。
(5) 授乳期にみられる乳腺の肥大を仮性肥大という。

解答　(4)

問2 炎症についての記述である。正しいのはどれか。　(2010年国家試験)
(1) 炎症性サイトカインは赤芽球に由来する。
(2) 慢性炎症の浸潤細胞は，主に好中球である。
(3) 急性炎症では，血管透過性が低下する。
(4) 炎症では，血中にC反応性たんぱく質（CRP）が増加する。
(5) 急性炎症では乾酪壊死が見られる。

解答　(4)

問3 死の判定に関する記述である。正しいのはどれか。　(2011年国家試験)
(1) 植物状態では，対光反射は消失している。
(2) 心臓死では，脳波にα波がみられる。
(3) 脳死では，心臓は停止している。
(4) 心臓死では，対光反射がみられる。
(5) 脳死では，自発呼吸は消失している。

解答　(5)

問4 がん・悪性腫瘍と，その誘因に関する組合せである。誤っているのはどれか。
(2012年国家試験)
(1) 膀胱腫瘍…アニリン
(2) バーキットリンパ腫…EBウイルス
(3) カポジ肉腫…アスベスト
(4) 肝細胞がん…アフラトキシン
(5) 子宮頸がん…ヒトパピローマウイルス

解答　(3)

【参考文献】

アルバーツ，B.ほか著，中村桂子ほか訳：Essential 細胞生物学（原著第3版），南江堂（2011）

カマー，V.ほか著，豊國伸哉ほか訳：ロビンス基礎病理学（原著第7版，8版），廣川書店（2004, 2011）

スティーブンズ，A.ほか著，石倉浩訳：人体病理学（原著第2版），南江堂（2002）

日本臓器移植ネットワークHP，http://www.jotnw.or.jp

3 個体の恒常性（ホメオスタシス）と その調節機構

3.1 情報伝達の機構

さまざまな変化がもたらされる環境のなかで生体を維持していくには，細胞間あるいは細胞内の情報伝達は必要不可欠である．外部からの刺激や攻撃に適切に応答しなければならないだけでなく，生体内で生じた出来事に対してもそれを的確にとらえ，適切な応答を行うことが必要である．そのため，細胞内外で発生した情報は，細胞に備えられたそれを受け取る**受容体**（receptor）によって捉えられ，細胞内あるいは他の細胞に伝達される．この情報伝達機構のことを**シグナル伝達**（signal transduction）という．

この受容体に特異的に結合する物質を**リガンド**（ligand）というが，それはすなわち情報伝達物質である．リガンドには水溶性のものと脂溶性のものとがあり，水溶性リガンドは細胞膜を通過できないが，脂溶性リガンドは細胞膜を通過できる．したがって，水溶性リガンドに対する受容体は細胞膜上にあり，脂溶性リガンドに対する受容体は細胞内（多くの場合，核内）にある．

情報伝達の大まかな流れとしては，まず情報発信細胞が，環境の変化などを主に細胞膜にある受容体で捉え，それを細胞内に伝え，細胞内で何らかの信号（シグナル）に変換して，生理的情報として発信する．そのシグナルが水溶性リガンドの場合，それを標的細胞が細胞膜にある受容体で受け取って，細胞内に伝える．細胞内では，これを受けていくつかの反応がリレーされ，その情報が伝えられていく．この流れは多くの場合，段階が進むにつれ枝分かれをするなどして巻き込まれる酵素や分子が多くなることから，これを滝に見立てて**カスケード**（cascade）という（図3.2）．また，異なる受容体から出発したカスケードでも，枝分かれした途中の段階が一部同じ反応となることがあり，これを**クロストーク**

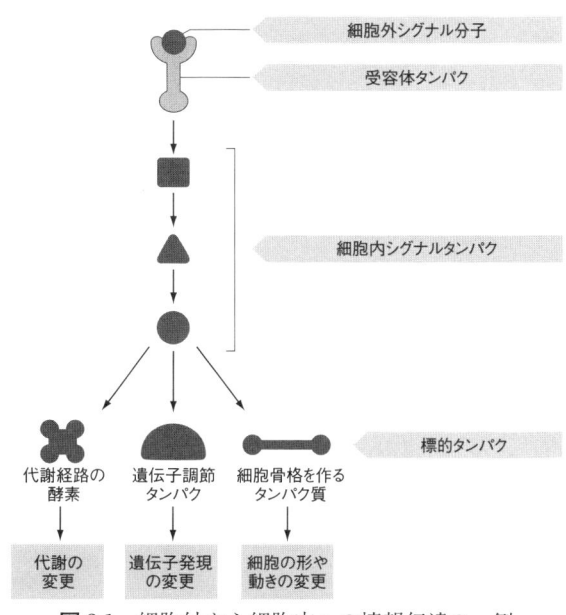

図 3.1 細胞外から細胞内への情報伝達の一例
出所）細胞の分子生物学 Molecular Biology of the Cell

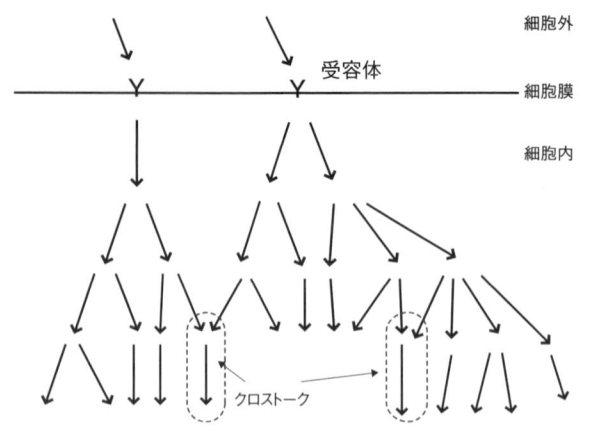

図 3.2 細胞外から細胞内への情報伝達―カスケード―

(cross talk) という。つまり，異なる受容体由来の反応も互いに影響しあうのである。脂溶性リガンドの場合は直接細胞内に伝わるが，そこから短いカスケードにつながることもある。こうして伝えられた情報は，最終的に細胞の運動や分化，あるいはアポトーシスによる細胞死を引き起こすということになる。

情報伝達機構は，したがって，細胞間情報伝達と，細胞内情報伝達に分けられる。このうち細胞間情報伝達は，内分泌系や神経系のように，主に小さな物質や活動電位を通じて行われることが多く，これらを**ファーストメッセンジャー**（first messenger）という。また細胞内情報伝達が小物質により行われることも多く，このときの小物質を**セカンドメッセンジャー**（second messenger）とよぶ。

3.1.1 細胞間情報伝達

細胞間情報伝達には，内分泌系でみられるような，ホルモンを通じて行われるものの他，神経系でみられるような，活動電位と神経伝達物質を介して行われるものもある。このほか，免疫系でみられるように，細胞膜に糖たんぱくを提示してT細胞が認識するといった直接的な情報伝達がある。細胞接着の場合も，直接または細胞外マトリックスを介して細胞間情報伝達が行われる。

3.1.2 内分泌系と神経系による調節

(1) 内分泌系による調節

内分泌系による生体調節のなかで行われる情報伝達は，内分泌腺から分泌されるホルモンを介して行われる。ホルモンによる情報伝達様式には，以下の3種類がある（**図3.3**）。

① 内分泌型（エンドクリン）

分泌されたホルモンが血液循環を通じて標的細胞に運ばれる形式。最も多くのホルモンでみられる伝達形式であり，狭義の"内分泌"はこのことを指す。

② 傍分泌型（パラクリン）

分泌されたホルモンが血液ではなく，間質の中の細胞外液中に放たれ，近傍の細胞に作用する。

③ 自己分泌型（オートクリン）

分泌されたホルモンが自身の内分泌腺に作用する。

ホルモンの他に，こうした様式で細胞間情報伝達の役割を果たすものと

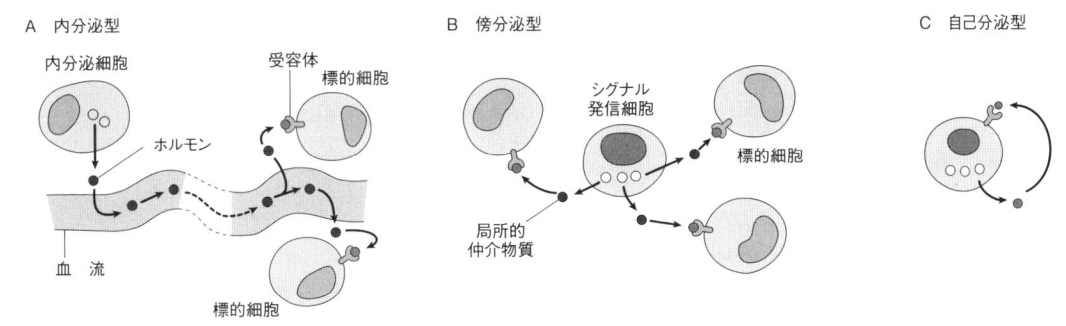

3 個体の恒常性（ホメオスタシス）とその調節機構

A 内分泌型　　　　　　　　B 傍分泌型　　　　　　　　C 自己分泌型

図3.3 内分泌型と傍分泌型

出所）細胞の分子生物学　Molecular Biology of the Cell／一部改変

して，**神経伝達物質**[*1]，**オータコイド**[*2]などがあり，主として傍分泌型や自己分泌型の伝達様式をとる（**表3.1**）。

*1 神経伝達物質　シナプスを介して，神経細胞間の情報を伝達する物質（3.1.2 (2) 参照）。

*2 オータコイド　動物の体内で産生され微量で作用する生理活性物質で，ホルモンと神経伝達物質を除いたもの。エイコサノイド，アンジオテンシン，ブラジキニン，一酸化窒素，ヒスタミン，セロトニンなどがある。

表3.1 情報伝達物質の例

化学構造	分類	生理活性物質	作用形式	受容体
ガス	窒素誘導体	一酸化窒素（NO）	A	細胞内酵素
核酸，糖	プリン誘導体	アデノシン，ATP		
脂肪酸	アラキドン酸誘導体	プロスタグランジン，トロンボキサン，ロイコトリエン		
リン脂質	コリン誘導体	アセチルコリン	N	
ペプチド，たんぱく質	ペプチドホルモン	視床下部ホルモン，下垂体前葉ホルモン，PTH，カルシトニン，IGF-I，血管作動ペプチド，消化管ホルモン，エリスロポエチン，胎盤ホルモン	A, H, N	膜受容体
	サイトカイン[*3]	インターロイキン，インターフェロン，TNF，TGF	A	
	成長因子	上皮成長因子，神経成長因子		
アミノ酸	グリシン・グルタミン酸誘導体	グリシン，グルタミン酸，GABA	N	
	ヒスチジン誘導体	ヒスタミン	A, N	
	トリプトファン誘導体	セロトニン		
		メラトニン	H	
	チロシン誘導体	アドレナリン，ノルアドレナリン，ドーパミン	H, N	
		サイロキシン，トリヨードサイロニン		
コレステロール	ステロイドホルモン	コルチゾール，アルドステロン，テストステロン，エストロゲン，プロゲステロン	H	核内受容体
	脂溶性ビタミン	1α, 25-ジヒドロキシビタミンD_3		
ジテルペノイド		レチノール，レチノイン酸		

A：オータコイド，N：神経伝達物質，H：ホルモン，ATP：アデノシン三リン酸，PTH：パラソルモン（副甲状腺）ホルモン，IGF-I：インスリン様成長因子I，TNF：腫瘍壊死因子，TGF：形成転換成長因子，GABA：γ-アミノ酪酸
出所）化学同人解剖生理学　高野康夫／一部改変

*3 サイトカイン　細胞から放出され，別の細胞へ情報を伝えるたんぱく質で，分子量8万以下の比較的低分子量のものをいう。それぞれ特異的なレセプターに結合し，極めて微量な濃度でも情報を伝達している。生体防御，免疫，炎症などにおいて重要な役割を果たしている。

(2) 神経系による調節

　神経は，脳とそれにつながる脊髄を中枢にして全身の末梢隅々まで広がり，末梢からの情報を中枢に，中枢からの情報を末梢に伝えている。また，直ちに反応が必要な場合，末梢からの情報が脳に至らずにすぐに末梢に伝えられる場合もあり，これを反射という。

　神経細胞（ニューロン）は，図3.4のように，細胞体と樹状突起および軸索からなる。細胞体には，核などの小器官があり，たんぱく合成が行われている。樹状突起は細胞体から木の枝のように広がり，軸索は細胞体から1本細長く伸びている。時に途中から分枝を持つこともある。細胞体や樹状突起の大きさは直径数～数十μm程度であるが，軸索の長さは数mmから数十cmになる。軸索の周囲には，**神経膠細胞（グリア細胞）**があり，軸索の位置を保ち，栄養を供給している。グリア細胞は，神経系の神経細胞以外の細胞の総称で，個数では神経細胞の50倍ほどあるとされている。上記以外の役割として，**髄鞘（ミエリン）**を構成したり，神経伝達物質を回収したりするほか，免疫機能などもみられ，神経細胞の活動を支援している。

　神経細胞において，樹状突起が受け止めた情報は，細胞体から軸索を通って，軸索の末端から他の細胞に伝えられる。軸索の末端と他の細胞により，**シナプス**が形成されている。

　神経細胞は，情報を膜電位の変化として伝えていく。そのために，細胞内部のイオンは，エネルギーを使って細胞外部と異なる状態に保たれている。具体的には，主としてナトリウムポンプ（Na/K-ATPase）を使って，細胞内のNa^+を低く，K^+を高い状態とし，膜内外で60mV程度（内部が負）の電位差（膜電位）を発生させている。この膜電位の絶対値がさらに大きくなることを過

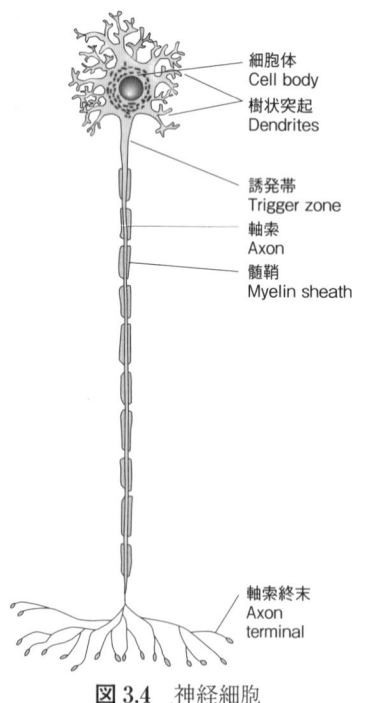

図3.4　神経細胞
出所）トートラ人体解剖生理学

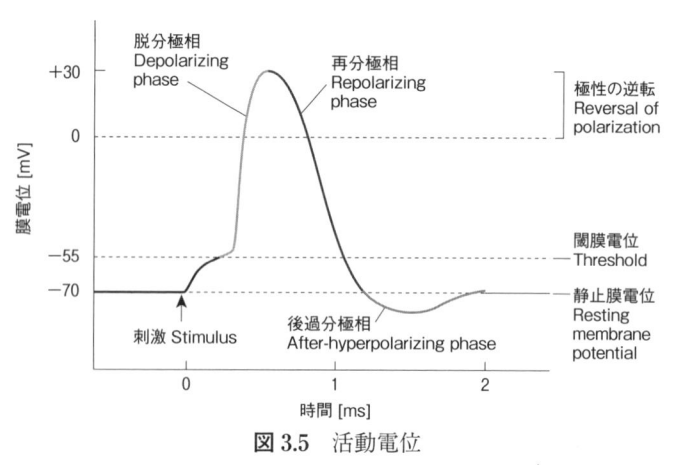

図3.5　活動電位
出所）トートラ人体解剖生理学

3 個体の恒常性（ホメオスタシス）とその調節機構

―――― コラム3　イオンチャネル ――――

細胞膜または内膜に存在する膜貫通型のたんぱくで，イオンを通過させるもの。脂質二重層の膜は，脂質に入り込めないイオンは通過できないため，イオンはイオンチャネルを通じてのみ通過できる。エネルギーを使って能動輸送をするイオンポンプとは異なり，通過のエネルギーはイオンチャネルによるのではなく，膜電位による受動輸送である。ただし，チャネルはさまざまな条件により開閉し，それによりイオンの通過が制御される（図3.6）。イオンチャネルには，特定のイオンを選択的に通すもの（カリウムチャネル，塩素イオンチャネル，ナトリウムチャネル，カルシウムチャネルなど）と多種類の陽イオンを通すものがある。

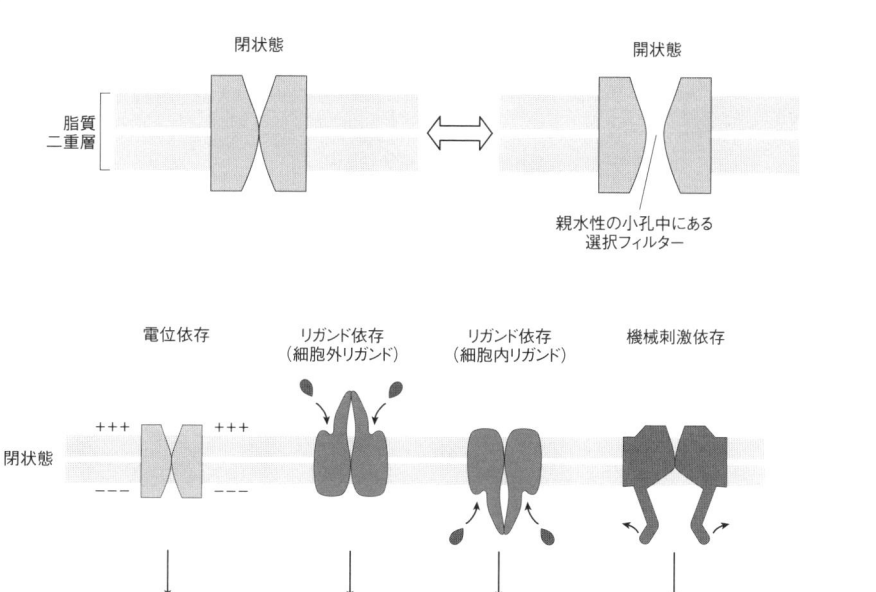

図3.6　イオンチャネル
（A）イオンチャネルの開閉
（B）開閉の条件の種類
出所）細胞の分子生物学　Molecular Biology of the Cell

分極，反対に小さくなることを脱分極という。脱分極が一定の値（閾値）を超えると，突然一過性に正負が逆転する。これを**活動電位**といい，この時の細胞膜の状態を「興奮」とよんでいる（図3.5）。

シナプスは，図3.7のような構造をしている。シグナルを伝える側のシグナル細胞をシナプス前細胞（シナプス前神経），シグナルを受け取る側の標的細胞をシナプス後細胞（シナプス後神経）という。模式図ではわかりにくいが，両者の間隙はほんのわずかな隙間といえる。シナプス前細胞の軸索の末端部（神経終末ともいう）には，神経伝達物質を含んだ小胞（シナプス小胞）が多

図3.7 シナプス

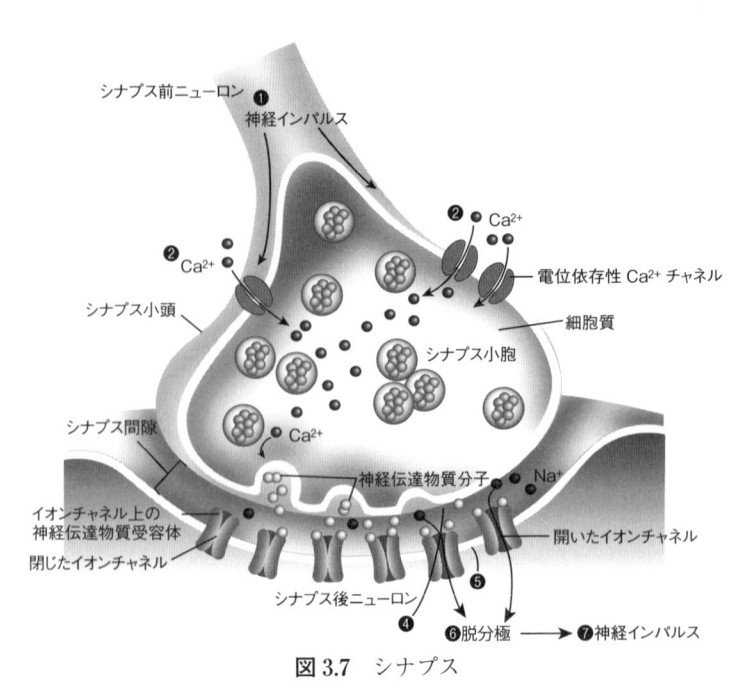

出所）トートラ人体解剖生理学

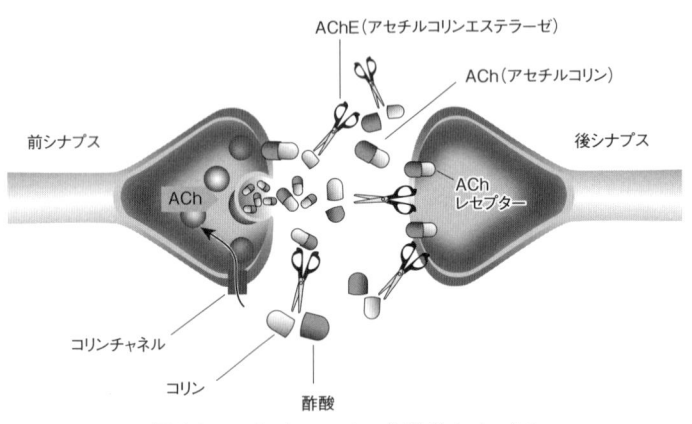

図3.8 アセチルコリン作動性シナプス

前シナプスから放出されたアセチルコリンは、一定の割合で後シナプスのレセプターに到達するが、そのほかは短時間でアセチルコリンエステラーゼによりコリンと酢酸に分解され、コリンはコリンチャネルを通じて、前シナプスに回収される。

数存在しているが、これはこの神経細胞の細胞体で合成され、軸索内を通って末端まで運ばれてきたものである。軸索を伝わってきた興奮がシナプスに達すると、シナプス前細胞の末端のカルシウムチャンネルが開き、末端部カルシウムが流入する。すると、それに刺激されたシナプス小胞と細胞膜が融合し、シナプス間隙に神経伝達物質が放出される（**エキソサイトーシス***）。放出された神経伝達物質が、シナプス後細胞の細胞膜（シナプス後膜）に存在する受容体に結合すると、シナプス後細胞のイオンチャネルが開き、膜電位が変化する。シナプスには、興奮性シナプスと抑制性シナプスがあり、前者の場合脱分極が、後者の場合過分極が生じる。このようにして、信号が神経細胞間を伝わるのである。神経伝達物質がシナプス間隙にあり続けると、いつまでも受容体が刺激されてしまう。そのため、神経伝達物質は短時間で分解、回収される。

具体例として、コリン作動性シナプス、アセチルコリン作動性シナプス（図3.8）がある。

こうした情報伝達は、神経細胞同士だけでなく、運動神経からの刺激が筋肉に伝わる神経筋接合部でもみられる。

3.1.3 受容体による情報伝達

受容体（レセプター）は、細胞膜表面や細胞質、核内に分布し、細胞外からの各種生理活性物質を特異的に認識しそれに結合して、その生理活性物質がもつ情報を細胞内やDNAに伝達するたんぱく質のことをいう。広義では、情報や刺激を受け取る器官（受容器）や細胞（受容細胞）のことを指す場合

＊ **エキソサイトーシス（exocytosis、開口分泌）** 細胞内で合成された物質が分泌顆粒内に蓄積されたのち、細胞外へ分泌される形態。分泌顆粒は、細胞質内を移動し、細胞膜に近づいて、自らを取り巻く膜を細胞膜と融合させ、内腔を細胞外界と交通させて、内容物を細胞外へ分泌する。

反対に、細胞膜の一部から小胞を形成し、細胞外の物質を細胞内に取り込むことをエンドサイトーシス（endocytosis）という。

3 個体の恒常性（ホメオスタシス）とその調節機構

もある。なお，先にも述べたように，受容体に結合する生理活性物質をリガンドという。

　受容体は，細胞膜に分布する細胞表面受容体と，核内や細胞質内にあるリガンドに結合する細胞内（核内）受容体の2つに分けられる。細胞表面受容体は，細胞膜を通過できない親水性リガンドと結合し，ただちに構造変化を起こし不活性型から活性型へ転換することで，生理活性物質の情報を細胞内に伝達する。この親水性リガンドを特にファーストメッセンジャーといい，ペプチド，サイトカイン，カテコールアミン，増殖因子などがある。細胞表面受容体は，代謝型受容体とイオンチャネル共役型受容体に分けられ，さらに前者は，3量体GTP結合たんぱく質（Gたんぱく質）共役型受容体（GPCR）と酵素共役型受容体（チロシンキナーゼ共役型受容体など）に分けられる（**図3.9**，**表3.2**）。一方，細胞内受容体は，ステロイドホルモンなど細胞膜を容易に通過できる疎水性リガンドと結合する。結合した細胞内受容体は，核内に移動し，特定の遺伝子のプロモーター上の特定配列を認識し結合して，その遺伝子の転写を活性化（または抑制）する。

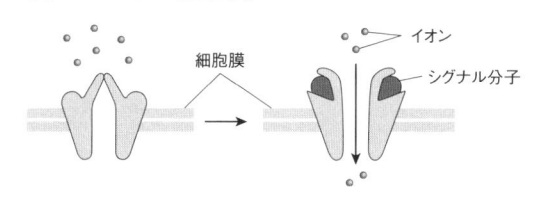

3種類の細胞表面受容体。（A）イオンチャネル連結型受容体，（B）Gタンパク連結型受容体，（C）酵素連結型受容体。酵素連結型受容体の多くは，（C）の左側のようにそれ自体酵素活性をもつが，右側のように結合する酵素に活性を依存している受容体も少なくない。

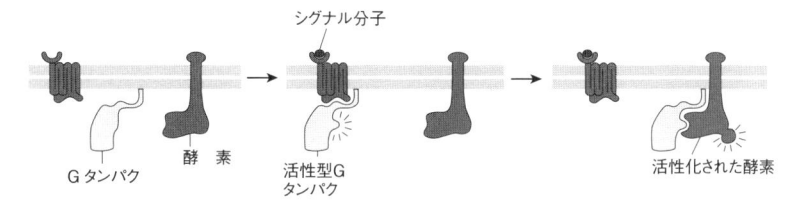

図 3.9　細胞表面受容体

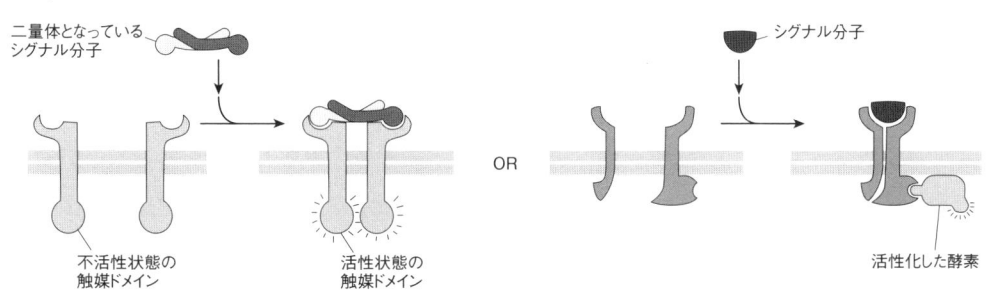

出所）細胞の分子生物学　Molecular Biology of the Cell

表3.2 代表的な受容体とそれに結合するリガンドの例

			結合するリガンドの例
細胞表面受容体	代謝型受容体	3量体GTP結合タンパク質	カテコラミン アンジオテンシン ヒスタミン グルカゴン セクレチン ロドプシン
		チロシンキナーゼ共役型受容体	エリスロポイエチン インスリン サイトカイン
		グアニル酸シクラーゼ受容体	心房性ナトリウム利尿ペプチド（ANP） グアニリン
	イオンチャネル共役型受容体		アセチルコリン
細胞内受容体			ステロイド 甲状腺ホルモン ビタミンA ビタミンD

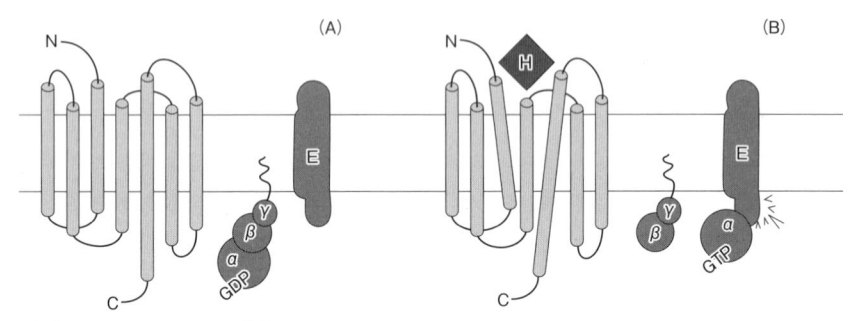

(A) シグナル分子のない状態。
(B) シグナル分子（H）が結合した状態。3量体が分かれてαドメインがセカンドメッセンジャーを放出する酵素（E）に結合する。

図3.10 3量体GTP結合たんぱく質共役型受容体

出所）R. K. Murry 他 Harper's illustrated biochemistry.

(1) 3量体GTP結合たんぱく質（Gたんぱく質）共役型受容体

図3.10に示すようにN末端が細胞外にあり，膜を7回貫通して，細胞内にC末端があるたんぱくで，細胞内でGたんぱくに結合する。このGたんぱくは，α, β, γドメインからなる3量体を形成している。細胞外の部分に生理活性物質（ファーストメッセンジャー）が結合すると，このたんぱくは活性化され，GDP-GTP変換が生じて，αドメインが外れ，αドメインはβ, γからも外れて，細胞内でシグナルを伝えるセカンドメッセンジャーを合成する酵素や関連したたんぱく質などを活性化，あるいは不活性化することで，細胞内にシグナルを伝える。

(2) チロシンキナーゼ共役型受容体

信号伝達物質結合部位は細胞外にあり，そこに信号伝達物質が結合すると，

細胞内にあるチロシンキナーゼが活性化され，自らをリン酸化することで，信号を細胞内部に伝える。

(3) イオンチャネル共役型受容体

この受容体はイオンチャネルたんぱくでもあり，細胞外の部分に信号伝達物質が結合すると，チャネルが開いて特定のイオンが細胞内外に出入りし，膜電位の変化をもたらす。

3.1.4 細胞内シグナル伝達

細胞内シグナル伝達の出発点は，細胞外から来たリガンドによる受容体の活性化である。活性化された受容体は，① 細胞内の酵素を活性化し，その

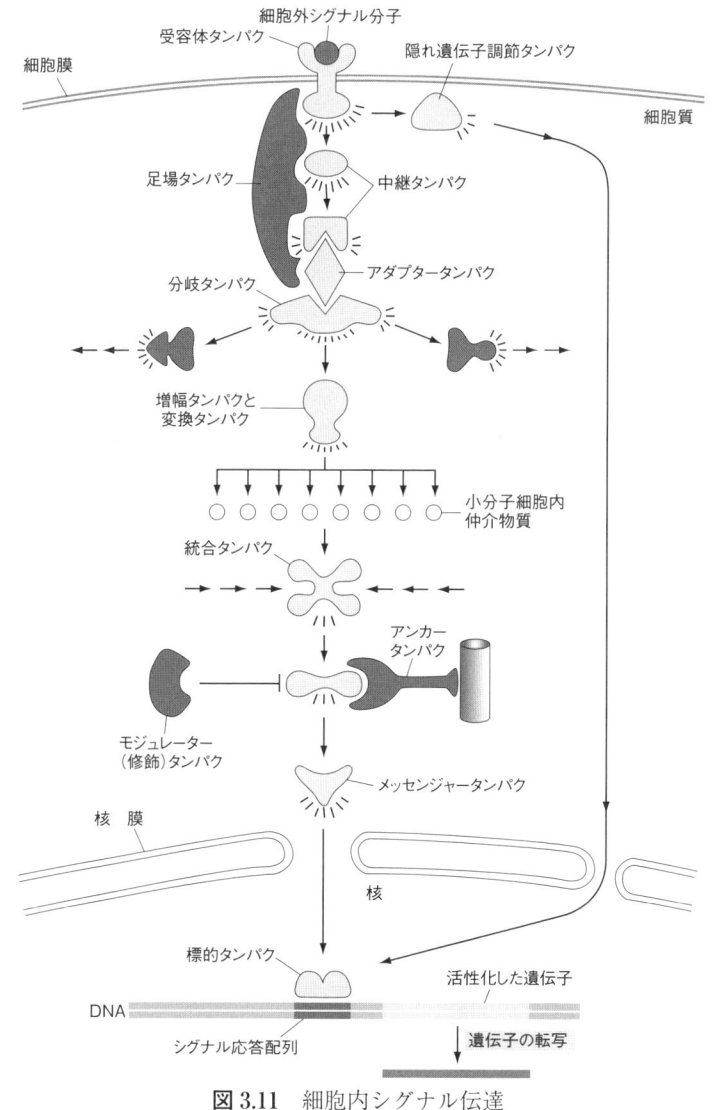

図 3.11 細胞内シグナル伝達

出所）細胞の分子生物学　Molecular Biology of the Cell

活性化が次の酵素を活性化するなどして，時には枝分かれをしながら大きくなって，信号が次々に滝のように伝わっていく（カスケード）場合と，②情報伝達の小物質（セカンドメッセンジャー）を放出する場合とがある（図3.2, 11）。

カスケードによる伝達における酵素の活性化で重要となる反応は，リン酸化と脱リン酸化であり，それぞれリン酸化酵素（キナーゼ）と脱リン酸化酵素（ホスファターゼ）が担っている。

セカンドメッセンジャーとしては，以下のものがある。

- cAMP [*1]
- cGMP
- ジアシルグリセロール（DG）[*2]
- IP3
- Ca^{2+} [*3]
- 一酸化窒素（NO）

3.2 恒常性

恒常性（Homeostasis ホメオスタシス：homeo（同一）＋ stasis（定常状態））とは，生体の生理機能が正常な状態を維持しようとする働きをいう。アメリカの生理学者 W.B.Canon が 1932 年に提唱した。

最も身近な例では，人をはじめとする恒温動物が体温を一定に保つために，発汗したり，反対に震えたり，皮膚血管を収縮・弛緩させたりすることがある。また，ヒトにおいて，体液量を調整するために，のどの渇きを覚え水分を取ったり，尿量を調節したりすることや，血液のpHを保つために，腎臓の働きや呼吸などが調整されることなども挙げられ，全身の多くの生理機能で広くみられる現象である。

3.2.1 恒常性とフィードバック機構

環境の変化に対して，生体の内部環境の恒常性を保つために働く機構に**フィードバック機構**がある。

フィードバックとは，もともと電気工学において生まれた概念であり，出力の一部を入力に戻すことである。**ポジティブフィードバック**と**ネガティブフィードバック**の2種類があり，出力が増加しているという情報が入力に入ったとき，前者ではさらに出力を増加，促進させるのに対し，後者では出力を抑制，阻害する方向に動く。したがって，ポジティブフィードバックでは出力は増幅され，ネガティブフィードバックでは出力は安定する。生体が恒常性を保つためにもつ機構は，このネガティブフィードバック機構である。

フィードバック機構は，ホルモン分泌においてしばしばみられる。ネガテ

[*1] cAMP　ATPからアデニル酸シクラーゼによって合成される。cAMPはプロテインキナーゼAを刺激し，活性化させる。ホスホジエステラーゼによって不活性化され，5'-AMPとなる。

[*2] ジアシルグリセロール（DG）　細胞膜を構成するイノシトールリン脂質があり，ホスファチジルイノシトール（PI），ホスファチジルイノシトール-4-リン酸（PIP），ホスファチジルイノシトール-4,5-ビスリン酸（PIP2）があるが，これらが加水分解されるとそれぞれ，イノシトール-1-リン酸（IP），イノシトール-1,4-ビスリン酸（IP2），イノシトール-1,4,5-ビスリン酸（IP3）といったジアシルグリセロールが産生される。

[*3] カルシウム（Ca^{2+}）　非筋肉細胞ではカルシウムはカルモジュリン（CaM）に結合して，その構造を変化させ，活性化させる。

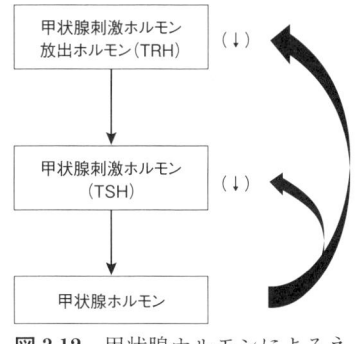

図3.12 甲状腺ホルモンによるネガティブフィードバック機構

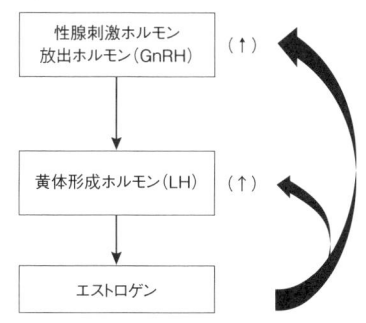

図3.13 エストロゲンによるポジティブフィードバック機構

ィブフィードバック機構によるホルモン調節の代表例に，甲状腺ホルモンがある（**図3.12**）。甲状腺ホルモンは，下垂体前葉から分泌される甲状腺刺激ホルモン（TSH）により分泌が促進されることで，調節を受けている。この甲状腺刺激ホルモンは，視床下部から分泌される甲状腺刺激ホルモン放出ホルモン（TRH）により分泌が促進されることで，やはり調整を受けている。甲状腺ホルモンは，下垂体前葉や視床下部に作用し，これら甲状腺刺激ホルモン，甲状腺刺激ホルモン放出ホルモンの分泌を抑制する。そうして血中の甲状腺ホルモンが必要十分な濃度に達した場合に，それ以上の分泌にブレーキがかかるというネガティブフィードバック機構が存在している。

一方，恒常性の維持とは異なるが，生体にはポジティブフィードバック機構も存在する。たとえば，視床下部からの性腺刺激ホルモン放出ホルモン（GnRH）は下垂体前葉における黄体形成ホルモン（LH）や卵胞刺激ホルモン（FSH）の産生を刺激し，黄体形成ホルモンは卵巣におけるエストロゲンやプロゲステロンの産生を刺激しているが，エストロゲンが一定の濃度に達すると，視床下部と下垂体前葉を刺激し，性腺刺激ホルモン放出ホルモンと黄体形成ホルモンの産生を上昇させる（**図3.13**）。このポジティブフィードバック機構により，黄体形成ホルモンは急激に上昇（**LHサージ**）し，排卵を起こす。

3.2.2 体液・電解質バランス，酸塩基平衡

(1) 体液・電解質バランス

生体に含まれる液体成分を体液という。体液は細胞内液と細胞外液からなる。ヒト成人男性では，体重の約60％の重量を占める（**図3.14**）。成人女性は約55％であるが，この男女差は主に細胞内液量による。新生児では成人に比べ細胞外液が多く，体液全体で体重の約80％を占めるが，成長とともに細胞外液は減少し，成人の値に近づく。高齢者になると，主に細胞内液が減少し，体液全体で体重の50％程度になる。

脂質の多くない成人では，体重の55～60%が体液である。

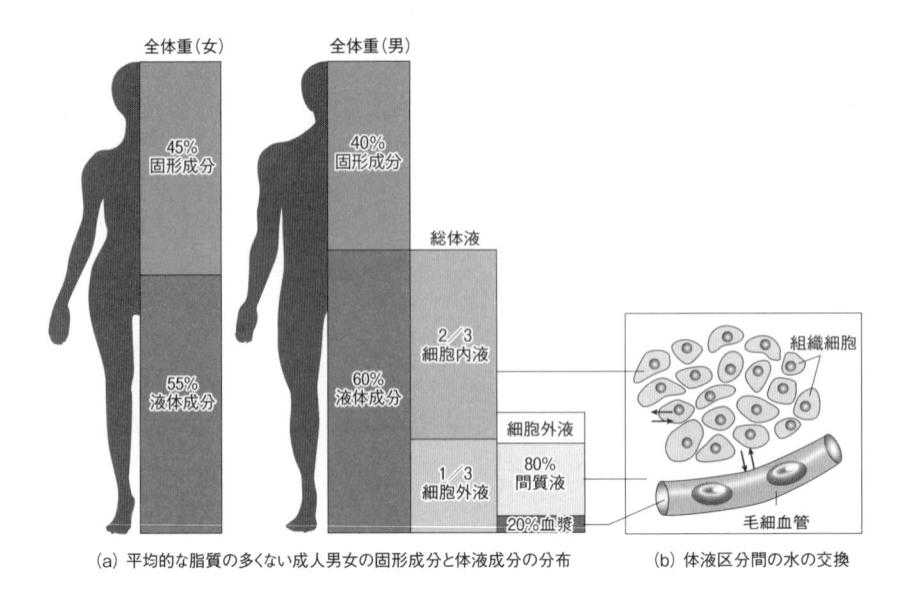

(a) 平均的な脂質の多くない成人男女の固形成分と体液成分の分布
(b) 体液区分間の水の交換

図 3.14　体液区分

出所）トートラ人体解剖生理学

表 3.3　体液の電解質組成

組成 (mEq/L)*		細胞外液		細胞内液
		血漿	組織間液	
陽イオン	Na^+	142	144	15
	K^+	4	4	150
	Mg^{2+}	3	15	27
陰イオン	Cl^-	103	114	1
	HPO_4^{2-}	2	2	100

注）縦の点線部分は毛細血管壁，太線部分は細胞膜で分離されているといえる。

* Eq：当量（イクイバレント）
1 mol の量をイオン価で割ったもの。たとえば Na^+ なら 1 Eq は 1mol と同じとなり 23g となる。Ca^{2+} なら1Eq は 0.5mol と同じとなり，20g（=40÷2）となる。mEg は Eq の 1/1000 で'メック'と呼ばれる。

体液の電解質組成は**表 3.3** のようになっている。細胞外液の主成分は，Na^+ と Cl^-，細胞内液の主成分は，K^+ と HPO_4^{2-} であるといえる。体液の pH は，pH7.4 付近に厳密に調節されており，pH7.35 以下になると**アシドーシス**，pH7.45 以上になると**アルカローシス**とよばれ，正常ではない状態とされる。体液の構成は，たんぱくとともに pH を一定に保つ緩衝液の構成となっている。

体液量は，血漿浸透圧を通じて調整されている。脱水などにより浸透圧が上昇すると，視床下部で感知され，**抗利尿ホルモン（バソプレシン）**が下垂体から分泌される。バソプレシンは腎尿細管の集合管に作用し，アクアポリン 2 が集合管腔に移動することにより，管内浸透圧を上昇させ，水分の再吸収を促進する。反対に，体液が過剰になり浸透圧が下がると，バソプレシンが低下し，再吸収が抑制され，尿排泄量が増加する。

体液量はまた，血圧によっても調整されている。体液が減ると血圧が低下し，腎臓での糸球体濾過量が減少して，尿排泄量が減るだけでなく，腎臓の傍糸球体装置からレニンが分泌され，その結果，**アンジオテンシン II** が上昇し，① 直接および**アルドステロン**の分泌促進によって，尿細管での Na^+ の再吸収を促進し，水の再吸収の促進をする。② 糸球体の輸入細動脈を収縮させ，糸球体濾過量をさらに減少させ，尿量を減らす。③ 脳下垂体は血圧が下が

るとバソプレシンの産生を亢進させるが，アンジオテンシンはこの作用を増強する。などして，体液量を増加させる。反対に，体液が増加すると，血圧の上昇により糸球体濾過量が増して，尿排泄量が増えるだけでなく，心房の容積増加に伴う進展により，**心房性ナトリウム利尿ペプチド（ANP）**が産生され，Na^+の排泄促進によって，尿量の増加をもたらす。

(2) 酸塩基平衡

体液のpHが7.4付近に保たれているのは，体液の主として，炭酸，リン酸，たんぱくなどの緩衝作用による。

このうち，炭酸は，

$$H_2CO_3 \rightleftarrows HCO_3^- + H^+$$

リン酸は，

$$H_2PO_4^- \rightleftarrows HPO_4^{2-} + H^+$$

のそれぞれ平衡反応により，緩衝作用をもつ。

炭酸の平衡反応において，pHを**ヘンダーソン・ハッセルバルヒの式**で表すと，

$$pH = pK + \log [HCO_3^-]/[H_2CO_3]$$

（ただし，pKは解離定数Kの逆数の対数）

となる。すなわち，HCO_3^-とH_2CO_3の濃度によって，pHは決定される。

前述のとおり，血漿のpHが7.35以下，7.45以上となった時をそれぞれアシドーシス，アルカローシスというが，それぞれpHが上下した原因により，呼吸性と代謝性とに分けられる。

① **呼吸性アシドーシス** 呼吸機能が低下して動脈中のCO_2分圧が上がり，その結果H_2CO_3が上昇して，pHが低下したもの。急性呼吸不全や慢性閉塞性肺疾患の時などにみられる。この場合，しばらくすると腎臓において，H^+の排泄促進，HCO_3^-の再吸収促進などにより，pHが上昇し，代謝性に一部**代償**する機構が働く。

② **代謝性アシドーシス** 腎不全の場合のように腎臓のH^+排泄機能が低下したり，薬物中毒や糖尿病ケトアシドーシスなどのように血中に出た酸性物質を腎臓で処理しきれなかったことにより，pHが低下したもの。この場合，ただちに呼吸中枢が刺激され，呼吸を促進（すなわち，息が荒くなる）して，呼吸性に代償される。

③ **呼吸性アルカローシス** 過換気症候群のときの過呼吸発作などにより，動脈中のCO_2分圧が下がり，pHが上昇したもの。この場合は，しばらくすると，腎臓でのH^+排泄抑制によって，代謝性に一部代償される。

④ **代謝性アルカローシス** 重曹（$NaHCO_3$）などの薬物中毒や，大量嘔吐による胃酸喪失などにより，pHが上昇したもの。この場合は，直ちに呼吸回数を減らすなどによりCO_2の呼出をおさえて，呼吸性に代償す

る機構が働く。

3.2.3 体温の調節

ヒトは恒温動物であり，体温は**中核温**（体の内部の安定した体温）で約37℃に保たれている。体温には個人差があるが，大きな差はなく，標準偏差は0.3℃程度である。乳幼児は熱産生が活発だが放熱機能が未発達なためやや高く，高齢者は熱産生が低下することから低い傾向がある。女性の月経周期では，黄体期になると黄体ホルモンの作用により卵胞期に比べ体温が上昇し，体温が二相性となるため，基礎体温を記録することにより排卵日がわかる。また，体温には日内変動があり，就寝中に下がるため朝は低く，日中の活動によって上昇し午後は高くなる。

体温が37℃に保たれるのは，体内での代謝を活発にするためには温度を上げる必要があるが，42℃を超えるような高い温度では多くの酵素が失活するため，それより低い温度となっているという説が有力である。

体温を保つために，ヒトの身体は**熱産生**を行い，それを**放熱**により調整している。熱産生のために，ヒトは消費エネルギーの実に4分の3を使っているとされている。熱産生は交感神経とホルモン（甲状腺ホルモン，成長ホルモン，テストステロン，インスリンなど）の影響を受ける。熱産生を行う主な器官は，骨格筋と肝臓である。そのほか，脳の熱産生も大きい。骨格筋は運動時にとくに大きく熱を発する。体温の維持に十分な熱産生がなされていない場合は，震えることによって，骨格筋により熱を産生する。肝臓はさまざまな物質の代謝の際に，熱を発する。これらの熱は，血液によって全身にできるだけ均一になるように運ばれる。しかし，とくに四肢末端は外気温の影響を強く受け，中核温との差が大きくなることが多い。通常の気温ではこれらの部位の温度は低くなる。

体温の調節は，熱産生とともに，放熱によって行われる。放熱は皮膚表面からのものと呼吸によるものがある。これらの部位からは直接放熱する以外に，水分の蒸発による放熱が大きい。このうち無自覚のまま自然に蒸発するものを不感蒸泄といい，発汗は含まれない。不感蒸泄で失われる水分は，外気温にもよるが成人で平熱の場合，1日700mLから1,000mLである。**発汗**は，真皮にある汗腺で行われる。汗腺には全身にあるエクリン腺（小汗腺）と腋窩など限られた部位にあるアポクリン腺（大汗腺）とがある。発汗は交感神経の興奮により生じる。交感神経は発汗だけでなく，皮膚の血管を収縮（低気温時）したり，拡張（高気温時）したりして，放熱を調整する。体温をこのように調節する中枢器官は，視床下部にある**体温調節中枢**である。

体温の測定は，腋下温，口腔温，直腸温などがあるが，一般にこの順に後の者の方が中核温に近い温度が得られる，すなわち正確度が増すとされてい

る。腋下温は簡便であるが、体温計をしっかりはさまないと正確な体温は測れず、発汗の影響も受けやすい。腋下温の測定には、本来5分から10分程度の長い時間がかかるが、電子体温計では温度上昇の程度から算出された予測値を表示することにより、測定時間を短縮している。このほか、鼓膜から発する赤外線を計測して鼓膜温を評価する方法もある。この測定法は、精度は落ちるが、数秒で測定できることから乳幼児の体温測定や救急医療に有用である。

細菌やウイルス感染などのときには、感染防御によりこれらを処理する際に、マクロファージなどから放出されるプロスタグランジンやインターフェロンなどによって、体温調節中枢の体温調整の設定温度が少し高めに設定され、免疫応答がより活発に行われるようになる。

3.2.4 生体機能の周期性変化

体温にも日内変動があるが、多くのホルモンで日内変動がみられる。たとえば副腎皮質刺激ホルモン（ACTH）は早朝に高く、夜に低い。成長ホルモンは、日中は低いが夜に高くなる。こうした概ね1日のリズムで変化することを、**概日リズム（サーカディアンリズム）**という。概日リズムは、極端な場合を除き、外気温など明暗を除く環境の変化に左右されない。概日リズムの発生に必要な遺伝子群を**時計遺伝子**といい、おおよそ24時間リズムで発現するものが多いが、異なるリズムのものもある。概日リズムは、これらの遺伝子の働きをベースに、光などの刺激により修正されている。

生体機能には、概日リズム以外にも周期性をもつものがある。短いものでは筋肉の活動電位のように数ミリ秒単位のものから、月経周期のように1カ月単位のものもある。心臓の鼓動は1～2秒前後の周期である。こうしたさまざまな周期で現れるリズムを**生体リズム**という。

3.2.5 ストレス応答

外部環境から、物理的、化学的、生物学的刺激が与えられた場合に、生物や細胞などがそれに対して行う反応をいう。生体は常に外部環境からのストレスにさらされ、それが過度になると生命の危険にさらされることもあるが、細胞も同様に、絶えずストレスにさらされており、過度なストレスは、細胞が生来備えている**ストレス応答機構**を破綻させ、細胞自らが死を選択する細胞死（アポトーシス）を引き起こすとされている。

細胞内で、化学物質・放射線曝露、ウイルス感染、炎症、遺伝子の突然変異などにより変性たんぱくが作られることがある。それが小胞体に蓄積することで、細胞へのストレスにつながることを**小胞体ストレス**といい、このストレスに対してダメージを回避するための機構を**小胞体ストレス応答**という。しかし、変性たんぱくが過剰に蓄積した場合には、この機構が破綻し、その

細胞にはアポトーシスが誘導される。近年，それが糖尿病や神経変性疾患などさまざまな疾患の原因となっていることが指摘されている。

【演習問題】

問1 情報伝達についての記述である。正しいのはどれか。　（2006年国家試験）
(1) 神経終末と標的細胞が接合する部位を，ニューロンと呼ぶ。
(2) ペプチドホルモンの受容体は，核内に存在する。
(3) ATPは，セカンドメッセンジャーである。
(4) アセチルコリンの受容体は，細胞膜に存在する。
(5) 細胞の静止膜電位は，細胞外の電位を0とすると細胞内がプラスになっている。

解答　(4)

問2 体温に関する記述である。正しいのはどれか。　（2011年国家試験追試）
(1) 体温調節の中枢は，中脳にある。
(2) 健常女性の基礎体温は，卵胞期より黄体期が低い。
(3) 体温の日内変動をみると，午前10時ころに最高値を示す。
(4) 直腸温は，腋窩（腋下）温よりも高い。
(5) 発熱時には，エネルギー代謝は低下している。

解答：(4)

【参考文献】

Bruce Albertsほか，中村桂子ほか監訳：細胞の分子生物学（第5版）Molecular Biology of the Cell，ニュートンプレス

Gerard J. Tortoraほか，佐伯由香ほか訳：トートラ人体解剖生理学，丸善

4 疾患診断の概要

4.1 問診・診察

主訴をはじめ，現病歴，既往歴，家族歴などを質問して診断の助けとすることを問診という。また，医師が患者の心身の状態をしらべて，病状・病因などを探ることを診察という。

4.1.1 問　診

1) **主訴**　病苦についての患者の訴えのうち，医療機関を受診した直接の動機のうち主要なものを主訴という。

2) **現病歴**　主訴に関連する現在の病症，その経過や治療などに関する経歴を現病歴という。

3) **既往歴**　患者の過去の健康状態や罹患したことのある疾患の経過や治療などに関する経歴を既往歴という。

4) **家族歴**　祖父母・父母・兄弟などの近親者が過去あるいは現在罹患した病気についての記載を家族歴という。血族（血縁関係の近親者）の情報は疾患の遺伝性を知るうえで重要であるが，同居の姻族（血縁関係のない近親者）の情報も生活習慣病など環境要因を知ることができる。

4.1.2 身体診察（現症）

患者が示している心身の状態を現症という。身体診察を意味することがあるが，心身症や拒食・過食症などの摂食障害に対するアプローチも不可欠になってきている。今後は身体を広義にとらえて，精神・心理・行動的側面を含むと考えるべきである。

4.2 主な症候

患者自身が自覚している主観的な異常の訴えを症状という。これに対して，医師によって観察された客観的な異常所見を徴候という。これら両者を合わせて症候という。

4.2.1 バイタルサイン

ヒトが生きていることを示す生命徴候をバイタルサインという。血圧，脈拍，呼吸，体温，意識状態は主要なバイタルサインである。

1) **血圧**　大循環の動脈血の圧力あるいは緊張度を血圧という。血圧は血液の粘度および容積をはじめ，左心室の収縮，動脈と毛細血管の抵抗，動脈壁の弾性によって維持される。血圧は常に環境大気圧との相対によって表さ

れ，臨床では一般に上腕動脈圧が測定されるが，閉塞性動脈硬化症などでは下肢の動脈圧も同時に測定する。測定単位はmmHgを用いる。

2) 脈拍 心臓の収縮により血管を流動する血液量が増加すると生じる律動的な動脈拡張を脈拍という。臨床では橈骨動脈での脈拍数，リズムを測るのが一般的である。100回/分以上では頻脈，50回/分以下では除脈という。

3) 呼吸 呼吸は意識的にも調節できるが，呼吸の深さやリズムは睡眠時を含め通常は自律的に一定の範囲に調節されている。通常の分時呼吸数は14から22回程度である。糖尿病性昏睡では，異常に深い大きな呼吸が持続し，これをクスマウル呼吸という。また，重篤な脳疾患，心疾患，尿毒症では，呼吸の期間と無呼吸の期間が交互に現われ，これをチェーン・ストークス呼吸という。

4) 体温 体温中枢でセットされた体腔の温度を体温（体腔温）という。直腸温がこれに近い。口腔温，腋窩温の順に低い温度となり体表温に近くなる。体温は日内変動があり，午後3時頃が最高，午前3時頃が最低となる。

5) 意識状態 全般的覚醒状態および環境に反応しうる状態を意識という。感覚中枢が機能することで得られる状態である。

4.2.2 全身症候

1) 発熱 体温中枢（視床下部）でのバランスが乱れ，体温が生理的変動の範囲を超えて上昇した状態を発熱という。

2) 全身倦怠感 だるい（倦怠感），疲れやすい（易疲労感），気力が続かない，などと訴える肉体的・精神的症状を全身倦怠感という。代表的な不定愁訴（多くの病的状態に伴うもので，特定の病気に限定せず，症状が明確でない訴え）のひとつである。

3) 体重減少・増加 エネルギー供給と消費のバランスが負に傾けば体重減少，正に傾けば体重増加となる。

4) ショック
① 還流の変化によって起こる体細胞の酸素の供給量の不足の状態。多くは失血や敗血症による二次的なものである。
② 動物生体器官における血流と酸素化の不足に起因する突然の身体的あるいは生化学的障害。
③ 全身の血行不全が特徴的で，その程度によって組織の細胞に障害が起こってくる。
④ 重症の外傷または感情障害による深い精神的・身体的抑うつ状態。
　　ショックは遷延すると心血管系自体にも障害をきたし，悪循環に陥り，死の転帰をとる。

5) 意識障害 自己認識や周囲に対する反応が適切でなくなった状態を意

識障害という。意識レベルの評価にはJapan Coma Scale（ジャパン・コーマ・スケール：JCS）の3-3-9度方式がよく用いられる。脳自体の障害のほか，全身性障害（糖尿病性昏睡，肝性昏睡，尿毒症）が原因となる。

6) **不穏** 精神疾患や心肺機能低下の持続など長時間持続する強度の不安・恐怖感による情動不安を伴い落ち着きのないことを不穏という。苦しんだり，もがいたり，大声を出したりする。

7) **痙攣** 発作的に全身（全身性痙攣：てんかん小発作・大発作，熱性けいれんなど）あるいは局所（末梢性痙攣：顔面神経痙攣，こむらがえりなど）の筋肉に生じる不随意収縮を痙攣という。

8) **眩暈** 自分自身または外部の物体が回転またはぐるぐると動いているという感覚をめまい（眩暈）という。この種の回転性めまい（vertigo）は，その人自身が回転している（自身性めまい）か，その人の周りを物がある面で回転している（周囲性めまい）といった，はっきりとした感覚を意味する。バランスが取れないような感じを伴うふらつきを主に感じるめまい感（dizziness）は，平衡障害，不安定感など種々の症状を伴う。目の前が暗くなる立ちくらみのようなめまい（faintness）では失神，めまい，もうろう状態を来たすことがある。

9) **脱水** 体液量が減少することを脱水という。主に水分が減少する高張性脱水，Naの喪失がより顕著な低張性脱水，両者とも減少する等張性脱水がある。

10) **浮腫** 細胞，細胞間組織において体液が過剰に貯留した状態を浮腫という。局所性浮腫のほか，全身に生じ栄養障害と関連の深い全身性浮腫がある。

4.2.3 その他の症候・病態

1) **チアノーゼ** 血液の酸素化の不足によって皮膚と粘膜が濃い青紫色になることをチアノーゼという。血液の還元型ヘモグロビンが5g/dLを超えると出現する。

2) **黄疸** 外皮，強膜，深部組織，排泄物が胆汁色素で黄色に染まった状態を黄疸という。胆汁色素の血漿中濃度が上昇することにより生じる。

3) **発疹** 皮膚で肉眼的に観察される病的変化を発疹という。全身性エリテマトーデス（SLE）の蝶型紅斑，肝硬変での手掌紅斑など全身性疾患に伴うことがある。

4) **喀血** 血液の喀出のことで，肺または気管支からの出血を喀血という。

5) **頭痛** 頭痛は腫瘍や出血など頭蓋内構造の変化によるものかどうかが重要である。また頭皮あるいは頭骨の変化による痛みもあるが，多くの場合，頭の神経の分布領域に限定されない種々の部分の痛みであり，主に筋緊張型

頭痛，片頭痛，群発頭痛がある。

6) 運動麻痺 筋収縮力の低下を運動麻痺という。脳卒中などにより脳内の運動ニューロンが障害を受けて起こることが多い。障害側と反対側の上下肢麻痺（片麻痺）となる。

7) 腹痛 腹部の痛みであるが，心疾患など消化器系の疾患以外でも生じることがある。軽症のものがほとんどであるが，緊急の処置を要するものもあり，その場合は急性腹症とよぶ。

8) 悪心・嘔吐 悪心とは吐き気のことであり，嘔吐する前の不快感をさす。嘔吐は胃内容物を吐き出すことをいう。

9) 嚥下困難 飲食物が嚥下により口腔内から食道・胃へ送られる途中で通過障害を来たした状態を嚥下障害という。嚥下は反射的に行われるが，この嚥下反射に障害が生じると飲食物が食道に入り誤嚥が生じ，肺炎（誤嚥性肺炎）が起こる危険性がある。

10) 食欲不振 食欲がないか，乏しい状態。原因は多彩で，器質的疾患から精神的疾患に及ぶ。

11) 便秘・下痢 便秘は糞便が腸管内に滞る状態のことで，機能性便秘（弛緩性便秘，痙攣性便秘，直腸性便秘），器質性便秘（がんなど通過障害による），症候性便秘（薬剤や他疾患による）がある。下痢は便中の水分が増加し，軟便から水様便となる状態である。

12) 吐血・下血 嘔吐したものに血液が混じる状態を吐血といい，通常は血液が胃液で消化・変性してコーヒーのかす状（コーヒー残渣様）となる。消化管で出血した血液が便中に排泄されることを下血といい，黒色・タール状になるのは上部消化管からの出血，新鮮血の場合は主に大腸からの出血であるが，大量の出血であれば上部消化管出血のことが多い。

13) 腹水・腹部膨隆（腹部膨満） 腹腔内に生理的な量を超えて体液が貯留した状態を腹水という。がんや浮腫性疾患（心不全，腎不全，肝不全など）で生じる。大量に貯留すると腹部は膨満し隆起する。

14) 睡眠障害 生体にとって周期的に必要になるものであって，比較的無意識および随意筋が活動しない生理的な状態が睡眠である。睡眠段階は深さ（軽，中等度，深），脳波特徴（デルタ波，周期），生理的特徴（レム，非レム）などにより種々に定義される。睡眠障害には，不眠症（入眠障害，熟眠障害，早朝覚醒），過眠症，睡眠リズム障害がある。

4.3 臨床検査

4.3.1 種類と特性

種々の臨床検査では，それぞれに感度と特異度とよばれる指標がある。感

度とは疾患がある場合に陽性となる割合のことであり，疾患検出力を示す。スクリーニング検査には感度の高い検査が求められる。また，特異度とは疾患がない場合に陰性になる割合のことであり，疾患がないことを明らかにする力を示す。

4.3.2 検体の種類・採取方法

尿・便・喀痰（かくたん）は排出された検体を直接採取するので侵襲を伴わない。血液・胸水・腹水・髄液などは針で検体を採取（穿刺（せんし））する。また各種臓器（胃・大腸・腎臓・肝臓・皮膚など）から組織を採取することを生検とよぶ。

4.3.3 基準値の考え方

健常者が示す測定値の95％が含まれる範囲を基準範囲とし，その範囲内の値が基準値である。したがって，検査感度が高く検査結果が異常値（基準値外）であっても疾病に罹患していない偽陽性，逆に検査特異度が低く基準範囲であっても健常でない偽陰性に注意する必要がある。

4.3.4 一般臨床検査（尿，糞便，喀痰など）

尿ではたんぱく質，ブドウ糖，潜血，ケトン体などを確認する。糞便は便潜血の有無を調べ，下部消化管悪性腫瘍のスクリーニング検査となる。喀痰ではがん細胞の有無や細菌を顕微鏡で調べる。

4.3.5 血液学検査

血液を構成する細胞成分（三血球系），すなわち赤血球数，白血球数，血小板数をはじめヘモグロビン濃度，ヘマトクリット値などを定量的に評価する検査が代表的である。この他，細胞成分の形態を観察する血液像検査，凝固・線溶系検査がある。

4.3.6 生化学検査

血液（特に静脈血），尿，髄液などの体液成分を物理化学的に測定する検査法である。多くの疾患の診断に有益な情報を提供する。

4.3.7 免疫学検査

免疫血清学的検査，自己免疫，補体，免疫グロブリン，細胞性免疫に関する検査のほか，アレルギー検査もこれに含まれる。

4.3.8 微生物学検査

感染症に対して感染部位の診断，病原体の同定を行う。病原体の同定により，細菌感染などであれば薬剤感受性試験を行い，有効な抗菌剤（抗生物質）を選択することができる。

4.3.9 生理機能検査（生体機能検査）

心機能検査，呼吸機能検査，筋電図検査，脳波検査などがある。

呼吸機能検査ではスパイロメータによって，拘束性障害（**％肺活量**＊80％未満）や閉塞性障害（1秒率70％未満）などの診断ができる。

＊ **％肺活量** 年齢と身長によって算出される予測肺活量と比較した割合。

4.3.10 画像検査

放射線（X線検査，CT検査など），超音波，磁気（MR検査など）あるいは内視鏡などを用いて，人体の内部構造の情報を得る検査である。

【演習問題】
問1 疾患の診断に関する記述である。正しいのはどれか。
(1) 健常者の臨床検査値は，基準値からはずれることはない。
(2) 体温計による検温では，直腸温は腋窩温よりも低い。
(3) チアノーゼは，血液中のヘモジデリンが増加した状態をいう。
(4) 呼吸器系から出血した血液を，口腔から排出する場合を吐血という。
(5) ヒトが生きていることを示す徴候を，バイタルサインという。

解答 (5)

5 疾患治療の概要

5.1 種類と特徴
5.1.1 原因療法,対症療法
病気の原因となるものを減少または消失させる治療法を原因療法という。

症状の原因を除去できないが,患者にとって苦痛となる症状を緩和しながら生体自身の治癒力を促し,あるいは病態の進行を抑制する治療法を対症療法という。

5.1.2 保存療法,根治療法,特殊療法
保存療法は,危険のある根治療法よりも治癒面での利益は少ないが,症状の緩和や軽減を目的とし,また治療による二次的な害(副反応)も少ない治療法である。

根治療法は,病的過程の根源または原因を根絶し,完全な治癒を目的とする治療法で,原因療法に含まれるが,生体にとって侵襲性の高い,激しい,極端な,あるいは刷新的な方法を用いることがある。

5.1.3 特殊療法
根治療法にも保存療法にも含めることが適当でない第3の治療法を特殊療法という。明確な定義はないが,臓器移植や再生医療などが含まれる。

5.2 治療計画・実施・評価
5.2.1 治療の適応・選択
患者の治療にあたっては,まず正確な疾患診断を行い,それに基づいて治療計画を立てる。疾患の性質のみならず患者の心身の状況,患者や家族を取り巻く環境など全人的に考慮して,適切な治療法を選択する。

5.2.2 治療の実施,モニタリング,評価
治療の実施後には,患者の心身の状態を観察し,診察や臨床検査からモニタリングして,治療介入による効果の判定や有害反応(副作用)のチェックを行う。治療効果が認められない,あるいは乏しい場合や有害反応が重大で治療の継続が困難な場合には,治療計画を再検討して是正するなど絶えずフィードバックが必要である。

5.3　治療の方法

5.3.1　栄養・食事療法

特別な食事による臨床状態の治療を食事療法という。特に適切な栄養素をバランス良く含んだ材料を補給することにより疾患の治療効果を高めるものが栄養・食事療法である。栄養補給法には，消化管を用いる経消化管栄養法（経口栄養法および経管栄養法）と経静脈栄養法がある。

5.3.2　運動療法

運動訓練と関節可動域訓練を行う理学療法が運動療法の中核である。一般には，ウォーキング，ジョギング，水泳などの有酸素運動が生活習慣病にすすめられるが，水中歩行などのレジスタンス運動も筋肉量増大に有効である。運動療法の急性効果としては，ブドウ糖，脂肪酸の利用の促進，慢性効果としては，インスリン抵抗性の改善，基礎代謝量の維持・増大，エネルギー摂取量と消費量のバランス改善による減量効果などがある。運動は適度（頻度，時間，負荷など）であることが重要である。ただし，糖尿病性ケトアシドーシスのように，運動により急性増悪することがあるため運動療法が禁忌となる場合もある。

5.3.3　薬物療法

薬物を用いた治療法である。薬物には，経口（内服）薬，座薬（直腸，膣），注射薬，外用薬などがあり，患者の状態と目的により選択される。一般に薬剤は種類に応じて肝臓や腎臓などで解毒されるので，予め肝機能や腎機能などの評価が必要なことがある。単独の薬剤で有害反応（副作用）が出現することがある。複数の薬剤を併用する場合には薬物間の相互作用にも注意を払う。また食物が薬物の作用に影響を及ぼすことがあることが知られている。

5.3.4　輸液，輸血，血液浄化

静脈内に投与する液体が血液である場合を輸血といい，血液以外の液体の場合を輸液という。体内に蓄積した水，電解質や老廃物を物理化学的に除去する方法を血液浄化法という。腹膜を利用して行う腹膜透析や，人工腎臓を用いた血液透析が行われる。

5.3.5　手術，周術期患者の管理

がんに侵された臓器を摘出したり，先天性の奇形，交通事故による外傷，摘出後に残された消化管を再建したりする治療を手術という。術前から術中，術後までの期間を周術期という。

5.3.6　臓器・組織移植，人工臓器

機能不全に陥った臓器や組織の代わりに他者から移植片（腎臓，肝臓，骨髄など）の提供を受けたり，人工の臓器（人工関節，眼内レンズ，心臓ペースメーカーなど）あるいは組織（血管，骨，皮膚など）に置き換えたりする治療

を移植という。移植片を適合させる過程を移植術という。拒絶反応が問題となるが，最近では強力な免疫抑制剤や進歩した感染症対策に伴い移植術の成功率は向上している。

5.3.7　放射線治療（radiotherapy, therapeutic radiology）

エックス線または放射線核種での治療を放射線治療という。放射線は，感受性の高いがん細胞（悪性リンパ腫，皮膚がん，子宮がんなど）を破壊するが，感受性の低い高分化型腺がん（大腸がん，胃がんなど）などでは効果を期待しにくく，またいずれの場合も周囲の正常な細胞の被ばくを伴う。このため，治療効果が高く，標的部位に限局できる照射方法が工夫されている。これを担うのが放射線腫瘍学（radiation oncology）であり，電離放射線を用いて新生物の治療のため放射線を使用した治療を専門とする医学分野である。

5.3.8　リハビリテーション

疾病，病気，負傷の後に，正常またはほとんど正常に機能しうる能力を回復させ，患者の社会的復帰をはかることがリハビリテーションの本来の目的である。障害部位の機能回復のほかにも，食事・移動・排泄・入浴など日常生活動作（ADL：activities of daily living）訓練，ADL より複雑で高次な日常生活上で必要な手段的日常生活動作（IADL：Instrumental Activity of Daily Living）訓練をはじめ，必要に応じて心理療法などを行って家庭や社会への復帰をめざすものである。

しかし，たとえ障害が残っても正常な社会生活を営む権利は保障されなければならない。WHO は 1968 年に障害者の概念を 3 つのレベルから定義づけた。それらは，① 機能・形態障害（impairment），② 能力障害（disability），および③ 社会的不利（handicap）である。リハビリテーションの原義は社会的復権であることから，これら 3 つのレベルを克服し，障害者と健常者とがお互いに区別されることなく，社会生活を共にすることが望ましい姿であるとするノーマライゼーション（normalization）の考え方が尊重されている。

5.3.9　再生医療

外傷，悪性腫瘍などの疾病による組織，臓器の壊死により著しい機能障害が生じた場合に，細胞を利用して，その機能の再生をはかる医療を再生医療という。現在，臨床応用されている細胞移植は，自己細胞（自分の細胞），同種細胞（自分以外のヒト細胞），および異種細胞（ヒト以外の動物細胞）の 3 種類がある。また，成熟細胞に至っていない未熟な段階にある幹細胞を再生医療に用いようとする試みが始まっている。幹細胞には，組織幹細胞，胚性幹細胞（ES 細胞；embrionic stem cell），iPS 細胞（人工多能性幹細胞；induced pluripotent stem cell）などがある。ES 細胞は，受精卵の中にある内部細胞塊を培養して樹立される細胞であり，あらゆる細胞に分化することができ，万

能細胞ともよばれる。ES細胞をつくるには，受精卵が必要であるため，生命倫理の観点から主要先進国ではES細胞の研究に規制を設け，慎重な姿勢がとられている。

5.3.10 救急救命治療（クリティカルケア）

救急救命治療（クリティカルケア）が必要なのは，重度の外傷や火傷，急性腹症，心筋梗塞，脳出血などで，ショックや意識障害などの重篤な病態にある患者である。このような状況では，迅速な診断と早急かつ適切な処置によって生命のリスクを軽減することができる。心肺停止状態の患者には，心肺蘇生をはじめとする救命処置が必要である。医師以外の一般人でも対応可能な一次救命処置（気道，呼吸，循環の手技による確保）のほかに，医師もしくは救命救急士などが行う二次救命処置（気管内挿管，バッグ呼吸，開胸式胸壁圧迫・心マッサージ）がある。

なお24時間体制で呼吸・循環動態をモニタリングしつつ，バイタルサインの変化に即応した適切な処置を行い，早期の回復を図る治療を集中治療（IC：intensive care）という。また，そうした治療環境が完備した場を集中治療室（ICU：intensive care unit）という。重症患者の治療を集中的に行うための医療機関の施設で，質量ともに高度の看護および医療監視を連続的に行い，また難しいモニターや蘇生装置を用いることが特徴である。新生児ICU，呼吸器ICU，神経学的ICUなど特殊な患者群の管理のために組織化されることがある。

5.4 末期患者の治療

5.4.1 末期医療（ターミナルケア）

終末ケア，末期医療ケアともいう。末期患者の多角的および学際的な身体・精神・尊厳的医療で，家族や医療関係者の支持も含んだものである。患者の意思を尊重し，生活の質（QOL）を重視して，死が訪れるまで可能な限り有意義に生きられるように支援するための医療，看護，介護その他一切のサービスを提供するものである。終末ケアでは，心肺蘇生などの生命延長医療の採択などについて，事前に，率直で，建設的な意見交換が重要であるとされている。一方，患者と医療専門家の完全な関係は医師の自殺ほう助に対する社会的および法的な容認の高まりによって脅かされている。

5.4.2 緩和医療

治癒を目的とした治療に反応しなくなった患者に対して，肉体的・精神的・霊的苦痛からの解放を優先して考えた全人的ケアを緩和医療という。医師，特に末期疾患患者の治療に当たるがん専門医は，積極的治療法と姑息的治療法を明確に区別し，それ以上の治療は無駄である患者の治療ガイドラインを

確立する必要性に力を注いできた。特に進行がん患者に対する適切な疼痛緩和法の施行の重要性を認識するようになった。また，末期疾患でみられやすい吐き気や呼吸困難の対処にますます注目が増してきた。調査によると末期患者の疼痛緩和治療は不十分で，これは医師が麻薬中毒を恐れることによる。麻薬鎮痛薬のより広い使用および患者管理下での鎮痛法や麻酔法の確立により，末期がんやエイズ患者の疼痛緩和は著しく改善されている。

苦痛を除去し，慰めを与え，親しく付き合い，さらに可能であれば死にゆく患者の意志に一致した死を与える義務をもつ看護師が専門家として活躍している。また，がん患者およびその家族の精神心理的な苦痛の軽減および療養生活の質の向上を目的とし，薬物療法のみならず，がんに関連する苦悩などに耳を傾けるなど，専門的知識，技能，態度を用いて，誠意をもった診療に積極的にあたる意思を有した心療内科医・精神神経科医による精神腫瘍医としての登録が進んでいる。

ホスピス運動によって，管理され組織化された保険医療機関では，死にゆく人が治療努力よりも慰めやケアを必要としていることに対し焦点をあてたプログラムや施設がつくられている。これらのプログラムでは，患者の最後の病気の間およびその後の看護人や家族に対する支援も含まれている。

5.4.3 尊厳死

人間としての尊厳を保ちながら自分自身で納得のいく死を迎えることを尊厳死という。近年，終末医療に対する関心は高まっている。エリザベス・キュブラー・ロスの死ないし死者に関する先駆的な研究は 1960 年代に始まったものであるが，死にゆく人の感情，体験，およびニーズに関し深い洞察を与えている。医療専門家は公的に，末期には人道的で正当な医療が重要で，患者の尊厳や自律を維持するようにすることが重要だと考えるようになった。

しかし，末期状態にある患者が意思決定することは不可能なため，健康なうちに自分の意思を表明しておく必要がある。これは，いわば一種の遺言書であり，リビングウィルとよばれる。これによって法律的にも，生命の最期に近づいている患者の尊厳と独立性を確保するため，患者が無能力になり，あるいは昏睡となったとき，どのようなケアを行うか前もって指示できるようになってきている。

【演習問題】
問1　終末期医療と死に関する記述である。正しいものの組合せはどれか。
（a）ホスピスでは，終末期医療を専門的に行っている。
（b）緩和ケアは，精神面のケアを含まない。
（c）尊厳死の選択は，本人の自発的意志によるものである。

(d) 安楽死は，わが国では尊厳死法に定められている。
　　　(1) a と b　　(2) a と c　　(3) a と d　　(4) b と c　　(5) c と d

解答　(2)

問 2　一次救命処置に関する記述である。正しいものの組合せはどれか。

(a) 口対口人工呼吸法（mouth-to-mouth 法）
(b) 心電図のモニタリング
(c) 頭部後屈による気道確保
(d) アドレナリンの静脈内注射
　　　(1) a と b　　(2) a と c　　(3) a と d　　(4) b と c　　(5) c と d

解答　(2)

6 栄養障害と代謝疾患

6.1 栄養と代謝

　成人の生体は，水が体重の60％を占め，それ以外では有機物である糖質，たんぱく質，脂質と無機質（ミネラル）からなっている。生体はこれらの物質を食物から毎日摂取して生きているが，このように食物を摂取して生命活動を営むことを**栄養**といい，食物中の体内利用される物質のことを**栄養素**という。栄養素としては，エネルギー源や身体の構成成分となる糖質，脂質，たんぱく質の3大栄養素に加え，生体の機能を維持するうえで重要な役割をもつビタミンと無機質がある。

　これらの栄養素を体内に摂取すると，生体内ではさまざまな化学変化が生じる。これを代謝という。代謝には，栄養素を水，二酸化炭素，窒素化合物に分解してエネルギーを産生する**異化作用**と，余分なエネルギーを炭水化物，たんぱく質，脂肪などの形で生体内に貯蔵する**同化作用**という2つの過程がある。また，生体内のすべての活動にはエネルギーが消費されることから，エネルギー出納からみた代謝を**エネルギー代謝**という。

　以下，各栄養素についての概要を示す[*1]。

6.1.1　糖質（saccharides）

　糖質は食物繊維を含めて炭水化物（carbohydrates）とよばれる食物中の最も多く摂取される栄養素で，生体のエネルギー源として重要な役割を占めている。食べ物から供給された多糖類（でんぷん），二糖類（スクロース，ラクトース）は，消化酵素の働きによって単糖類（グルコース，フルクトース，ガラクトース）に分解されて吸収され，門脈から肝臓へ送られグルコースに変換される。グルコースは血中から細胞に取り込まれて解糖系，クエン酸回路，電子伝達系を経てエネルギーを発生する。この時生じるエネルギーは，主としてATP（アデノシン三リン酸）に与えられ，あらゆる生命活動に利用される。

　また，グルコースの一部は筋肉でグリコーゲンに合成されて貯蔵され，さらに肝臓，脂肪組織で脂肪に変換されて貯蔵される[*2]。

6.1.2　たんぱく質（protein）

　たんぱく質は人体の固形成分の50％以上を占め，あらゆる組織・臓器の主成分である。食品中のたんぱく質はアミノ酸に分解されて体内に吸収され，門脈を経て肝臓に入る。肝臓で再びたんぱく質に合成されたり，あるいは肝臓を通過して各組織細胞に運ばれ，それぞれに特有なたんぱく質に合成され

[*1] 詳細については，本シリーズ[7]，吉田勉監修，佐藤隆一郎，加藤久典編：基礎栄養学，学文社 (2012) を参照のこと。

[*2] 本シリーズ[7]，基礎栄養学，68，図5.1参照。

る。たんぱく質合成に利用されなかったアミノ酸は主として肝臓で糖や脂質の代謝経路に入り，これらの栄養素に変換されたり，酸化分解されてエネルギーを発生し，同時に水と二酸化炭素と窒素化合物を産生する。

酵素，ペプチドホルモン，免疫抗体などの主成分もたんぱく質であり，生体の重要な機能を営むほか，栄養欠乏時には糖新生によりエネルギー源として働く。

6.1.3 脂質（lipid）

脂質は脂肪，脂肪酸，ステロイドの単純脂質と，リン脂質，糖脂質，リポたんぱく質などの複合脂質がある。食物中の脂質はほとんどが脂肪であり，小腸内で膵臓のリパーゼの作用を受けて脂肪酸3分子とグリセロールに分解され，腸管粘膜細胞内で再びトリグリセリド（中性脂肪）に合成される。さらにリポたんぱく質に覆われたカイロミクロンになってリンパ管を経て血中に入り，肝臓あるいは脂肪組織に貯蔵される。空腹期には脂肪組織から脂肪酸が遊離され，主要なエネルギー源となる。脂質は1g当たり9kcalの熱量を発生し，糖質やたんぱく質の4kcalと比較して，エネルギー源あるいはエネルギー貯蔵に重要な役割を果たす。リン脂質や糖脂質は，細胞膜，脳神経の構成成分となり，コレステロールはステロイドホルモンの母体になる。

6.1.4 ビタミン（vitamin）

ビタミンとは，生体に必要な栄養素のうち，炭水化物，たんぱく質，脂質以外の有機化合物の総称である。ビタミンは酵素作用を発揮するために不可欠な補酵素の役割をし，微量で生体の生理機能，代謝過程を円滑にする。体内では合成できないので，食物として摂取しなければならない栄養素である。

ビタミンはA，B，Cなどの名称で機能別に分類されており，ビタミンAはレチナール，レチノール，レチノイン酸の総称，ビタミンCはアスコルビン酸というように，それぞれの化学物質からなる。一般にビタミンは，水に溶ける水溶性ビタミン9種類と油に溶ける脂溶性ビタミン4種類の13種類に大別される。水溶性ビタミンはビタミンB群8種類とビタミンCに分けられている（80，表6.3）[*]。

* 本シリーズ[7]，基礎栄養学，94，表7.1参照。

6.1.5 ミネラル（mineral）

生体に必要な栄養素のうち，無機物をミネラルという。ミネラルは身体を構成する成分となるほか，体液浸透圧，酸塩基平衡，水分平衡などの調整や生理活性物質の成分になり，生理機能に重要な役割を果たしている。ミネラルのうち多量元素とよばれるカルシウム，マグネシウム，ナトリウム，カリウム，リン，硫黄，塩素の7種が全体の60〜80％を占め，微量元素とよばれるごく微量ながらも重要な働きのある鉄，銅，亜鉛，セレン，ヨウ素，クロム，モリブデン，マンガン，コバルトが残りを占める。ミネラルは生体に

6 栄養障害と代謝疾患

必要なため必須元素といわれ，不足したり過剰になるとさまざまな病態を発生する。

6.2 栄養・代謝にかかわるホルモン・サイトカイン

ホルモンは，体内で産生されて血液中に分泌し，受容体（ホルモンレセプター）に結合してさまざまな機能を調節するたんぱく質である。内分泌腺から直接血液中に分泌されるため，消化液などの外分泌と区別して，内分泌とよばれる。体内には各種ホルモンがあり（**表 6.1**，第 10 章参照），ホルモンが産生される器官や受容体，機能を調節する場所は，それぞれ定まっている。消化液などの「外分泌」と区別して，ホルモンは血液中など体内で働く「内分泌」という。ホルモンは大変微量で効果を示すため血液中の濃度は低い。

一方，サイトカインは，細胞から分泌される低分子のたんぱく質で，細胞の増殖，分化，制御をする生理活性物質である。免疫，炎症に関係するものが多く，特定の細胞に情報伝達する働きをする。産生臓器から血液中に分泌されて作用するホルモンとは別に，サイトカインは一般的には比較的局所的な分泌や作用であるが，両者を兼ねた物質もあり事実上の区別は難しい。

この章では，体内で働くホルモン（**表 6.1**）のうち，特に栄養と代謝に関係の深いホルモンとしてインスリン抵抗性に関わる膵臓ホルモンと，摂食にかかわるホルモンについて解説する。消化管ホルモンについては 7 章（7.1.2）を参照。

6.2.1 膵臓ホルモン

膵臓は消化酵素である膵液を分泌する外分泌腺が大部分を占め，その中に内分泌細胞群が島のように散在している。これを**ランゲルハンス島**（膵島）

表 6.1 体内で働くホルモン

器官		ホルモン
視床下部，脳下垂体	視床下部	副腎皮質刺激ホルモン放出ホルモン（CRH），甲状腺刺激ホルモン放出ホルモン（TRH），成長ホルモン放出ホルモン（GHRH），性腺刺激ホルモン放出ホルモン（GnRH）
	脳下垂体前葉	副腎皮質刺激ホルモン（ACTH），甲状腺刺激ホルモン（TSH），性腺刺激ホルモン（黄体形成ホルモン（LH），卵胞刺激ホルモン（FSH）），成長ホルモン（GH），プロラクチン（PRL）
	脳下垂体中葉	メラニン細胞刺激ホルモン
	脳下垂体後葉	抗利尿ホルモン（バソプレッシン）（ADH），オキシトシン
甲状腺	甲状腺	甲状腺ホルモン（T4（サイロキシン），T3（トリヨードサイロニン）），カルシトニン
	副甲状腺	パラトルモン（PTH）
副腎	副腎皮質	糖質コルチコイド，鉱硬コルチコイド，アンドロゲン
	副腎髄質	アドレナリン（エピネフリン），ノルアドレナリン（ノルエピネフリン）
生殖腺	卵巣	エストロゲン（卵胞ホルモン），プロゲステロン（黄体ホルモン）
	胎盤	絨毛性ゴナドトロピン（ヒト絨毛性ゴナドトロピン）
	精巣（睾丸）	アンドロゲン（男性ホルモン），テストステロン
その他の内分泌器	膵臓（ランゲルハンス島）	インスリン，グルカゴン，ソマトスタチン，膵ポリペプチド
	松果体	メラトニン
内分泌器でない器官	腎臓	レニン，エリスロポエチン，プロスタグランジン
	胃	ガストリン，グレリン
	十二指腸	コレシストキニン，セクレチン，モチリン
	脂肪組織	レプチン，アディポネクチン
	末梢神経系	CGRP（カルシトニン遺伝子関連ペプチド）

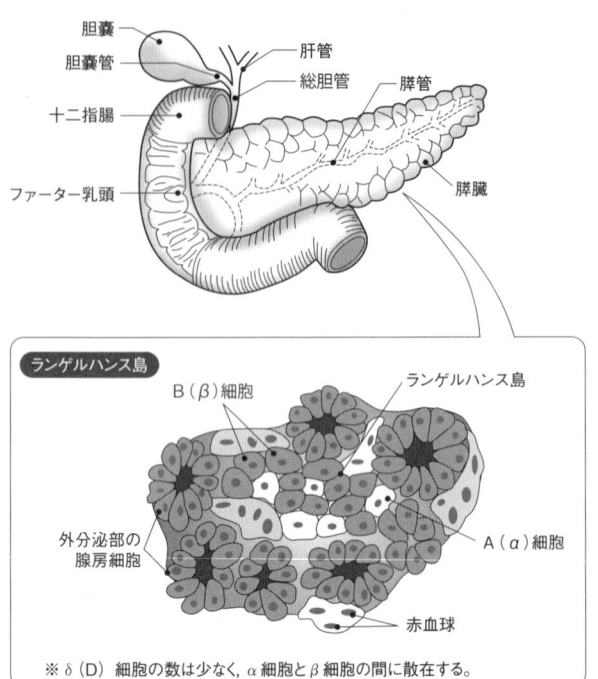

図 6.1 膵臓と周辺組織

とよぶ（図6.1）。ランゲルハンス島は，インスリンを分泌する β（B）細胞，グルカゴンを分泌する α（A）細胞，ソマトスタチンを分泌する δ（D）細胞，膵島ポリペプチドを分泌するPP（F）細胞の4つの細胞からなる。

(1) インスリン（insulin）

インスリンは，膵島 β（B）細胞から分泌されるA鎖とB鎖のペプチドホルモンで，血糖降下作用をもち，血糖の恒常性維持に重要である。インスリンはA鎖，B鎖，C鎖で構成される1本のプロインスリン（図6.2）というポリペプチドが生成されたのち，C鎖（結合ペプチド）が切断されて，A鎖とB鎖が2ヵ所でS-S結合（ジスルフィド結合）[*1]されたものである。血糖値が上昇すると，インスリンとC-ペプチド[*2]とよばれるC鎖が血中に放出される。

インスリンは，主に筋肉，脂肪組織，肝臓に作用する。筋肉ではグルコース，アミノ酸，カリウムの取り込みを促進し，グリコーゲンとたんぱく質の合成を促進する。脂肪組織では，グルコースの取り込みと利用を促進し，脂肪の合成促進と分解抑制をする。また肝臓では，糖新生の抑制，グリコーゲンの合成促進および分解抑制，たんぱく質の合成促進などを行い，体内に貯蔵物質を作り上げて保持する作用がある。このように体内の同化作用の促進と異化作用の抑制に働く。

また，自律神経系の働きが血中グルコースとは無関係に関与している。副交感神経系の迷走神経はインスリン分泌を促進するが，交感神経刺激はインスリン分泌を抑制する。

(2) グルカゴン（glucagon）

グルカゴンは膵島 α（A）細胞から分泌されるポリペプチドである。インスリンとは逆に，血糖上昇作用をもち血糖恒常性を保つ。肝臓のグリコーゲン分解やアミノ酸からの糖新生を促進して，グルコースを放出し血糖値を上昇させる異化ホルモンである。

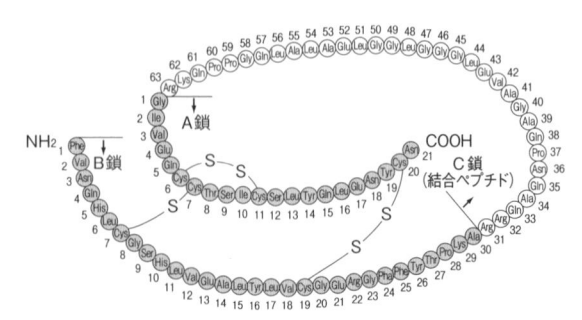

[*1] S-S結合（ジスルフィド結合） たんぱく質の高次構造を作る結合で，システインのSH基間の共有結合が分子内もしくは分子間で形成される。

[*2] C-ペプチド（CPR） C-ペプチドはインスリンと同じ数だけ分泌され，ほとんどが分解されないまま血中から尿中に排泄されるため内因性のインスリン分泌能を推定することができる。血中や尿中のC-ペプチド測定は，インスリン治療患者に有効な検査である。

図 6.2 インスリンの分子構造

グルカゴンは低血糖によって分泌が刺激され，高血糖により抑制される。遊離脂肪酸，インスリン，ソマトスタチン，**セクレチン**[*1]，交感神経のα作用はグルカゴン分泌を抑制する。一方，アルギニンなどのアミノ酸，**成長ホルモン**[*2]，甲状腺ホルモン，糖質コルチコイド，**コレシストキニン**[*3]，ガストリンはグルカゴン分泌を刺激する。

(3) ソマトスタチン（somatostatin：SST）

ソマトスタチンは，膵島δ（D）細胞のほか脳の視床下部や消化管の内分泌細胞から分泌されるペプチドホルモンである。グルコース，グルカゴン，アミノ酸，交感神経β作用によって分泌が刺激され，インスリン，グルカゴンの分泌，胃酸分泌，膵臓の外分泌や消化管運動を抑制する。成長ホルモン放出抑制ホルモン（SRIF）として視床下部からも分泌され，成長ホルモンの分泌を抑制する。また副交感神経系の迷走神経は分泌を抑制する。

(4) 膵臓ポリペプチド（pancreatic polypeptide：PP）

摂食によって膵島 F 細胞から分泌されるポリペプチドである。低血糖により増加し，高血糖により減少する。膵臓からの酵素分泌を抑制し，胆嚢を拡張する。

6.2.2 摂食調節にかかわるホルモン

体内に同じ血糖値になるようにグルコースを投与した場合，経口摂取と経静脈投与と比較すると，経口摂取の方がインスリン分泌が増強される。このような食事摂取に伴いインスリン分泌を増強する消化管からのホルモンを総称して，**インクレチン**という。インクレチンには，小腸の K 細胞から分泌される GIP と，L 細胞から分泌される GLP-1 がある。この章ではこれらインクレチンの他インスリン分泌を促すサイトカインであるレプチンを解説する。

(1) GIP

胃酸分泌抑制ポリペプチド（gastric inhibitory polypeptide：GIP）または**グルコース依存性インスリン分泌刺激ポリペプチド**（glucose-dependent insulinotropic polypeptide, GIP）とよばれる。主に小腸上部の十二指腸，空腸を中心に局在する K 細胞から分泌される。グルコース刺激によりインスリンの分泌が促されるが，そのインスリン分泌を亢進するインクレチンである。2 型糖尿病ではインクレチン効果の減弱があり，膵島β細胞の GIP 抵抗性が挙げられる。

(2) GLP-1

グルカゴン様ペプチド−1（glucagon-like peptide-1, GLP-1）は，下部小腸（特に回腸）および結腸に存在する L 細胞から分泌される。膵島β細胞のグルコース感受性を改善してインスリン分泌を促進し，膵島α細胞のグルカゴン分泌も抑制する方向に働く 2 型糖尿病の耐糖能を改善するインクレチンであ

[*1] セクレチン　十二指腸粘膜の細胞より内分泌され，膵液の分泌を促す消化管ホルモン。

[*2] 成長ホルモン（GH）　下垂体前葉から分泌されるホルモンで，成長促進作用がある。糖質，たんぱく質，脂質の代謝を促進し，肝臓のグリコーゲン分解を促進して血糖上昇に働き，インスリンを抑制する。

[*3] コレシストキニン　小腸で作られ胆汁排泄を促進する。セクレチンの作用を増強する。

る。

(3) レプチン（leptin）

レプチンは脂肪細胞から産生，分泌されるペプチドホルモンである。脂肪細胞の生理活性物質であることからアディポサイトカインともいわれ，食欲調節およびエネルギー代謝に必須の役割をする。レプチンは，体脂肪の増加により産生が増加し，血中レプチン濃度が増えると満腹中枢が刺激され，視床下部の摂食中枢に働き食欲を抑制する。白色脂肪細胞に働き脂肪を分解し，褐色脂肪細胞に働き熱産生により体重を減少させる。肥満者ではレプチン濃度が高値であるのに食欲の抑制がみられず，レプチンに対する感受性の低下が推測されている。

6.3 栄養障害

栄養障害とは，必要栄養量の摂取が不適切やアンバランスであることが原因で身体機能が損なわれる，一連の状態の総称である。栄養障害は，①特定の栄養素の欠乏状態（鉄欠乏性貧血，ビタミン B_{12} 欠乏など），②数種類の栄養素の欠乏状態（たんぱく質・エネルギー欠乏症，飢餓など），③特定の栄養素の過剰状態（ビタミン A 過剰症など），④数種類の栄養素の過剰状態（肥満など），⑤栄養素相互のバランスが崩れた状態（肝硬変患者にみられるアミノ酸インバランスなど）の 5 つの区分が考えられる。臨床では，食事摂取不足やストレス（手術，外傷，疾病）などに起因する栄養不良が多く，合併症発生が多くなるなど予後も悪い。入院期間の延長や医療費増大にもなるため，その認識と対応が重要である。

6.3.1 飢餓（starvation）

生体は飢餓に対して生命を維持するためにさまざまな生体反応を引き起こす。エネルギーを充足する十分な栄養が補給されないため，生体は体内に貯蔵されているグリコーゲンや筋たんぱく，脂肪を動員して不足分を補う。5 日以内の短期間の飢餓時には，グルカゴン，ノルアドレナリンなどの働きによって体内のグリコーゲンが分解されグルコースが供給される。肝グリコーゲンから全身のグルコースが供給されるが，貯蔵量は少なく数十時間で枯渇する。グリコーゲン貯蔵の 70％は筋組織に蓄積されているが，全身のグルコース供給源としては機能しない。そこで，骨格筋や赤血球・白血球における解糖のほか，筋たんぱくや脂肪組織の分解により糖新生されて賄われる（図 6.3）。

飢餓が長期の場合は，体たんぱくの崩壊や尿中への窒素分泌が減少し，体たんぱくの維持・臓器機能の維持を図る。脳や心筋，骨格筋などの重要臓器がエネルギー基質として脂肪を消費するように適応する。また，肝に加え腎

6 栄養障害と代謝疾患

も糖新生の主要臓器となり、グルタミンやグルタミン酸を糖に変換する。脂肪組織中からの遊離脂肪酸の放出を高め、遊離脂肪酸と不完全燃焼を起こして産生されたケトン体（β-ヒドロキシ酪酸，アセトン，アセト酢酸）がエネルギー源として利用される。ケトン体はグルコースに代わるエネルギーとして脳や他の器官で利用されるが、血中ケトン体が増加すると、体液は酸性になり、代謝性アシドーシス（ケトアシドーシス）になる（図6.4）。インスリンレベルは低下し、グルカゴン、糖質コルチコイド、成長ホルモンは高値に維持される。

飢餓による栄養障害では体重が30％以上減少すると危険で、正常体重の60％以下になると死亡する。水分も摂取しない絶対飢餓の状態では、約1週間で死亡（餓死）する。

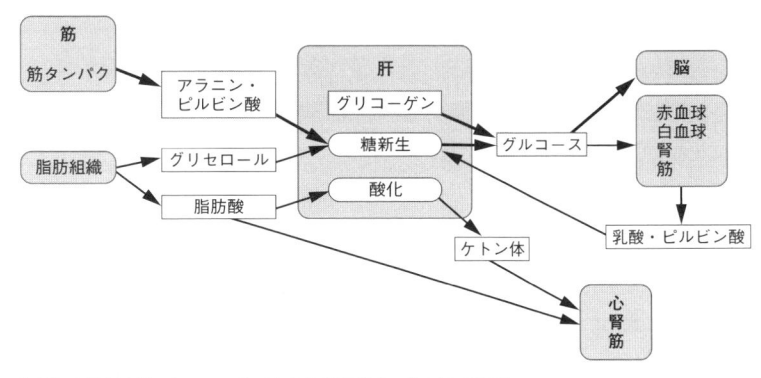

出所）大熊利忠編：キーワードでわかる臨床栄養，羊土社（2011）

図 6.3　飢餓初期の代謝変化

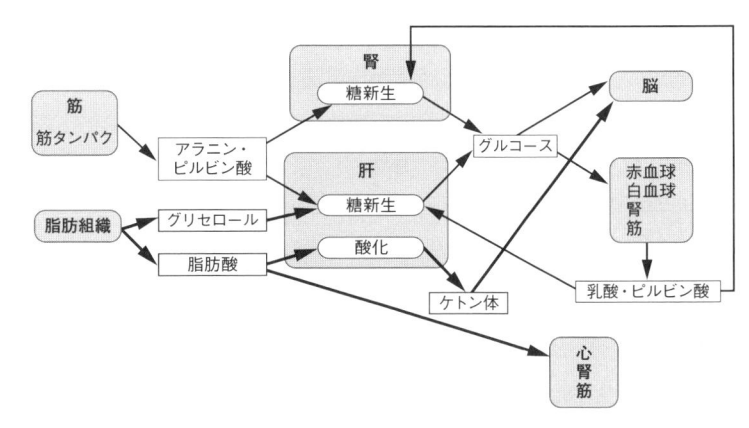

出所）図6.3と同じ

図 6.4　飢餓長期の代謝変化

6.3.2　たんぱく質・エネルギー栄養障害（栄養失調症，PEM）

摂取する総エネルギー、たんぱく質、ビタミンなどの栄養素が不足して種々の症状を起こす病態を栄養失調症（malnutrition）といい、①**クワシオルコル**（kwashiorkor）、②**マラスムス**（marasmus）、③**マラスムス型クワシオルコル**（両者の特徴をあわせもつ混合型）に分類される。

熱帯地方でのたんぱく質不足（protein malnutrition）によるクワシオルコル、開発途上国におけるたんぱく質とエネルギー不足（protein energy malnutrition：PEM）によるマラスムスは特徴的であるが、日本では高齢者のマラスムス型クワシオルコルが臨床的によくみられる。食思不振、咀嚼不能、上部消化管狭窄、嚥下障害による摂食不良が主な原因であるが、その他悪性腫瘍などの疾患でも起こる。（**図6.5，表6.2**）

たんぱく質欠乏は、①栄養の不足（摂取不足、腸からの吸収障害）、②体外

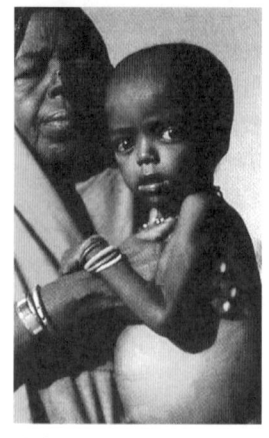

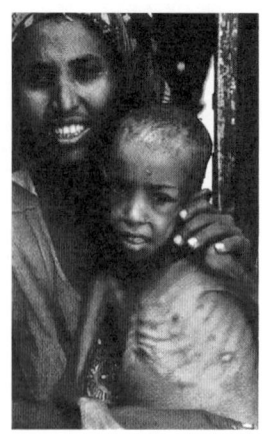

注）左：クワシオルコル（アフリカ，ソマリアにて）
　　右：マラスムス（アフリカ，エリトリアにて）
出所）帝京大学救命救急センターHP：身体所見としての体格・体型・栄養

図 6.5　クワシオルコルとマラスムス

表 6.2　クワシオルコルとマラスムス

	クワシオルコル型	マラスムス型
	主としてたんぱく質欠乏	主としてエネルギー，たんぱく質欠乏
体重	著明な体重減少	比較的軽度の体重減少
肝臓の肥大	なし	あり
浮腫	なし	あり
血清アルブミン値	正常のことが多い	低下する

出所）佐藤和人ほか：エッセンシャル臨床栄養学（第6版），医歯薬出版（2012）

＊ RTP（rapid turnover protein）　肝臓で合成されるたんぱく質のうち血中半減期が短いものをいう。トランスサイレチン（プレアルブミン），トランスフェリン，レチノール結合たんぱくの3種類を指す。急性期の栄養状態の評価に適している。

への喪失（ネフローゼなどの高度のたんぱく質尿，慢性下痢や出血，火傷や外傷），③合成障害（肝硬変など肝臓でのたんぱく合成低下），④異化亢進（体たんぱくの崩壊など）の要因がある。たんぱく質は生体の構成要素のほか代謝に必要な酵素でもあり，必須アミノ酸が不足すると発育障害，低たんぱく血症，浮腫，貧血，免疫能低下による易感染性が生じる。エネルギーやたんぱく質の欠乏状態が長く続くと，感染症や臓器不全で致命的になる。

　診断は病歴，食事歴，身体計測，血液生化学検査などで行われる。病歴，食事歴では，特に食欲不振の有無や，絶食があれば期間や内容，消化器症状，薬物の使用歴などを聴取する。身体計測では6ヵ月で10％の体重減少があれば，栄養状態は不良と考えられる。ただしエネルギー摂取量の減少が2週間以上続いているときは，10％以上の体重減少がみられなくても，栄養素や微量元素の欠乏があると考える。上腕三頭筋皮下脂肪厚（TSF），上腕筋周囲長（AMC），上腕筋面積（AMA）の測定から皮下脂肪や筋肉量の消失の有無，浮腫や腹水など身体所見も重要な因子である。血液生化学検査には血清総たんぱく質，血漿たんぱく（アルブミン，トランスフェリン，プレアルブミン，レチノール結合たんぱく），総コレステロール，コリンエステラーゼ，尿中クレアチニン，末梢血中総リンパ球数，RTP（rapid turnover protein）＊などがある。血清アルブミン低下の有無などからマラスムス型かクワシオコール型を判定する。

　いずれのタイプであってもビタミンやミネラルなど，複数の栄養素欠乏の並存が多いことに注意が必要である。

(1) クワシオルコル

　クワシオルコルは，相対的にエネルギーは保たれているが極度のたんぱく質量の欠乏により起こる。血清アルブミン値の低下が著しく低アルブミン血症となり，浮腫や腹水が出現する。リポたんぱくの合成能の低下から肝臓は脂肪肝となり肥大する。そのため極度の体重減少はない。食欲低下，脱毛，血圧低下，徐脈，低体温，感染性，創傷治癒の遅延などがみられる。小児で

は成長障害や知能障害がみられる。母乳などでなく炭水化物の不適切な食事を与えられた乳幼児や，成人では偏食によるたんぱく質摂取不足，疾患によるたんぱく質必要量の増加やたんぱく質の喪失（敗血症，手術後，外傷や熱傷後など）で起こることがある。

(2) マラスムス，PEM

たんぱく質とエネルギーがともに欠乏したときにみられるのがPEM（protein energy malnutrition）である。①何も食べられないといった飢餓による栄養失調で，食欲はあることが多い。②エネルギー摂取量が不十分であるため，肝臓のグリコーゲンの消費，糖新生による筋たんぱくの崩壊，貯蔵脂肪の分解でエネルギーが使われている。たんぱく質合成のためのアミノ酸は筋肉から肝臓に供給されるため，血清アルブミン値は基準を示し，浮腫，肝臓の肥大はない。③著明な体重減少，全身衰弱，老人様顔貌，皮下脂肪の消失，筋萎縮がみられる。④小児では成長障害は著しいが，知能障害はほとんどみられない。発展途上国の貧困，飢饉，戦争などでの食料不足のほか，がん患者やHIV患者，摂食障害などで生じる。

6.3.3 悪液質（カヘキシー）

悪液質（cachexia，カヘキシー）とは，主として栄養失調に基づく病的な全身の衰弱状態で，慢性疾患の経過中に起こる全身衰弱，るいそう，浮腫，貧血，皮膚蒼白などの症状を呈する。また悪液質は，食欲不振を合併しているため，食欲不振悪液質症候群（anorexia cachexia syndrome）ともよばれる。悪液質は，筋肉量（lean body mass：LBM）の減少が特徴的である。通常の飢餓による体重減少ではLBMは比較的維持され，進行がんによる悪液質の場合は，生体に必要な栄養素を消耗して臓器を破壊し，体重減少や低栄養，消耗状態が徐々に進行して死に至るが，このような，がんによる全身の不良な状態を「**がん悪液質**」（cancer cachexia）とよぶ。がん悪液質は，生体の代謝異常と食欲不振が起こり，異化亢進状態となる。生体内には**炎症性サイトカイン***が過剰に分泌され，全身が炎症状態に陥って衰弱し，不可逆的に胸水，腹水，全身浮腫が生じる。

この状態に静脈栄養投与を施しても体重増加は難しく，栄養状態は悪化する。終末期が近付くとがん代謝は正常代謝を上回り，エネルギー消費量は増

* 炎症性サイトカイン　侵襲が加わって炎症が起こり分泌されるサイトカインで，TNF-α，IL-1，IL-6などがある。本来生体の防御として分泌されるが，過剰に分泌されると体中に炎症を起こし全身性炎症反応（SIRS）の原因となる。

コラム4　クワシオルコルとマラスムスの語源

クワシオルコルはアフリカのガーナ語で，弟や妹の出産で1人目の子どもが無理な乳離れをさせられることから「desposed child（母親から離された子ども）」を指すといわれる。第1子はたんぱく質の豊富な母乳が与えられずトウモロコシなどが与えられて低たんぱく質となる。また乳児期の母親の死も原因のひとつである。一方，マラスムスはギリシャ語で「消耗」を意味している。

加する。

悪液質はがん患者の 20～80％に合併する。がんの種類による発生率は，肺がん，膵がん，胃がん，食道がんで多く，乳がんでは頻度が少ない。ほかにも抗がん剤，放射線治療，手術などによるもの，消化管の通過障害などで起こる。

6.3.4 ビタミン欠乏症・過剰症

現在の日本人の食事形態ではビタミン欠乏症や過剰症を生じにくいが，摂取が不適切であると異常をきたす。欠乏症は，①長期間の経口摂取不能，②不適切な食事，③吸収障害，④生体内での需要量の増加などが挙げられる。これらの原因としては重症熱傷や広範囲消化管切除，化学療法による侵襲，食習慣の乱れなどが挙げられる。ビタミン過剰症は，一般に水溶性ビタミンは吸収・代謝速度が速く，必要量以上の摂取時も速やかに排泄されるため過剰症の心配は少ないが，脂溶性ビタミンは脂肪とともに吸収され肝臓に蓄積するため，大量投与に対しては過剰症の注意が必要である。ビタミン欠乏・過剰症を**表 6.3**に示す。

(1) 水溶性ビタミン

① **ビタミン B_1（チアミン）** 糖質が燃焼してエネルギーを出すときに必要なビタミンである。欠乏すると糖の中間代謝産物であるピルビン酸からアセチル CoA に変換できず，**脚気**[*1]，**ウェルニッケ脳症**[*2]，**コルサコフ症候群**[*2] 乳酸アシドーシスなどが起こる。輸液管理中の場合には，点滴内に十分なビタミン B_1 補充が必要である。豚肉，うなぎ，玄米などに多く含まれる。

② **ビタミン B_2（リボフラビン）** エネルギー代謝に関与するビタミンである。食品中には，細胞内でリン酸化されてフラビンモノヌクレオチド（FMN）とフラビンアデニンジヌクレオチド（FDA）として存在し，酸化還元酵素の補酵素として多くの代謝反応に関与する。欠乏すると，口角炎，口唇炎，口内炎，舌炎，皮膚乾燥などを起こす。レバー，うなぎ，納豆，卵などに多く含まれる。

---

*1 **脚気（かっけ）** 倦怠感，食欲不振，足のむくみやしびれなど末梢神経障害と心不全をきたす。江戸時代には白米食の武士の間で，糖類中心によるビタミン B_1 要求量増加と B_1 摂取不足が重なり脚気が流行した。昭和初期までは死者があったが，現在はみられなくなった。B_1 を含まない高カロリー輸液で発症する。

*2 **ウェルニッケ脳症・コルサコフ症候群** ウェルニッケ脳症はアルコール多飲者（中毒者）に多く，眼球運動障害，運動失調，記憶障害がみられる。アルコールによるチアミンの吸収阻害と食事摂取不足が原因である。この後遺症として脳の機能障害や健忘症状をコルサコフ症候群といい，これらを合わせてウェルニッケ・コルサコフ症候群という。摂食障害や妊娠悪阻にもみられる。

コラム5　リフィーディングシンドローム（refeeding syndrome）

慢性的な低栄養状態の患者に積極的な栄養療法を開始した際にみられる代謝性合併症を「リフィーディングシンドローム」という。特に急激な低リン血症が重要である。飢餓や絶食状態では，糖質摂取量減少のためにインスリンが減少し，糖質の代わりに遊離脂肪酸とケトン体がエネルギー源となっている。細胞は電解質と特にリンが枯渇している。このような状態に大量のグルコース投与を開始すると，インスリン分泌が増加し，グルコース以外にカリウムとマグネシウム，リンが細胞内に急速に流入し，低カリウム・低マグネシウム血症が起こる。特に重篤な低リン血症に陥り，高度のアシドーシス，呼吸困難，意識障害を呈して，短時間の内に心不全から死に至る。絶食や低栄養状態の患者への栄養補給時には，血清リン濃度に注意して脱水の補整と併せて糖質補給は緩徐に行うことが必要である。

表6.3 ビタミン欠乏・過剰症

	ビタミン	欠乏症	過剰症
水溶性ビタミン	ビタミンB_1	脚気，ウェルニッケ脳症，コルサコフ症候群	
	ビタミンB_2	口角炎，口唇炎，口内炎，舌炎，皮膚乾燥	
	ナイアシン	ペラグラ，皮膚炎，下痢，知能低下	
	ビタミンB_6	口内炎，皮膚炎，貧血	神経障害
	葉酸	巨赤芽球性貧血，胎児の神経管閉鎖障害	
	ビタミンB_{12}	巨赤芽球性貧血，悪性貧血，ハンター舌炎，神経障害	
	パントテン酸	四肢のしびれ，手足の灼熱感	
	ビオチン	皮膚炎，脱毛，神経障害	
	ビタミンC	壊血病，骨形成不全，貧血	
脂溶性ビタミン	ビタミンA	夜盲症，眼球乾燥，皮膚乾燥	頭痛，発育停止，脱毛，貧血
	ビタミンD	くる病，骨軟化症	高カルシウム血症，腎障害，軟組織の石灰化障害
	ビタミンE	溶血，血管障害	出血傾向
	ビタミンK	出血傾向，（新生児メレナ）	溶血性貧血

出所）図6.1と同じ

③ **ナイアシン** ナイアシンは，必須アミノ酸のひとつであるトリプトファンから体内で生合成されるため，トリプトファンが欠乏してもナイアシンが欠乏する。欠乏すると**ペラグラ**[*1]，下痢，皮膚炎，知能低下などが起こる。ナイアシンはレバー，肉類，魚類などに多く含まれる。

④ **ビタミンB_6（ピリドキシン）** ビタミンB_6には，ピリドキシン，ピリドキサール，ピリドキサミンの3種がある。アミノ酸代謝，神経伝達物質の代謝に関与している。腸内細菌からも作られるため欠乏症は少ないが，欠乏すると，舌炎，口内炎，末梢神経障害，皮膚炎，てんかん様痙攣を起こす。また鉄の運搬にかかわるヘムの合成に必要なため不足すると小球性貧血が起こる。レバー，まぐろ，かつおなどに含まれる。

⑤ **葉酸** DNA，RNAの構成要素であるプリン，ピリミジンの合成に関与する。欠乏するとDNA合成が阻害されて赤血球産生が抑えられ，**巨赤芽球性貧血**[*2]になる。また妊娠初期の不足では胎児の神経管閉塞障害などが知られている。経口避妊薬およびアルコール摂取により血清葉酸値は低下する。葉酸は緑黄色野菜やレバー，うなぎに多く含まれ，米にも葉酸が含まれているので日本食では欠乏症は起こりにくいとされている。しかし極端な野菜不足など食習慣の乱れは葉酸欠乏のリスクを高めている。

⑥ **ビタミンB_{12}（コバラミン）** たんぱく質や核酸の合成に必要なビタミンである。コバラミン化合物で，分子内にコバルトを含む。ホモシステインがメチオニンへ変換するのに必要である。吸収には，胃液中に分泌される内因子という糖たんぱく質が必要である。ビタミンB_{12}が欠乏するとDNA合成が阻害されて**悪性貧血（巨赤芽球性貧血），ハンター舌炎**[*3]，神経障害などが起きる。動物性食品のほとんどに含まれ，貝類，レバー，魚類などに多い。動

*1 ペラグラ ニコチン酸やトリプトファン欠乏でみられ，皮膚炎，下痢と認知症が主な症状である。顔面や頸部や手足の日光に当たる部分に発赤や水疱やかさぶたが形成され，色素沈着がみられる。かつて南アメリカのトウモロコシを主食とする地域で多数の発症者があった。日本ではアルコール多飲者，摂食障害者でみられる。

*2 巨赤芽球性貧血 ビタミンB_{12}または葉酸の欠乏でみられるDNAの合成障害で，未分化の巨大な赤芽球がみられる貧血である。ビタミンB_{12}欠乏を悪性貧血ともいう。萎縮性胃炎や広範囲の胃切除後には，ビタミンB_{12}を吸収する内因子が減少し，術後5年位経ってから発症することがある。

*3 ハンター舌炎 ビタミンB_{12}欠乏による悪性貧血でみられる舌炎で，舌先の灼熱感や痛みを伴う。糸状乳頭と茸状乳頭が萎縮して舌の表面が平滑になる。

物性食品からしか摂取できないため完全な菜食主義者では欠乏症がある。

⑦ **パントテン酸** コエンザイムA（CoA）など，補酵素の構成成分である。ピルビン酸とCoAからアセチルCoAが構成される。また腸内細菌からも生成される。TCAサイクルや脂質代謝にかかわっているため，欠乏ではエネルギー代謝の異常や傷害をおこす。四肢のしびれや手足の灼熱感がみられる。レバー，納豆，鶏肉などに多く含まれる。

⑧ **ビオチン** ビオチンはカルボキシラーゼの補酵素として作用している。腸内細菌からも生成され，欠乏すると皮膚炎，脱毛，神経障害などが起こる。肉類，魚類，野菜など幅広く食品に含まれる。

⑨ **ビタミンC（アスコルビン酸）** ビタミンCは自身に強い還元作用があり，体内で抗酸化作用を発揮する。多くの動物では体内で合成されるが，ヒトでは合成できない。ビタミンCは，**コラーゲン**[*1]の主要成分ヒドロキシプロリンの合成に必須の補酵素として働き，欠乏するとコラーゲンの合成ができず，**壊血病**[*2]，損傷修復の遅延，骨形成不全のほか，低色素性貧血が生じる。アスコルビン酸はクエン酸とは異なり，必ずしも味に酸味があるとは限らない。緑黄色野菜，果実，豆類，ジャガイモなどに多く含まれる。

(2) 脂溶性ビタミン

① **ビタミンA** レチノール，レチナール，レチノイン酸など50種類におよび，網膜杆状細胞にあるロドプシンの構成成分であるほか，ほとんどの細胞の増殖に不可欠である。脂溶性で動物性食品にしか含まれないが，前駆物質のカロテノイドのように体内でビタミンAに変換されるプロビタミンAは動植物に存在する。食事摂取基準ではレチノール当量として策定されている。欠乏すると**夜盲症**[*3]や，角膜・皮膚・粘膜などの乾燥などの症状を起こす。過剰摂取は，悪心，嘔吐，頭痛などの症状が現れ，慢性的に過剰になると発育停止，脱毛，貧血などが起こる。レバー，緑黄色野菜などに多く含まれる。

② **ビタミンD** 天然でビタミンD活性を有するのはビタミンD_2（エルゴカルシフェロール）とビタミンD_3（コレカルシフェロール）で，D_3はコレステロールをもとに体内で合成される。

小腸からのカルシウム吸収促進，二次的にリン酸の吸収も促進する。不足すると，小腸や腎臓でカルシウム吸収量が減少し，骨や歯の発育不良のほか，小児では**くる病**[*4]，成人では**骨軟化症**[*5]が起きる。過剰では，高カルシウム血症，腎障害，軟組織の石灰化障害などが起こる。魚類，魚卵，干シイタケなどに含まれる。

③ **ビタミンE** α-トコフェロールがもっとも多い。欠乏した場合，過酸化水素による溶血反応が上昇する。過剰摂取では出血傾向がみられる。魚類，

[*1] コラーゲン 真皮，靱帯，腱，骨，軟骨などを構成するたんぱく質のひとつ。細胞外基質の主成分で，体内の全たんぱく質の30％を占める。

[*2] 壊血病 細胞間組織の障害で生じた血管の損傷。皮膚や粘膜，歯肉の出血など，出血性の傷害が体内の各器官で生じる病気。

[*3] 夜盲症 ビタミンAの不足によってロドプシンの再合成が妨げられて，暗順応（暗闇に入った後で網膜の感度が増してだんだん見えるようになること）が遅延する病気。俗に鳥目（とりめ）ともよばれる。

[*4] くる病 乳幼児の骨格異常で，骨の発育時期にカルシウムが骨に沈着しないことから，脊椎やO脚，X脚湾曲変形を認める。ビタミンDは皮膚が紫外線の照射で合成されるが乳幼児では不十分であり食事からの摂取が重要である。アレルギーによる厳しい制限食や，肝臓や腎臓で代謝されることからこれらの疾患でも生じることがある。

[*5] 骨軟化症 大人の骨格異常。骨芽細胞は骨器質と類骨（コラーゲンの網目状のもの）にカルシウムやリンなどが石灰化し硬い組織となるが，骨軟化症は石灰化が不十分である。石灰化に必要なビタミンDの欠乏が原因で，肝疾患や腎疾患でも生じる。骨軟化症は類骨量と石灰化した骨の骨全量は正常であるが，骨粗鬆症は骨全量が不足した状態をいう。

油，ナッツに多く含まれる。

④ **ビタミンK** 天然に存在するビタミンKは，緑黄色野菜に含まれるビタミンK_1と，動物性食品や納豆に含まれるK_2であり，腸内細菌でも作られる。肝臓での血液凝固因子プロトロンビン合成に関与する。欠乏すると凝固因子の合成が阻害され出血傾向が起きる。腸内細菌叢がまだ定着していない新生児は下血がみられることがあるのが**新生児メレナ**[*1]という現象である。出生後の健診時にはビタミンKを投与する。過剰症に溶血性貧血がある。納豆，緑黄色野菜に多く含まれる。

6.3.5 ミネラル欠乏症・過剰症

ミネラルは身体を構成する成分となるほか，体液浸透圧，酸塩基平衡，水分平衡などの調整や生理活性物質の成分であり，多くの生理作用に関与している。

ミネラルの不足は，著しく偏った食生活を行う人や中心静脈栄養患者などにみられることがある。ミネラル欠乏症の診断は，臨床症状，食生活，血清および尿中濃度測定などで行い，治療は不足しているミネラルを補給する。一方ミネラルの過剰は，過剰に摂取しているミネラルを制限する。一般の食生活では塩化ナトリウム過剰摂取による高血圧が最も多い。ミネラルの欠乏症，過剰症を**表6.4**に示す。

① **マグネシウム（Mg）** マグネシウムは約70％が骨や歯に存在し，残りは血漿，赤血球，筋肉中の各組織に存在する。血清中のマグネシウムは，イオン化合物やアルブミンなどと結合して存在する。生体内の作用は，細胞内での酵素活性，神経の情報伝達，筋肉の収縮などに働く。低マグネシウム血症では，骨や歯の形成障害，**テタニー**[*2]，せん妄などがみられる。高マグネシウム血症では筋力の低下，傾眠，低血圧などがみられる。さらに昏睡，呼吸不全そして死に至ることもある。大豆製品，魚介類，海藻，ナッツに多く含まれる。

② **カルシウム（Ca）** 体内のカルシウムは，約99％がリン酸化合物の形で骨や歯に存在し，残りは軟組織や体液中にイオンの形で存在する。副甲状腺ホルモンとビタミンDにより調整される。生体内での作用は，骨や歯の形成のほか心筋の規律的な収縮，各種ホルモンの分泌，細胞の情報伝達，神経の興奮，血液凝固など生命活動の根源的で重要な役割に関与する。食事中のカルシウム不足では，骨粗鬆症が最も多くみられるが，低カルシウム血症では**テタニー**が生じる。高カルシウム血症では腎・尿路結石がみられるが，多量のカルシウム摂取と薬剤の併用では**ミルク・アルカリ症候群**[*3]が生じる。カルシウムは牛乳，乳製品，魚骨，緑黄色野菜などに多く含まれる。

③ **リン（P）** 約85％がカルシウム塩とともに骨や歯にあるが，残りは細

[*1] **新生児メレナ** 新生児期にみられる吐血や下血などの消化管の出血。原因は多様であるが，母乳栄養児ではビタミンKが不足し，生後2〜3ヵ月して頭蓋内出血を生じる場合もあり，出生後の健診時にはビタミンKが投与される。ビタミンK欠乏による真性メレナと分娩時の母体血嚥下などによる仮性メレナがある。

[*2] **テタニー** 低カルシウムや低マグネシウムで，手足のしびれ，痙攣，屈曲などが生じる症状のこと。重症では全身の筋肉の硬直や知覚障害を伴う。副甲状腺機能低下症，過換気症候群，原発性アルドステロン症，ビタミンD低下症から起こる。

[*3] **ミルク・アルカリ症候群** 消化性潰瘍の治療薬などのアルカリ製剤とカルシウムの長期にわたる多量摂取により生じる慢性の腎障害のひとつ。嘔吐，頭痛，意識障害が生じる。

表6.4 ミネラル欠乏・過剰症

	ミネラル	欠乏症	過剰症
多量元素	マグネシウム（Mg）	骨や歯の形成障害, テタニー, せん妄	筋力の低下, 傾眠, 低血圧
	カルシウム（Ca）	骨や歯の形成障害, 骨粗鬆症, テタニー	腎・尿路結石, ミルクアルカリ症候群
	リン（P）	骨や歯の形成障害, 筋肉の麻痺	カルシウムの吸収障害
	ナトリウム（Na）	嘔吐, 意識障害, 痙攣	高血圧, 浮腫
	カリウム（K）	四肢麻痺	筋脱力, 呼吸困難, 心停止
微量元素	鉄（Fe）	鉄欠乏性貧血	ヘモクロマトーシス
	銅（Cu）	知能低下, 発育障害, 色素脱失, 骨や血管の異常	ウイルソン病
	亜鉛（Zn）	成長障害, 味覚障害, 免疫能低下	鉄欠乏症, 銅欠乏症, 胃部不快感
	セレン（Se）	克山病, 心機能障害	皮膚障害, 脱毛, 爪の異常
	ヨウ素（I）	成長障害, 甲状腺肥大症, 甲状腺腫	甲状腺腫, 甲状腺機能低下症
	コバルト（Co）	悪性貧血	
	クロム（Cr）	耐糖能異常	
	モリブデン（Mo）	頻脈, 昏睡	銅欠乏症
	マンガン（Mn）	成長障害, 骨形成異常	

胞内や血液にあり, 核酸, リン脂質, ATPなどとして糖質代謝やエネルギー代謝に重要な働きをしている. 低リン血症では骨や歯の形成障害, 筋肉の麻痺などさまざまな症状が出現する. 高リン血症を来すと血清カルシウム値が低下するため, テタニー, カルシウムの吸収障害, 軟部組織や血管壁の石灰化などがみられる. リンは動植物を問わず食品に広く存在するが, 吸収はカルシウム量に依存し, 成長期, 妊娠期, 授乳期では摂取するカルシウムとリンの比が1：1の時に最もよく吸収される. 食品では魚介類, 乳製品に多く含まれるが, レトルト食品や加工食品の添加物として多く使用されている.

④ **ナトリウム（Na）** ナトリウムは細胞外液の主要な陽イオンであり, 細胞外液量を維持し浸透圧, 酸塩基平衡の調節に重要な役割を果たしている. 生体内のナトリウムは50％が細胞外液で, 40％が骨に, 10％が細胞内液中に存在する. 骨に存在するナトリウムの約60％はリン酸カルシウムなどと結合している. 摂取したナトリウムの大部分は小腸上部から吸収され, 98％以上が塩素とともに尿として排泄される. 生体内のナトリウムの恒常性は, ナトリウムの摂取と排泄により調節されており, この中心的な役割をレニン, アンジオテンシン, アルドステロン系が果たしている. 低ナトリウム血症は, 下痢, 嘔吐, 大量の発汗, 利尿薬投与などで水よりナトリウムが欠乏した場合や, 水の多飲, 浮腫, うっ血性心不全, 肝硬変, ネフローゼ症候群などでナトリウムより水が過剰になった場合に, 嘔吐, けいれんや意識障害が生じる. ナトリウムは過剰摂取による高血圧, 浮腫が一般的であるが, 高ナトリウム血症は, 脱水, 発汗, 発熱, 水分制限など水欠乏の場合に, 口渇, 神経症状, 痙攣, 昏睡が生じる. 食品では塩や塩分のある食品全般に含まれ, 過

剰摂取が問題である。

⑤ **カリウム（K）** カリウムはナトリウムとともに体内に存在する最も多い陽イオンである。ナトリウムはそのほとんどが細胞外に存在するのに対し，カリウムは大部分が細胞内液中に存在する。血清中にも一定量が含まれ，細胞内・外への移行により相対的に浸透圧，酸塩基平衡に関与するとともに，細胞の機能や神経，筋肉の興奮性，特に心筋に大きな影響を及ぼす。

細胞内外への分布はインスリン，カテコールアミン，ミネラルコルチコイド，pH，浸透圧などの影響を受け，また排泄は腎により正常範囲に保たれている。カリウムを大量に喪失すると，全身倦怠，筋肉の脱力感，四肢麻痺，錯乱などが現れる。高カリウム血症では，筋脱力，弛緩性麻痺，不整脈がみられるが，著しい場合には呼吸筋麻痺と呼吸困難，心停止に至る。生野菜，生果物，豆，芋類に多く含まれる。

⑥ **鉄（Fe）** 体内には鉄が4～5gあり，そのうちの60～70％はヘモグロビンやミオグロビンにヘム鉄として存在する。残りはフェリチンやヘモジデリンなど貯蔵鉄として肝，脾，骨髄に蓄えられる。鉄は大半が体内で再利用され，1日の排泄量も1日に必要な摂取量も10mg程度である。鉄は不足しやすく，全女性の8％程度で鉄欠乏性貧血（小球性低色素性貧血）がみられる。過剰症はまれであるが，ヘモクロマトーシスが生じる。ビタミンCなど還元剤の存在下でFe^{3+}がFe^{2+}になると体内に吸収されやすい。肉，魚，卵，大豆，穀物などに多く含まれる。

⑦ **銅（Cu）** 銅は筋肉や骨，肝臓中に多く分布している。細胞内では銅はたんぱく質と結合して存在している。細胞内に銅が過剰に存在すると毒性を示すため，体内の銅の恒常性は厳密に調整されている。先天的な欠乏として知能低下，発育障害，色素脱失，骨や血管の異常がある。後天的な欠乏原因として摂取不足，吸収不良，銅非添加の高カロリー輸液，経腸栄養などがある。先天的な過剰症に**ウィルソン病**＊がある。銅は，レバーやナッツ，牡蠣などに多く含まれる。

⑧ **亜鉛（Zn）** 亜鉛は骨に多く体組成に分布している。血液中には少ない。酵素の活性や成分として必須で，免疫，味覚感知，精子形成，小児の成長など多くに関与している。1日に必要な摂取量は10～15mgである。亜鉛欠乏では，味覚障害，免疫能低下，胎児発育障害などのほか，口内炎，舌炎，脱毛，爪変化などがみられる。過剰症では，鉄欠乏症，銅欠乏症，胃部不快感がみられる。亜鉛は，牡蠣，牛肉に多く含まれる。

⑨ **セレン（Se）** 生体内のセレンは大部分がたんぱく質と結合している。抗酸化作用で組織細胞の酸化を防ぎ，甲状腺ホルモンを活性化する。過剰症は毛髪脱落，爪の変化，胃腸障害などの異常である。完全静脈栄養を実施し

＊ **ウィルソン病** 銅の先天性代謝異常であり，体内に銅が蓄積する。肝障害，神経障害，精神症状，角膜輪がみられる。多くの場合，3～15歳の小児期に肝障害で発見されるが，年齢は幅が広い。

ている場合にはセレン欠乏が起こりうるが，セレンは中毒域が1 mg／日と投与安全域が狭く注意を要する。魚介，動物の内臓，卵類に多く含まれる。セレンは食品に豊富に含まれるため不足は少ないが，土壌中セレンの少ない地域ではセレン欠乏による**克山病***がみられることがある。

> * **克山病** 1935年中国の克山県で原因不明の心筋疾患が起こったことから名付けられた。この地域は，土地，水，食物中のセレン濃度が低く，セレン欠乏とみとめられた。

⑩ **ヨウ素（I）** ヨウ素は甲状腺ホルモンであるチロキシン（T4）とトリヨードチロシン（T3）の構成要素として必須である。成人のヨウ素のうち70〜80％は甲状腺に存在する。甲状腺ホルモンは，細胞の発達や成長を促したり，基礎代謝の維持・増進にかかわる。ヨウ素欠乏になると甲状腺のヨウ素貯蔵量が減少して甲状腺腫や甲状腺機能低下症が起こる。海藻に多く含まれ，日本食では自然に摂取しているが，大陸では不足予防にヨード摂取を義務付けている国も多い。ヨード過剰症でも同様の甲状腺腫や甲状腺機能低下症がみられる。

⑪ **コバルト（Co）** コバルトは，ビタミンB_{12}の一部を構成し，骨髄の造血作用に不可欠である。不足するとビタミンB_{12}欠乏，悪性貧血が生じる。さまざまな食品に含まれる。

⑫ **クロム（Cr）** クロムは極めて低濃度で組織に存在する。クロム欠乏状態では，インスリン作用が低下し，耐糖能低下が生じると考えられている。また末梢神経障害，高コレステロール血症，窒素平衡の異常などがみられる。

⑬ **モリブデン（Mo）** モリブデンは吸収率が高く，吸収後速やかに代謝されて腎臓から排泄される。モリブデンはいくつかの酵素の補因子として機能している。完全静脈栄養の欠乏では頻脈，多呼吸，夜盲症，昏睡状態などの報告がある。過剰摂取では銅の吸収を阻害して銅欠乏症を発症する。

⑭ **マンガン（Mn）** マンガンは生体内にほぼ一様に分布している。マンガンの吸収は消化器（十二指腸・空腸）が主で，恒常性が保たれている。酵素の活性化や抗酸化酵素の構成成分として多くの代謝に関与している。マンガン欠乏症状は身長発育障害，骨形成異常，生殖能力の欠如，脂質や糖質の代謝異常がある。通常の生活では欠乏は起こらないが，完全静脈栄養では欠乏の可能性がある。また，サプリメントによる過剰症では，免疫力の低下や臓器障害などが生じる。食品ではれんこん，大豆，玄米などに多く含まれる。

6.4 肥満と代謝疾患

6.4.1 肥満，メタボリックシンドローム

(1) 肥満

肥満は身体に脂肪組織が過剰に蓄積した状態である。脂肪組織はエネルギーの供給が消費を上回ったときに身体に蓄積する。肥満の判定には身長あたりの体重指数であるBMI（body mass index）を利用する方法が一般的であり，

6 栄養障害と代謝疾患

日本ではBMI≧25を肥満とみなす（**表6.5**）。ただし肥満であっても医学的に減量を要する状態とは限らない。健康障害を合併するか，CTで測定した内臓脂肪面積が≧100cm² を有する場合には肥満症と診断する（**図6.6**）。

肥満の成因には，特定の原因疾患のない**原発性肥満**と他の基礎疾患や特殊な疾患の症状として発現する二次性肥満がある。

二次性肥満には，内分泌性疾患に起因する肥満（**クッシング症候群**，性腺機能不全，甲状腺機能低下症など），遺伝因子が関与する肥満，中枢性疾患に随伴する視床下部性肥満（脳腫瘍，頭部外傷など）があるがその頻度は少なく，肥満者のうち原発性肥満が約90～95%を占める。

また，肥満の成因は細胞レベルで分類すると細胞肥大型と細胞増多型とに分類でき，成人の肥満は細胞肥大型であり過食や活動性の低下が重要な因子となる。若年で発症する極端な肥満は通常，細胞増多型であり脂肪細胞の増加が活発になる生後1年未満と思春期における食事や栄養状態が重要な因子であるといわれている。

肥満は体脂肪の分布により**皮下脂肪型**と**内臓脂肪型**とに分けられ内臓脂肪型の判定は**図6.7**の手順で行う。ウエスト周囲長（メタボリックシンドロームのウエスト周囲径と同じ）の測定法と注意点を**図6.8**に示す。**内臓脂肪型肥満**では糖や脂質の代謝異常をしばしば合併し，糖代謝異常，心血管障害，高血

表6.5 肥満度分類

BMI	判定	WHO基準
＜18.5	低体重	Under weight
18.5≦～＜25	普通体重	Normal range
25≦～＜30	肥満（1度）	Preobese
30≦～＜35	肥満（2度）	Obese class 1
35≦～＜40	肥満（3度）	Obese class 2
40≦	肥満（4度）	Obese class 3

注1）ただし，肥満（BMI≧25）は，医学的に減量を要する状態とは限らない。なお，標準体重は最も疾病の少ないBMI22を基準として標準体重（kg）＝身長（m）²×22で計算された値とする。
2）BMI35を高度肥満とする。
出所）日本肥満学会肥満症治療ガイドライン作成委員会：肥満症治療ガイドライン2011

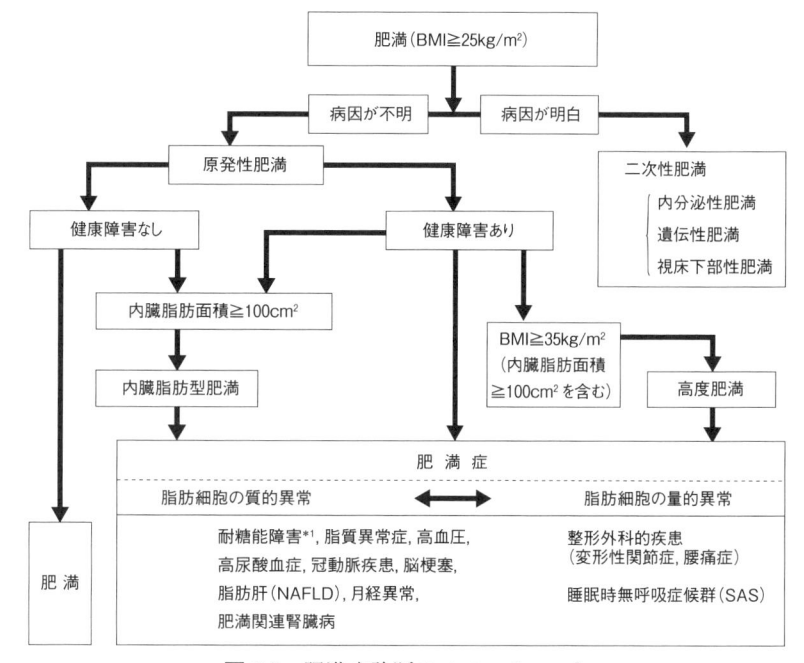

図6.6 肥満症診断のフローチャート
注）2型糖尿病・耐糖能異常を含む。
出所）表6.5と同じ

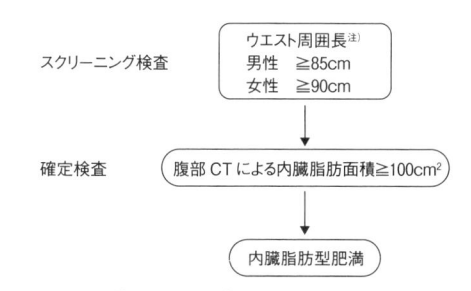

図6.7 肥満における内臓脂肪型肥満の判定手順
注）図6.6参照。
出所）表6.5と同じ

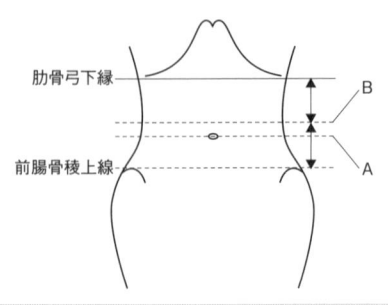

●測定部位
①臍位：A
②過剰な脂肪蓄積で腹部が膨隆下垂し，臍が正常位にない症例では，肋骨弓下縁と前腸骨稜上線の中点：B
●姿勢・呼吸
①両足を揃えた立体で，緊張せずに腕を両側に下げる
②腹壁の緊張をとる
③軽い呼気の終期に計測
●計測時の注意点
①非伸縮性のメジャーを使用
②0.1cm 単位で計測
③ウエスト周囲長の前後が水平位になるように計測
④メジャーが腹部にくい込まないように注意
⑤食事による測定誤差を避けるため，空腹時に計測

図 6.8 標準的ウエスト周囲長測定法と測定時の注意点

出所）本田佳子，土江節子，曽根博仁編：栄養科学イラストレイテッド臨床栄養学疾患別編，羊土社（2012）

表 6.6 わが国のメタボリックシンドロームの診断基準

腹腔内脂肪蓄積	
ウエスト周囲径	男性≧ 85cm 女性≧ 90cm
（内臓脂肪面積　男女とも≧ 100cm²に相当）	
上記に加え以下のうち 2 項目以上	
高トリグリセライド血症 かつ／または 低 HDL コレステロール血症	≧ 150mg／dL ＜ 40mg／dL 男女とも
収縮期血圧 かつ／または 拡張期血圧	≧ 130mmHg ≧ 85mmHg
空腹時高血糖	≧ 110mg／dL

注1）CT スキャンなどで内臓脂肪量測定を行うことが望ましい。
2）ウエスト径は立位，軽呼気時，臍レベルで測定する。脂肪蓄積が著明で臍が下方に偏位している場合は肋骨下縁と前上腸骨棘の中点の高さで測定する。
3）メタボリックシンドロームと診断された場合，糖負荷試験が薦められるが診断には必須ではない。
4）高トリグリセライド血症，低 HDL コレステロール血症，高血圧，糖尿病に対する薬剤治療をうけている場合は，それぞれの項目に含める。

出所）メタボリックシンドローム診断基準検討委員会：メタボリックシンドロームの定義と診断基準，日本内科医学会誌，**94**（4）（2005）

圧などの危険性が高く肥満・肥満症治療の目的はそれら健康障害の発症を予防し進行を抑制することである。

治療は原発性肥満の場合は生活習慣の改善（食事療法，運動療法，行動療法），薬物療法，外科療法が行われる。二次性肥満では原疾患の治療が必要である。

(2) メタボリックシンドローム

メタボリックシンドロームは，これまで「Syndrome X」「死の四重奏（the deadly quartet）」「内臓脂肪症候群」「インスリン抵抗性症候群」などとよばれていたが，1999 年に「メタボリックシンドローム」に統一された。

メタボリックシンドロームは，過栄養や運動不足による肥満，特に内臓脂肪蓄積を基盤として動脈硬化の危険因子が重複した病態である（**表 6.6**）。蓄積した**内臓脂肪**＊からは耐糖能異常，脂質異常，血圧上昇などの動脈硬化性疾患の危険因子にかかわる多彩なホルモンが分泌される。**TNF-α**や**レジスチン**は上昇しインスリン抵抗性を引き起こす。**遊離脂肪酸（FFA）**の上昇により HDL コレステロールは減少する。**アジオテンシノーゲン**の上昇は血圧を上昇させる。一方，**アディポネクチン**は低下し動脈硬化の進行やインスリン抵抗性の増大と関連する。また，内臓脂肪の蓄積は動脈硬化の危険因子の発症要因となるだけでなく，それぞれの危険因子の病態がたとえ軽度であっても集積することで動脈硬化性疾患の発症に直接影響する。

＊ 内臓脂肪　腹部の腸間膜に蓄積しエネルギーの貯蔵と放出に短期的に反応する。皮下脂肪より蓄積しやすく代謝も早い。内臓の保護や位置を保持する役割もある。

6 栄養障害と代謝疾患

メタボリックシンドロームの疾患概念が確立されて以降は内臓脂肪蓄積が存在する場合にはそれを減少させるよう,運動や食生活など生活習慣の改善を積極的に行う意義が明確となった。

6.4.2 糖尿病

糖尿病は**インスリン分泌不足**または**インスリン抵抗性**(感受性低下)によりインスリンが体内の組織で血糖を含む代謝調節機能を充分に発揮できずインスリン作用不足をきたし高血糖が持続する疾患である。糖尿病は成因と病態からいくつかに分類される(表6.7)。糖尿病の診断は,空腹時血糖値および**75g 経口ブドウ糖負荷試験**[*1](以下 OGTT)2時間値,および **HbA1c**[*2] により行われる(図6.9,表6.8,6.9)。高血糖が持続することにより,急性あるいは慢性の合併症が引き起こされ,患者の生活の質(QOL)を著しく低下させる恐れがあるので,長期に

表6.7 糖尿病と糖代謝異常[1]**の成因分類**[2]

I. 1型	膵β細胞の破壊,通常は絶対的インスリン欠乏に至る A. 自己免疫性 B. 特発性
II. 2型	インスリン分泌低下を主体とするものと,インスリン抵抗性が主体で,それにインスリンの相対的不足を伴うものなどがある
III. その他の特定の機序,疾患によるもの A. 遺伝因子として遺伝子異常が同定されたもの ① 膵β細胞機能にかかわる遺伝子異常 ② インスリン作用の伝達機構にかかわる遺伝子異常 B. 他の疾患,条件に伴うもの ① 膵外分泌疾患　　② 内分泌疾患 ③ 肝疾患　　　　　④ 薬剤や化学物質によるもの ⑤ 感染症　　　　　⑥ 免疫機序によるまれな病態 ⑦ その他の遺伝的症候群で糖尿病を伴うことの多いもの	
IV. 妊娠糖尿病	

注1)一部には,糖尿病特有の合併症をきたすかどうかが確認されていないものも含まれる。
　2)現時点ではいずれにも分類できないものは,分類不能とする。
出所)日本糖尿病学会編:2012-2013糖尿病治療ガイド,文光堂(2012)

*1 75g 経口ブドウ糖負荷試験(OGTT) 検査開始前10時間以上の絶飲食後に採血し血糖値を測定する(空腹時血糖)。その後ブドウ糖75g 水溶水を飲用し30分,1時間,2時間経過ごとに採血し血糖値を測定する。

*2 HbA1c(hemoglobin A1c) 採血時から過去1,2ヵ月間の平均血糖値を反映し,糖尿病の診断に用いられる。わが国の臨床現場ではこれまで JDS(japan diabetes society)値を用いてきたが,2012年4月以降,国際的に用いられている NGSP(national glycohemoglobin standardization program)値を併記することとしている。

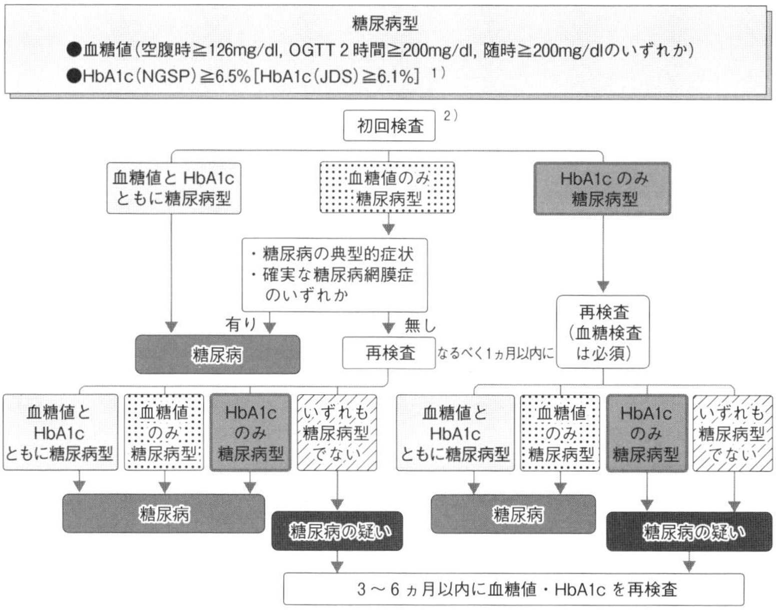

糖尿病型
●血糖値(空腹時≧126mg/dl, OGTT 2時間値≧200mg/dl, 随時≧200mg/dl のいずれか)
●HbA1c(NGSP)≧6.5%[HbA1c(JDS)≧6.1%] [1]

[フローチャート:初回検査[2] → 血糖値と HbA1c ともに糖尿病型 / 血糖値のみ糖尿病型 / HbA1c のみ糖尿病型 → 糖尿病の典型的症状・確実な糖尿病網膜症のいずれか 有り→糖尿病,無し→再検査 → 再検査(血糖検査は必須)なるべく1ヵ月以内に → 血糖値と HbA1c ともに糖尿病型/血糖値のみ糖尿病型/HbA1c のみ糖尿病型/いずれも糖尿病型でない →糖尿病/糖尿病の疑い/糖尿病/糖尿病の疑い → 3〜6ヵ月以内に血糖値・HbA1c を再検査]

注1)HbA1c の国際標準化に伴い,新しい NGSP 値と従来の JDS 値とを併記している。
　2)糖尿病が疑われる場合は,血糖値と同時に HbA1c を測定する。同日に血糖値と HbA1c が糖尿病型を示した場合には,初回検査だけで糖尿病と診断する。
出所)表6.7と同じ

図6.9 糖尿病の臨床診断フローチャート

表6.8 空腹時血糖値および75g経口ブドウ糖負荷試験（OGTT）による判定区分と判定基準

	血糖測定時間		判定区分
グルコース濃度（静脈血漿）[1]	空腹時	負荷後2時間	
	126mg/dL 以上	または 200mg/dL 以上	糖尿病型
	糖尿病型にも正常型にも属さないもの		境界型
	110mg/dL 未満	および 140mg/dL 未満	正常型[注2]

注1) 血糖値は，特に記載のない場合には静脈血漿値を示す。
 2) 正常型であっても1時間値が180mg/dL以上の場合は180mg/dL未満のものに比べて糖尿病に悪化する危険が高いので，境界型に準じた取り扱い（経過観察など）が必要である。また，空腹時血糖値が100〜109mg/dLは正常域であるが，「正常高値」とする。この集団は糖尿病への移行やOGTT時の耐糖能障害の程度からみて多様な集団であるため，OGTTを行うことが勧められる。
出所）日本糖尿病学会糖尿病診断基準に関する調査検討委員会：糖尿病の分類と診断基準に関する委員会報告，糖尿病，53，457（2010）より一部改変

表6.9 糖代謝異常の判定区分と判定基準

① 早朝空腹時血糖値126mg/dL以上 ② 75gOGTTで2時間値200mg/dL以上 ③ 随時血糖値200mg/dL以上 ④ HbA1c(NGSP)が6.5%以上（HbA1c(JDS)が6.1%以上）	①〜④のいずれかが確認された場合は「糖尿病型」と判定する。ただし①〜③のいずれかと④が確認された場合には糖尿病と診断してよい。
⑤ 早朝空腹時血糖値110mg/dL未満 ⑥ 75gOGTTで2時間値140mg/dL未満	⑤および⑥の血糖値が確認された場合には「正常型」と判定する。

注）上記の「糖尿病型」「正常型」いずれにも属さない場合は「境界型」と判定する。
出所）表6.7と同じ

＊C-ペプチド（CPR） インスリンが合成される前段階のプロインスリンは，A鎖とB鎖のインスリンとC鎖に分解される。このC鎖をCペプチドという。インスリンと同じ割合で血液中に分泌され，ほとんどが分解されないまま血液中を循環しているため，Cペプチドの測定は，膵臓からのインスリン分泌能力を知る手掛かりとして重要である。治療用のインスリンがあっても検査に支障がないため，有用である。

わたり厳格な血糖コントロールが重要となる（図6.10，表6.10）。

(1) 1型糖尿病

1型糖尿病は，自己免疫あるいは特発性の機序によりインスリンを合成・分泌する膵ランゲルハンス島β細胞の破壊・消失が生じて発症する。頻度は少なく糖尿病患者の1〜5％である。小児〜思春期に発症することが多いが中高年でも発症することがある。インスリンが絶対的に欠乏し，生命維持のためにインスリン治療が不可欠な場合がほとんどである。

診断は血中（あるいは尿中）C-ペプチド（CPR）＊を測定し内因性インスリン（膵臓が分泌可能なインスリン）の分泌低下を証明する。小児〜思春期に経口ブドウ糖負荷試験を行

```
         ┌ 急性合併症：糖尿病昏睡（ケトアシドース），低血糖，感染症
         │
         │         ┌ 細小血管障害（糖尿病特有の合併症）
         │         │   糖尿病神経障害：神経栄養障害→末梢神経・知覚神経麻痺→運動神経麻痺→自律神経麻痺
         │         │   糖尿病網膜症：網膜の微小血管の障害→新生血管→出血→眼底出血→失明
         └ 慢性合併症│   糖尿病腎症：糸球体血管の障害→糸球体ろ過量の低下→たんぱく尿→腎不全
                   │
                   └ 大血管障害（糖尿病により起こりやすくなる合併症）：虚血性心疾患，脳梗塞，慢性動脈閉塞症（壊疽）
```

出所）秋山栄一ほか：臨床栄養学概論，化学同人（2011）

図6.10 主な糖尿病合併症

表6.10 糖尿病患者の血糖コントロールの指標と評価

指標	コントロールの評価とその範囲				
	優	良	可		不可
			不十分	不良	
HbA1c（NGSP値）(%)	6.2未満	6.2〜6.9未満	6.9〜7.4未満	7.4〜8.4未満	8.4以上
			6.9〜8.4未満		
空腹時血糖値 (mg/dL)	80〜110未満	110〜130未満	130〜160未満		160以上
食後2時間血糖値 (mg/dL)	80〜140未満	140〜180未満	180〜220未満		220以上

注1) 血糖コントロールが「可」とは，治療の徹底により「良」ないしそれ以上に向けての改善の努力を行うべき領域である。「可」のなかでも7.4%未満をよりコントロールがよい「不十分」とし，ほかを「不良」とした（この境界の血糖値は定めない）。
 2) 妊娠（妊娠前から分娩までの間）に際しては，HbA1c5.8未満，空腹時血糖値100mg/dL未満，食後2時間血糖値120mg/dL未満で，低血糖のない状態を目標とする。
出所）日本糖尿病学会編：科学的根拠に基づく糖尿病診療ガイドライン2010，南江堂（2010）

う場合は，実際の体重（kg当たり）×1.75g（ただし最大75g）のグルコースを負荷する。また，**抗GAD抗体・ICA**[*1]などの自己抗体が陽性であることを確認する。

インスリン治療として自己血糖測定ならびに自己インスリン注射を継続する。思春期では，成長ホルモンの影響などにより「生理的インスリン抵抗性」が増大するほか，思春期特有の精神的葛藤も血糖コントロールに強く影響し，女子では月経周期の影響も加わることを考慮する必要がある。また，食事・運動療法を継続する中で成長に必要な栄養素やエネルギー量が不足しないよう注意が必要である。

(2) 2型糖尿病

2型糖尿病は，インスリン分泌低下とインスリン抵抗性により高血糖が持続する疾患である。この両者は遺伝因子に影響を受けている。また，これらを助長する因子として過食（特に脂質の過多），運動不足，肥満，ストレスなどの環境因子があり，年齢も影響する。中年以降の肥満者に多い。

食事・運動療法による生活習慣の改善が基本となるが，血糖値が改善しない場合には，それらを継続しながら経口血糖降下薬，DPP-IV阻害薬，インスリン抵抗性改善薬，α-グルコシダーゼ阻害薬などの薬物療法やインスリン注射による**血糖コントロール**を図る。血糖値を正常に保つことは合併症の進展を防ぐためにも重要である。

(3) 妊娠糖尿病（GMD）

妊娠糖尿病（GMD）は，妊娠中に初めて発見または発症した糖尿病に至っていない糖代謝異常で，明らかな糖尿病は含めない。

OGTTにより診断し，空腹時血糖値92mg／dL以上，1時間値180mg／dL以上，2時間値153mg／dL以上のいずれか1項目以上を満たすものとされ通常の判定よりも厳しい。糖尿病に至らない軽い糖代謝異常でも，児の過剰発育が起こりやすく周産期のリスクが高くなることや出産の一定期間後に母体に糖尿病発症のリスクが高まることから定期的な経過観察が重要である[*2]。

血糖コントロールは，母体や児の合併症を予防するために厳格に行う。食事療法が基本となるが，薬物療法にはインスリンを用いる。

6.4.3 脂質異常症

脂質異常症は血液中のLDLコレステロールやトリグリセライド（中性脂肪）が増加，HDLコレステロールが減少した状態をいう。動脈硬化性疾患の発症と深くかかわりがあり診断基準は将来，動脈硬化性疾患，特に冠動脈疾患（狭心症や心筋梗塞など）の発症を促進させる危険性の高い病的脂質レベルとして設定されている。遺伝的素因により家族性に高脂血症が認められる原発性（一次性）と他の疾患（糖尿病や甲状腺機能低下などの内分泌疾患，腎疾患，

[*1] 抗GAD抗体・ICA（islet cell antibody：膵頭細胞抗体） 抗GAD抗体，ICAは両者とも膵頭細胞の細胞質と反応する自己抗体である。自己抗体免疫反応の結果，膵β細胞が破壊されインスリン分泌低下（あるいは不能）となる。GADはグルタミン酸脱炭酸酵素（glutamic acid decarboxylase）の略。

[*2] 詳細は14.2.3を参照。

表6.11 脂質異常症の診断基準（空腹時採血）

高LDLコレステロール血症	LDLコレステロール（LDL-C）≧140mg/dL
低HDLコレステロール血症	HDLコレステロール（HDL-C）＜ 40mg/dL
高トリグリセライド血症	トリグリセライド（TG）　　　≧150mg/dL

注）この診断基準は薬物療法の開始基準を表記しているものではない。
　　薬物療法の適応に関してはほかの危険因子も勘案し決定されるべきである。
　　LDL-C値は直接測定法を用いるかフリードワルド（Friedewald）の式で計算する。
　　［LDL-C ＝ TC － HDL-C － TG/5（TG値が400mg/dL未満の場合）］
　　TG値が400mg/dL以上の場合は直接測定法にてLDL-C値を測定する。
出所）図6.10と同じ

表6.12 高脂血症の表現型分類

表現型	I	IIa	IIb	III	IV	V
増加するリポたんぱく	カイロミクロン	LDL	VLDL LDL	レムナント	VLDL	カイロミクロン VLDL
コレステロール	→または↑	↑～↑↑	↑～↑↑	↑↑	→または↑	↑
トリグリセライド	↑↑↑	→	↑↑	↑↑	↑↑	↑↑

出所）日本動脈硬化学会：動脈硬化性疾患予防のための脂質異常症治療ガイド（2008年版），
　　　協和企画（2009）

*1 **アポたんぱく** コレステロールや中性脂肪は疎水性が強く血液中ではたんぱくに結合した状態で存在する。コレステロールや中性脂肪を運ぶ担体として特化したものがアポたんぱくであり脂質と複合体を形成しリポたんぱくとなる。

*2 **リポたんぱく** リポたんぱくはたんぱく質の量による比重の違いで，カイロミクロン（Cylomicron），超低比重リポたんぱく（VLDL），中間比重リポたんぱく（IDL），低比重リポたんぱく（LDL），高比重リポたんぱく（HDL）の5つに分類される。LDLは合成されたコレステロールを全身に運びHDLは体内の余分なコレステロールを回収する。カイロミクロンは，摂取した脂質を腸から肝臓や全身に運びVLDLは肝臓で作られた中性脂肪を全身に運ぶ。IDLはリポたんぱくが代謝される過程の過渡的なリポたんぱくであるレムナントのひとつで血管壁に入り込んでマクロファージに貪食されやすくその結果，動脈硬化を起こすリポたんぱくとして重要である。

肝疾患など）や生活環境因子（過食，運動不足，アルコール過飲，薬剤など）により発症する続発性（二次性）がある。

　診断には早朝空腹時の血清脂質（LDLコレステロール，HDLコレステロール，トリグリセライド）値を用いる（**表6.11**）。血液中の脂質（コレステロール，中性脂肪，リン脂質，遊離脂肪酸）は**アポたんぱく**[*1]と結合した**リポたんぱく**[*2]の形で血液中に存在しており，リポたんぱくの増加状態により病態が分類される（**表6.12**）。症状は少なく中性脂肪が増加する場合には血清の白濁がみられ，原発性の場合には瞼やアキレス腱などに脂肪沈着による**黄色腫**がみられる。自覚症状が乏しいので問診により既往歴や生活習慣および動脈硬化性疾患を中心とした家族歴を把握することが必要である。

　治療は生活習慣の改善（食事療法，運動療法など）と薬物療法があり冠動脈疾患の既往のない場合にはまず生活習慣の改善を行う。冠動脈疾患の既往のある場合には生活習慣の改善と薬物療法を考慮する。動脈硬化性疾患の危険度に従って患者をカテゴリー分類し脂

表6.13 リスク区分別脂質管理目標値

治療方針の原則	管理区分	脂質管理目標値（mg/dl）			
		LDL-C	HDL-C	TG	non HDL-C*
一次予防 まず生活習慣の改善を行った後，薬物治療の適応を考慮する	カテゴリーI	<160	≧40	<150	<190
	カテゴリーII	<140			<170
	カテゴリーIII	<120			<150
二次予防 生活習慣の改善とともに薬物治療を考慮する	冠動脈疾患の既往	<100			<130

注）カテゴリーI～IIIは性別，現在喫煙の有無，収縮期血圧，TC，HDL-C，冠動脈疾患の家族歴，
　　耐糖能異常の有無で決定する。
　* non HDL-C＝TC － HDL-C
出所）日本動脈硬化学会：2012年版動脈硬化性疾患予防ガイドライン

6　栄養障害と代謝疾患

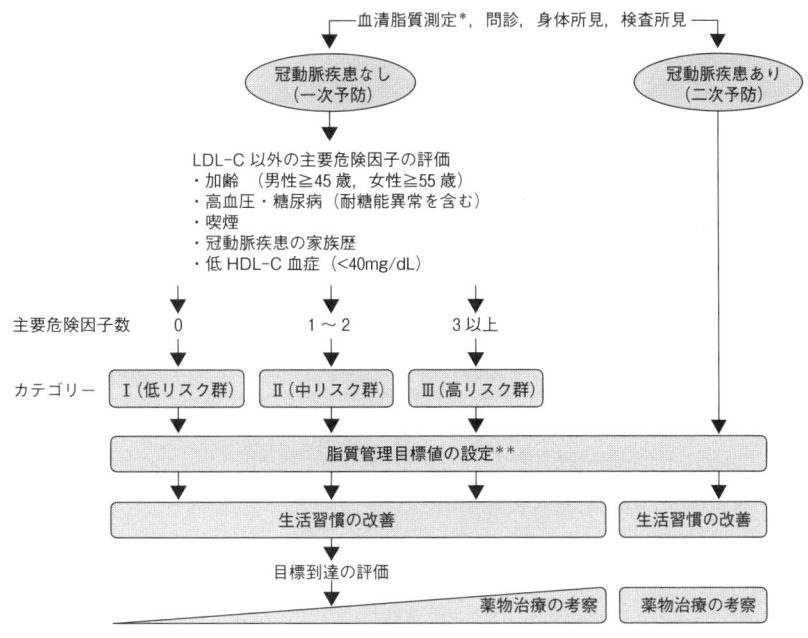

```
　　　　　　　血清脂質測定*，問診，身体所見，検査所見
　　　　　　　┌──────────────┴──────────────┐
　　　　　　冠動脈疾患なし　　　　　　　　　冠動脈疾患あり
　　　　　　（一次予防）　　　　　　　　　　（二次予防）
　　　　　　　　│
　　　　LDL-C 以外の主要危険因子の評価
　　　　・加齢（男性≧45 歳，女性≧55 歳）
　　　　・高血圧・糖尿病（耐糖能異常を含む）
　　　　・喫煙
　　　　・冠動脈疾患の家族歴
　　　　・低 HDL-C 血症（<40mg/dL）
　　　　　┌────────┬────────┐
主要危険因子数　0　　　1～2　　　3 以上
　　　　　│　　　　│　　　　│
カテゴリー　Ⅰ（低リスク群）Ⅱ（中リスク群）Ⅲ（高リスク群）
　　　　　└────────┼────────┘
　　　　　　　脂質管理目標値の設定**
　　　　　　　　│
　　　　　　　生活習慣の改善　　　　　　　　生活習慣の改善
　　　　　　　　│
　　　　　　　目標到達の評価
　　　　　　　　　　　薬物治療の考察　　　　薬物治療の考察
```

*血清脂質測定：原則として 12 時間以上の絶食後採血とする
**脂質管理目標値　表 6.13 参照

注）糖尿病，脳梗塞，閉塞性動脈硬化症があれば他に危険因子がなくてもⅢとする。
出所）表 6.12 と同じ

図 6.11　患者カテゴリーと管理目標からみた治療方針

質管理目標値を定める（**表 6.13**）。薬物療法の導入は個々の患者の病態により異なるが危険因子の少ない低リスク群ではその必要性は低くなる（**図 6.11**）。

6.4.4　高尿酸血症，痛風

　高尿酸血症は，血清尿酸値が 7.0mg/dL を超える状態をいう。自覚症状は発現しない。尿酸は DNA や RNA などの核酸の分解（内因性）か，**プリン体**[*1]を含む食事（外因性）のいずれかに由来している。内因性のプリン体は激しい運動や外傷，貧血，悪性腫瘍などの広範囲の細胞障害によって増加し，外因性のプリン体はアルコール飲料の過飲や肉食を中心とする欧米型の食生活，過食などによって増加する。体内で不要となったプリン体は肝臓で尿酸に変換されて尿中に排泄されるが，尿酸排泄能力の上限を超えた場合に体内で過剰となる。病型により尿酸生産過剰型，尿酸排泄低下型，混合型に分類されそれぞれ原発性と二次性がある。

　高尿酸血症の状態が持続すると関節や腎（尿路系）で**尿酸塩結晶**が形成される。関節に結晶が沈着し急性の発赤・腫脹を伴う関節炎を発症したものが**痛風**であり激烈な痛みを伴う。成人男性に圧倒的に多く，女性に少ない。また，腎臓に沈着すると尿路結石の病因となる。

　高尿酸血症の病型分類には，**尿酸クリアランス**[*2]およびクレアチニン・ク

[*1] プリン体　核酸の構成成分であるアデニン，グアニンを差しプリンヌクレオチドに含まれる。これら核酸（プリン）の代謝終産物がプリン体である。

[*2] 尿酸クリアランス　クリアランスとは通常，1 分間に何 mL の血漿が腎臓で完全に清掃されたかを示す。尿酸クリアランスは尿量と尿中尿酸値を測定し，血清尿酸値から算出する。値が大きい場合は比較的効率よく排泄されていることを示す。

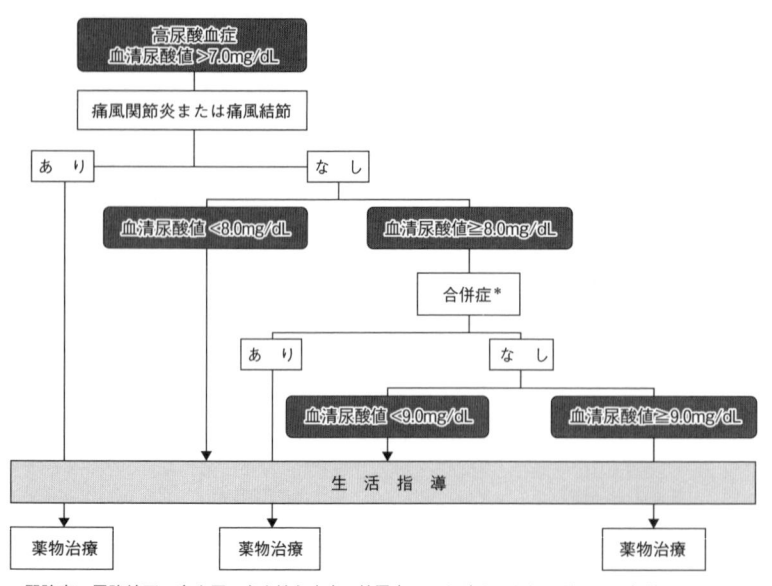

図 6.12 高尿酸血症の治療指針

出所）日本痛風・核酸代謝学会ガイドライン改訂委員会編：高尿酸血症・痛風の治療ガイドライン（第2版），メディカルレビュー社（2010）

＊腎障害，尿路結石，高血圧，虚血性心疾患，糖尿病，メタボリックシンドロームなど

＊1 痛風発作　しばしば夜間に多くは足の拇趾（親指）関節に激痛発作が起こり局所は発赤腫脹する。通常2～3日でピークを過ぎ，多くは1週間以内に鈍痛となり何事もなかったように痛みがなくなる。

＊2 常染色体劣性遺伝　染色体は22対の常染色体と2個の性染色体からなる。常染色体において両親から劣性遺伝子が与えられ，劣性の遺伝形質を発現することをいう。劣性とは「劣った性質」との意味合いではなく単に現れやすいかどうかを意味しており，両親から異なる遺伝子を与えられた場合には必ず優性の形質が発現する。

リアランス（Ccr）の測定を行う。痛風の診断には**痛風発作**[*1]の症状，高尿酸血症の既往，関節液中の尿酸塩結晶の同定が重要となる。痛風発作中には血清尿酸値は低値を示すことがあり注意を要する。

高尿酸血症の治療では，生活習慣を是正する食生活の指導が最も大切とされている。従って，プリン体制限とエネルギー制限が食事療法のポイントとなる。痛風関節炎を繰り返すなど生活指導のみでは改善が見込めない場合や血清尿酸値が8.0mg／dLを超える場合，また，腎障害や虚血性心疾患，糖尿病などの合併症を有する場合には8.0mg／dL以上が薬物治療の対象となる（図6.9）。薬物治療には尿酸降下薬として尿酸産生過剰型には尿酸産生抑制薬，尿酸排泄低下型には尿酸排泄促進薬などを用いる。痛風発作が出現したときは非ステロイド抗炎症薬を用いる。

6.5　先天性代謝異常

先天性代謝異常は，代謝にかかわる特定の遺伝子に先天的な異常が存在することにより発症する。代謝の過程で生じる代謝産物の蓄積や生成産物の欠乏，有害物質の生成により生理機能の障害や成長，発育に支障をもたらす。これらの代謝異常においては早期治療が有効であるものが多く，わが国では表6.14に示す疾患に対して**新生児マススクリーニング**が行われ成果を挙げている。

6.5.1　アミノ酸代謝異常

（1）フェニルケトン尿症

常染色体劣性遺伝[*2]で約8万人に1人の割合で発症する。

フェニルアラニンをチロシンに変

表6.14　新生児マススクリーニング対象疾患

疾患	欠損酵素
フェニルケトン尿症	フェニルアラニン水酸化酵素
メープルシロップ尿症	分岐鎖α-ケト酸脱水素酵素
ホモシスチン尿症	シスタチオニンβ-シンセターゼ
ガラクトース血症	ガラクトース-1-リン酸ウリジルトランスフェラーゼ ガラクトキナーゼ エピメラーゼ

出所）日本病態栄養学会編：病態栄養ガイドブック，メディカルレビュー社（2011）

換するフェニルアラニン水酸化酵素の欠損により生じる。血液中にフェニルアラニンが蓄積しチロシン以降の物質への変換が行われないためアミノ酸の細胞内への輸送が阻害され乳児期早期から身体や知能の発育遅延がみられる。ときに痙攣を伴う。チロシン欠乏によりメラニン色素欠乏が生じ皮膚や毛髪は色素低下（色白，赤毛）となる。また，ネズミ尿様の体臭と尿臭を伴う。

診断は，新生児マススクリーニングにおいて血清アミノ酸分析や酵素活性測定などにより行う。

治療はフェニルアラニンを制限した食事療法を行うが，フェニルアラニンは必須アミノ酸であるので最低必要量は確保する。授乳期はフェニルアラニンを除去または低減した治療乳を用い，離乳食開始以降は治療乳とフェニルアラニンの少ない食品を用いてフェニルアラニンの摂取目安量内におさまるよう調整する（表

表6.15 フェニルアラニン（Phe）摂取目安量

年齢	摂取 Phe 量（mg/kg/日）
0～3か月	70～50
3～6か月	60～40
6～12か月	50～30
1～2歳	40～20
2～3歳	35～20
3歳以上	35～15

出所）特殊ミルク共同安全開発委員会編：改訂2008食事療法ガイドブック アミノ酸代謝異常症・有機酸代謝異常症のために，恩賜財団母子愛育会（2008）

表6.16 血中フェニルアラニン値の維持範囲

乳幼児～幼児期前半	2～4 mg/dL
幼児期前半～小学生前半	3～6 mg/dL
小学生後半	3～8 mg/dL
中学生	3～10 mg/dL
それ以降	3～15 mg/dL
妊娠中	2～8 mg/dL

出所）表6.15と同じ

6.15）。人工甘味料のアスパルテームは加水分解されてフェニルアラニンが生成されるので避ける。食事療法は新生児期から始まり少なくとも成人となるまで継続し，緩やかであっても一生続けることが望ましく，特に女性の妊娠時には厳格に行う。食事療法を継続しながら定期的に血中フェニルアラニン濃度を測定し設定された濃度に維持する（表6.16）。また，身体発育状況（身長，体重）を同年代の平均値と比較して確認する。

(2) メープルシロップ尿症

常染色体劣性遺伝で約40万～50万人に1人の割合で発症する。

分岐鎖α-ケト酸脱水素酵素の先天的欠如または活性低下により，血中の必須アミノ酸のうち**バリン**，**ロイシン**，**イソロイシン**の3種と**α-ケト酸**が体内に蓄積することにより発症する。生後数日から1週間ほどで発症する古典型と新生児期以降に発症する間欠型があり，尿がメープルシロップ様のにおいを呈する。嘔吐，意識障害，筋緊張低下，痙攣を起こし重症例では死亡する。

診断は新生児マススクリーニングにおいて血中ロイシンの測定により行う。ロイシンが4mg/dL以上を陽性とし，10mg/dL以上は緊急を要する。

治療は急性期には高カロリー輸液の投与，腹膜透析，場合により交換輸血を行い，その後は分岐鎖アミノ酸制限食とする（表6.17）。授乳期は同症専用の分岐鎖アミノ酸を除去した特殊ミルクを用い学童期以降はロイシン30～50mg/kg/日，イソロイシンとバリン20～30mg/kg/日を目安とする。年

表6.17 メープルシロップ尿症の暫定的治療指針

年齢	摂取分岐鎖アミノ酸量 (mg/kg/日)		
	ロイシン	イソロイシン	バリン
0～3か月	160～80	70～40	90～40
3～6か月	100～70	70～50	70～50
6～12か月	70～50	50～30	50～30

出所）表6.15と同じ

表6.18 ホモシスチン尿症の暫定的治療指針

年齢	摂取メチオニン量 (mg/kg/日)	摂取シスチン量 (mg/kg/日)
0～6か月	40	150
6か月～1歳	20	150
1歳以降	10～15	150

出所）表6.15と同じ

＊ **水晶体偏位** 水晶体が正常の位置からずれている状態。偏位する方向は通常、上方、上外方、上内方などが多い。部分的にずれている部分水晶体偏位、完全にずれている完全水晶体偏位がある。

齢とともに分岐鎖アミノ酸の必要量は減少するが欠乏症も出やすく必要最小限を確保できるよう調整し一生涯継続することが重要である。また、身体発育状況（身長、体重）を同年代の平均値と比較して確認する。

(3) ホモシスチン尿症

常染色体劣性遺伝で約40万～100万人に1人の割合で発症する。

シスタチオニンβ-シンセターゼの先天的欠如または活性低下により**メチオニン、ホモシスチン**が蓄積し、シスチンが欠乏することにより発症する。出生時には無症状であることが多いが1歳過ぎから知能障害が出現し3歳ごろから骨格異常、水晶体偏位＊による視力低下や緑内障などが出現する。また、血中メチオニンのコントロール不良により血栓が形成され血栓症や塞栓症により死亡する場合がある。

診断は新生児マススクリーニングで高メチオニン血症が認められた新生児へのアミノ酸分析、酵素分析、遺伝子解析などにより行う。

治療は低メチオニン・高シスチンの食事療法を行う（**表6.18**）。授乳期は低メチオニン乳を用いる。ホモシスチンをメチオニンへ還元する際に必要な**ビタミン B_6** の大量投与が有効な症例があり、ビタミン B_6 反応性の場合はビタミン B_6 を投与する。メチオニンは必須アミノ酸であり必要最小限を確保できるよう調整し一生涯継続することが重要である。また、身体発育状況（身長、体重）を同年代の平均値と比較して確認する。

6.5.2 脂質代謝異常

(1) ゴーシェ（Gaucher）病

常染色体劣性疾患である。

リソソーム酵素であるグルコセレブロシダーゼの先天的欠如または活性低下によりグルコセレブロシドが脾臓などのマクロファージに蓄積することにより発症する。肝、脾、骨髄、リンパ節などに円形、細胞質に繊維状の酸性シッフ（Schiff）染色陽性物質を含む**ゴーシェ細胞**を認める。発症年齢、神経症状の有無によりⅠ～Ⅲ型に分類される。Ⅰ型は神経症状がみられない成人型であり、肝脾腫、貧血、血小板減少、四肢疼痛や病的骨折などの骨合併症を呈し慢性的に経過する。Ⅱ型は乳児期に発症し精神運動発達遅滞などの神経症状を呈し急速に進行する。Ⅲ型はⅠ型の症状に加え遅発性に神経症状を伴うが進行は緩徐である。

診断は骨髄やリンパ節の生検によるゴーシェ細胞を確認，白血球または培養**繊維芽細胞**[*1]の酵素活性測定により行う。

治療は酵素補充療法，骨髄移植が試みられている。

[*1] **繊維芽細胞** 結合組織を構成する細胞。皮膚の機能を保つ上で創傷治癒過程において重要な役割を果たしている。

(2) ニーマン・ピック（Niemann-Pick）病

常染色体劣性遺伝である。

肝臓や脾臓にスフィンゴエミリンおよびコレステロールが蓄積する疾患で一般的に認識されている型は，A型，B型，C型である。A，B型は細胞膜の脂質成分であるスフィンゴ脂質の分解に関与するスフィンゴエミリナーゼの欠損に起因する。A型は一般に2～4歳までに死に至る重篤な神経系疾患であり，B型では神経症状はなく肝脾腫，呼吸困難を呈し生存期間は幼年期～成人期といわれている。C型では同酵素活性は正常か軽度の低下であるが肝臓，脾臓へのコレステロール蓄積が著明であり肝脾腫，**垂直凝視麻痺**[*2]を呈する。

[*2] **垂直凝視麻痺** 眼を上下方向に動かせない状態。中脳の障害で生じる。

診断は骨髄にニーマン・ピック細胞を確認，白血球または培養繊維芽細胞の酵素活性測定により行う。

A，B型において確立した治療法はなく，酵素補充療法なども対症療法に留まる。C型では2012年に薬剤が承認され薬物療法が開始された。

6.5.3 糖質代謝異常

(1) ガラクトース血症

常染色体劣性遺伝である。

ラクトース（乳糖）中のガラクトース代謝に関与する3つの酵素（**ガラクトース-1-リン酸ウリジルトランスフェラーゼ，ガラクトキナーゼ，エピメラーゼ**）の先天的欠如または活性低下によりガラクトースが体内に蓄積することにより発症する。食欲減退，嘔吐，黄疸，下痢などが主な症状であり重症例では多臓器障害となり死亡する場合もある。

診断は新生児マススクリーニングにより血中ガラクトースの測定，酵素分析などにより行う。

治療はガラクトース除去の食事療法を行う。授乳期はラクトース除去乳を使用し離乳期以降は乳製品とラクトースを含む食品の摂取を禁止する。食事療法は一生涯継続する必要があり，特にカルシウムの摂取不足にならないよう注意する。また，身体発育状況（身長，体重）を同年代の平均値と比較して確認する。

(2) 糖原病

常染色体劣性遺伝で2万人に1人の割合で発症する。

グリコーゲン代謝に関与する酵素の先天的欠如または活性低下により肝臓や筋肉などに**グリコーゲン**が異常に蓄積することにより発症する。臨床的に

肝型，全身型，筋型に分けられ，酵素障害部位により 0〜Ⅶ 型に分類される。最も多く約 50％を占めるⅠ型は肝型であり，グルコース 6 リン酸が分解されグルコースを生成する経路の障害により肝，腎に多量のグリコーゲンが蓄積し低血糖となり，高乳酸血症，高尿酸血症，脂質異常症が生じる。乳幼児期に肝・腎肥大，発育障害，人形様顔貌，鼻出血で発症するが低血糖症状は年長になると軽減する。

診断は臨床像，経口グルコース負荷試験，酵素分析などにより行う。

治療は型によって異なるが多くの場合，少量高炭水化物頻回食とする。ガラクトース，フルクトース，ラクトース，ショ糖などはグルコースとして利用できず高乳酸血症をきたすので全糖質量の 5％以内に制限し，デンプンと**マルトース**（麦芽糖），グルコースを主とする。

【演習問題】
問 1 脂肪量を増加させるホルモン・サイトカインである。正しいのはどれか。
(2011 年国家試験)

(1) レプチン
(2) インスリン
(3) カテコールアミン
(4) アディポネクチン
(5) トリヨードチロニン（T_3）

解答 (2)

問 2 ビタミンとその欠乏症の組合せである。正しいのはどれか。1 つ選べ。
(2012 年国家試験)

(1) ビタミン E ――――神経管閉鎖障害
(2) ビタミン K ――――新生児メレナ
(3) ビタミン B_{12} ――――角膜乾燥症
(4) 葉酸　　　　――――悪性貧血
(5) パントテン酸――――ペラグラ

解答 (2)

問 3 メタボリックシンドロームで血中濃度が低下する物質である。正しいのはどれか。
(2011 年国家試験)

(1) レジスチン
(2) 腫瘍壊死因子（TNF-α）
(3) インスリン
(4) アディポネクチン
(5) プラスミノーゲン活性化抑制因子（PAI-1）

解答 (4)

問 4 脂質異常症（高脂血症）に関する記述である。正しいのはどれか。
(2009 年国家試験)

(1) 高 LDL-コレステロール血症では，血清は白濁する。

(2) 高トリグリセリド血症では，血液凝固能は低下する。
(3) 高LDL－コレステロール血症では，急性膵炎をきたしやすい。
(4) 高HDL－コレステロール血症では，動脈硬化のリスクが軽減される。
(5) 高LDL－コレステロール血症では，黄色腫がみられる。

解答 （5）

問5 先天性代謝異常症に関する記述である，正しいのはどれか。1つ選べ。
（2012年国家試験）
(1) フェニルケトン尿症では，血中のフェニルアラニンが減少する。
(2) ホモシスチン尿症では，血中のチロシンが減少する。
(3) メープルシロップ尿症では，血中のロイシンが増加する。
(4) ウィルソン病では，血中のセルロプラスミンが増加する。
(5) 糖原病I型では，血中のグルコースが増加する。

解答 （3）

【参考文献】

秋山栄一，位田忍，鞍田三貴ほか：臨床栄養学概論，化学同人（2011）
大熊利忠編：キーワードでわかる臨床栄養，羊土社（2011）
加藤昌彦ほか：人体の構造と機能及び疾病の成り立ちII，第一出版（2011）
佐藤和人，本間健，小松龍史編：エッセンシャル臨床栄養学，医歯薬出版（2012）
奈良信雄：エッセンシャル人体の構造・機能と疾病の成り立ち，医歯薬出版（2003）
日本病態栄養学会編：病態栄養ガイドブック，メディカルレビュー社（2011）
本田恵子，土江節子，曽根博仁編：臨床栄養学，羊土社（2012）
吉田勉監修，佐藤隆一郎，加藤久典編：基礎栄養学，学文社（2012）
吉田勉監修，高畑京也，堀坂宣弘，正木恭介編：生化学基礎，学文社（2012）

7 消化器系

7.1 消化器系の構造と機能

食物の消化吸収を行う消化器系は**消化管**と**消化管付属臓器**（唾液腺、膵臓および肝臓など）からなる。消化管は口腔→食道→胃→小腸（十二指腸・空腸・回腸）→大腸（盲腸・結腸・直腸）→肛門と連なる1本の管腔構造をとる（図7.1）。

消化管の内面は上皮組織に被われ、**円柱上皮**は吸収や分泌を行うことができる。胃、小腸、大腸はこの円柱上皮で被われている。

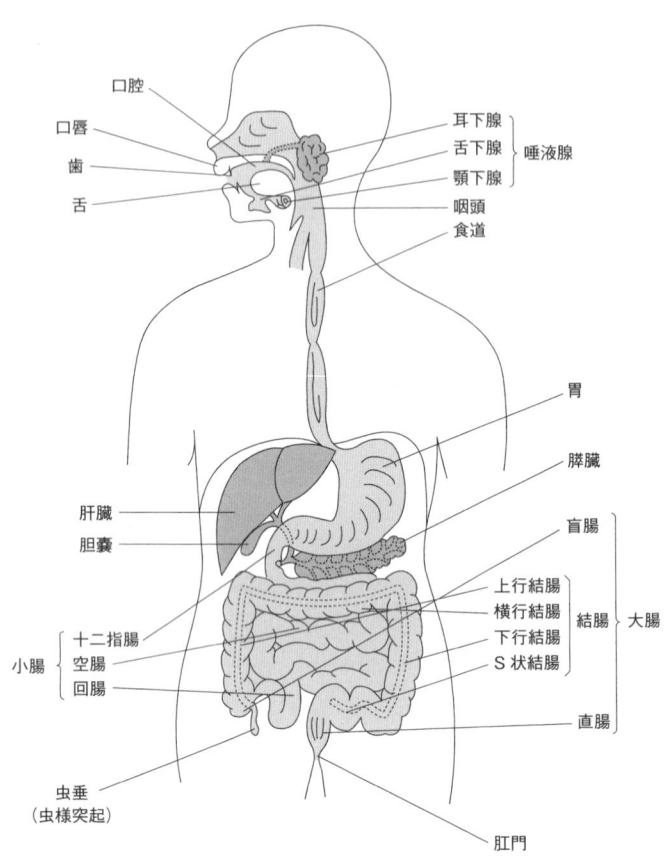

7.1.1 消化器系の構造

(1) 口 腔 （図7.2）

一般に口腔粘膜は**重層扁平上皮**で被われている。口腔の前面を口唇といい、やはり扁平上皮で被われている。口腔の上面を口蓋、口腔後面は中央に垂れ下がっている口蓋垂（のどちんこ）、その側面には口蓋咽頭弓と口蓋舌弓が2枚のヒダとなって下がり、両者の間のくぼみには扁桃腺（口蓋扁桃）がある。

のどは咽頭と喉頭の2つの部分からなり、口腔から食道および気管の上部までをさす。咽頭は鼻腔・口腔と喉頭の間に存在し、鼻腔から入る空気と口腔から送り込まれる食物の通り道である。喉頭は咽頭から続く部分で気管への入り口で空気だけの通り道である。のどには口や鼻から侵入する病原菌に対する防御機構として咽頭扁桃、耳管扁桃、口蓋扁桃、舌根扁桃の4つの**扁桃**が備わっており、扁桃

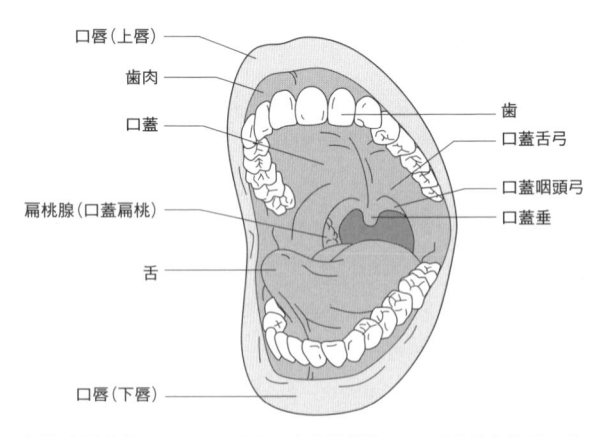

出所）荒木英爾編著：解剖生理学, 66, 建帛社（2006）一部改変

図7.1 消化器

出所）坂井建雄ほか：ぜんぶわかる人体解剖図, 138, 成美堂出版（2012）を参考に作成

図7.2 口腔の構造

はリンパ球が集まった**リンパ組織**である。

口唇のすぐ後ろには歯があり，生後6ヵ月頃から生え始める乳歯（20本）とその後生え替わる永久歯（32本）とがある。

舌の表面には乳頭とよばれる小さな突起があり粘膜で被われている。味覚を感じる受容器である**味蕾**（みらい）は糸状乳頭以外の乳頭にあり，味蕾の中には味覚を受容する味細胞がある。味蕾からの信号は舌の前方を支配する鼓索神経と舌の後方を支配する舌咽神経を介し，延髄の孤束核を経て大脳皮質の味覚野へ伝えられる。**亜鉛**が欠乏すると，味覚の感受性が低下する。

唾液は1日約1～21L分泌されている。**三大唾液腺**（耳下腺，顎下腺，舌下腺）のほか小さい唾液腺は粘膜中にある。食物が口に入ると三大唾液腺から反射的に唾液が分泌される。唾液中にはムチンとアミラーゼ（プチアリン）が含まれている。食物を飲み込む嚥下のしくみは7.1.2（1）咀嚼，嚥下を参照。

（2）食　道

口腔と胃とをつなぐ約25cm（成人の場合），直径約2cmの楕円形の管で気管と心臓の後ろに位置する。食道の入り口部位（第1狭窄部），気管支と交作する部位（第2狭窄部），横隔膜を貫く部位（第3狭窄部）の3ヵ所がくびれて細くなっており，がんの発生しやすいところでもある。食道の内腔側は柔軟で強い細胞である**重層扁平上皮**に被われている。粘膜の外側に粘液を分泌する粘膜下組織，その外側に輪走筋と縦走筋の筋肉がある。その外側には外膜があり食道を保護している。

食物が食道に入ると，食道粘膜下組織にある食道腺から粘液が分泌され，食道の**蠕動運動**（ぜんどう）と食物の重力と嚥下圧との合力により食物が胃の噴門近くまでおりる。そして食道の下端部にある**下部食道括約筋**（LES：lower esophageal sphincter）が弛緩し胃の噴門が開き食物が胃に送り込まれる。その通過時間は液体では1秒前後，固形物では10秒近くかかる。下部食道括約筋は平滑筋であり胃の中に運び込まれた食物が食道へ逆流するのを防ぐ働きをしている。

（3）胃

食道に続く器官で入り口を**噴門**，出口を**幽門**といい，入り口近くの噴門部，その左に膨らんだ胃底部，胃体部それにつづく幽門部からなる。右側の湾曲を小弯，左側の大きい湾曲を大弯という。胃壁は内側から粘膜，筋層（内側から斜走筋，輪走筋，縦走筋の3つの平滑筋で構成），漿膜の3層からなる。粘膜層の表面には胃小窩という小さなくぼみがあり内側に胃腺が開口している。胃腺は消化酵素，塩酸，粘液などからなる胃液（約1.5～2.5L／日）を分泌しており，食物の消化や殺菌の作用をもつ塩酸（pH1～2強酸性）を分泌する壁細胞（ガストリン受容体が存在），たんぱく質をアミノ酸に分解する消化酵素ペプシンのもととなるペプシノーゲンを分泌する主細胞，塩酸やペプシン

から胃壁を守り胃内での食物の通りをよくする粘液を分泌する副細胞からなる。胃液の分泌調節は自律神経による神経性調節と消化管ホルモンによる体液性調節とで行われており、消化物が胃を出て十二指腸に入ると胃液の分泌は抑えられる。

噴門が開いて食物が胃に入ると胃液が分泌され、蠕動運動が繰り返し起こり攪拌され食物は半流動性の糜汁（糜粥）となり、幽門部を閉じている幽門括約筋が緩んで十二指腸に送られる。

(4) 小 腸[*1]

小腸は胃の幽門に続く細い管状器官で、成人で直径約4cm、全長6～7mの管状器官で**十二指腸、空腸、回腸**の3つからなる。小腸壁は内側から粘膜、筋層（輪走筋、縦走筋）、漿膜の3層からなる。粘膜は輪状ひだを作り、粘膜表面には腸絨毛とよばれる長さ約1mmほどの突起が500万本程ある。腸絨毛の表面には栄養素の吸収を行う吸収上皮細胞、粘液を分泌する**杯細胞**[*2]があり、内部は吸収した栄養素を運ぶため、毛細血管やリンパ管が通っている。腸絨毛の間には腸腺（リーベルキューン腺）が開口しており腸液を分泌している。なお加齢に伴い小腸粘膜には、腸上皮化生が生じる。小腸では糜汁（糜粥）となった消化物を腸液と混合したり輸送したりするために**分節、蠕動、振子運動**を行う。

1）十二指腸（図7.3）

胃に続く器官で小腸の始まりにあたる。長さ約30cm、球部（丸く膨らんだ部分）と管部（内壁に輪状のひだをもつ）から構成されており、末端（上行部）は小腸の空腸に続く。下行部には大十二指腸乳頭（**ファーター乳頭**）と小十二指腸乳頭がある。大十二指腸乳頭は胆嚢からつづく総胆管と膵臓からつづく主膵管が合流した出口で、消化液である胆汁と膵液の両方が送られてくる。この大十二指腸乳頭の開閉はオッディ括約筋が行っている。小十二指腸乳頭は副膵管の出口で膵液が送られてくる。内壁の粘膜は腸絨毛で被われており、内部にはアルカリ性の粘液や消化酵素のエンテロキナーゼ、膵液の分泌を促すホルモンなどを分泌する十二指腸腺がある。

[*1] 小腸　消化管は機能面から主に消化を行う上部消化管（口腔から十二指腸まで）と主に吸収を行う下部消化管（空腸から肛門まで）に分けられる。そのため小腸は広義では十二指腸、空腸、回腸を指し、狭義では十二指腸を独立させ空腸と回腸を指す。

[*2] 杯細胞（goblet cell）　粘液分泌性の単細胞。

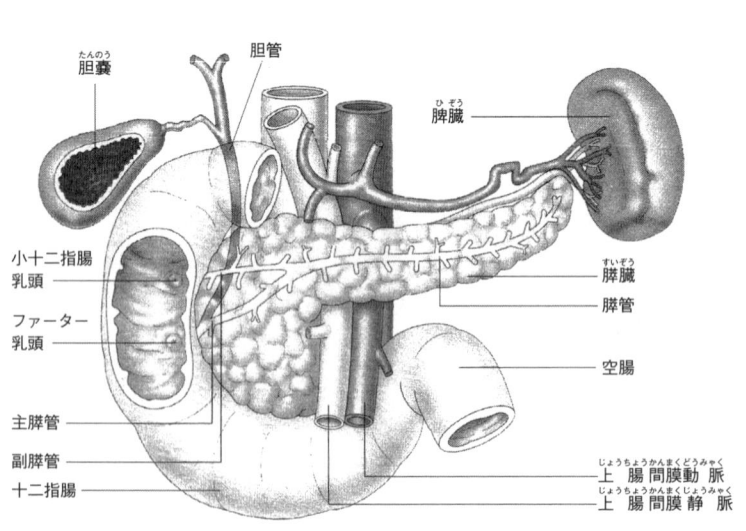

出所）浅野伍朗監修：からだのしくみ辞典, 159, 成美堂出版（2002）

図7.3　十二指腸の構造

このように十二指腸では胆嚢から送られる胆汁や膵臓から送られる膵液の働きに助けられて胃から送られてきた食物をさらに消化する。

2) 空腸および回腸

おおむね前半の5分の2が空腸，後半の5分の3が回腸で，働きに大差はない。絨毛と腸液の働きで，胃・十二指腸を経て糜汁（糜粥）となった消化物を最終的に分解，消化し，栄養素であるブドウ糖やアミノ酸を絨毛の毛細血管に，脂肪酸やグリセリンをリンパ管に吸収させる。

(5) 大　腸

大腸は長さ約1.5mの管状の器官で小腸のまわりを取り囲んでいる。大腸は，盲腸，上行結腸，横行結腸，下行結腸，S状結腸，直腸からなり，肛門へとつづく。回腸と盲腸との境には**回盲弁**があり，食物の逆流を防いでいる。盲腸の末端に虫垂という突起がありリンパ組織が発達している。直腸の長さは約20cmで消化吸収の機能はない。女性では直腸は子宮の後方にある。大腸壁も内側から粘膜，筋層（輪走筋，縦走筋），漿膜の3層からなる。結腸の外側には縦走筋が集まった結腸ひもがあり，脂肪が入った突起の腹膜垂がある。腹膜は漿膜のひとつである。粘膜には輪状ひだや腸絨毛は存在せず，腸腺には多数の**杯細胞**があり，大腸粘膜の保護と内容物の移送のため大腸液を分泌している。大腸には**分節運動，蠕動運動，振子運動**がみられる。食物を摂取して胃内に食塊が送られてくると反射（**胃結腸反射**）によって強い蠕動（**総蠕動**）が起こる。大腸では消化はほとんど行われず，小腸で消化されなかった食物繊維を分解・吸収し，水分，電解質の吸収も行われ，これによって便は直腸にいくまでの間に徐々に固くなっていく。

(6) 肝　臓

肝臓は横隔膜のすぐ下，腹腔の右上腹部に位置する。体内で最大の臓器であり，重さは成人で1,000～1,400gもある。右葉，左葉とそれに挟まれた尾状葉，方形葉に区分される。下面はくぼんでいて肝管や血管などの出入りする肝門や胆汁を貯える胆嚢がある。胆嚢から送り出され

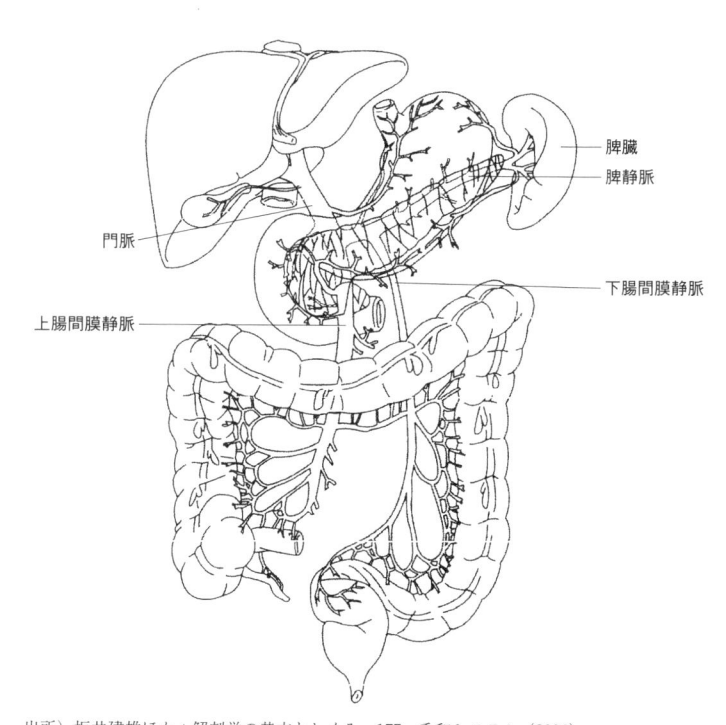

出所）坂井建雄ほか：解剖学の基本としくみ，177，秀和システム（2006）

図7.4 門脈

る胆汁は大十二指腸乳頭部より十二指腸内に流れ込む。静脈は胃，腸管，膵臓，脾臓から次第に合流して1本の太い血管すなわち門脈となる（図7.4参照）。肝臓には消化管で吸収した栄養素を運ぶこの門脈と酸素を運ぶ肝動脈が入り込む。この2本の血管は合流したあと枝分かれし肝臓特有の毛細血管である**類洞**となる。類洞のまわりには肝細胞が石垣のように並んで**肝小葉**を形成する。肝小葉は直径と長さ1〜2mmの六角柱または多角柱のまとまりで肝臓全体で約50万あり，1つの肝小葉には約50万個の肝細胞が存在する。この肝細胞が栄養素を取り込んで分解・合成し，体に役立つ形につくりかえられて全身へ送られる。血液は肝小葉の中心にある中心静脈に注ぎ，次第に太くなり最後は2〜3本の肝静脈となって肝臓を出て下大静脈に合流する。

　肝臓は栄養素の代謝や貯蔵，赤血球やアルコールの分解，解毒作用，胆汁の生産など生命維持に不可欠な多くの機能をもつ。肝臓から分泌された胆汁は胆嚢に貯えられ濃縮され，食物が十二指腸に入ると十二指腸に送られる。胆汁の主な成分は消化に役立つ胆汁酸，ヘモグロビンの代謝産物である**ビリルビン***，コレステロールであり，脂肪の消化吸収を助ける役割をもつ。

(7) 膵 臓

　膵臓は胃の後ろに位置する。後腹壁に密着して固定され，十二指腸から脾臓にかけてのびる長さ約15cm，重さ約100gの黄色の三角形の臓器である。膵臓の内部には膵臓でつくられる膵液を十二指腸に運ぶ膵管が通っている。膵管は膵頭部で主膵管と副膵管に分かれ，主膵管は胆嚢からのびる総胆管と合流し大十二指腸乳頭（**ファーター乳頭**）で十二指腸とつながっている。副膵管は小十二指腸乳頭で十二指腸とつながっている。

　膵臓は膵液を分泌する外分泌機能とホルモンを血中へ分泌する内分泌機能をあわせもつ。膵液を分泌する外分泌部は腺房細胞と導管という組織によって構成される。腺房細胞で分泌された消化酵素が導管の上皮細胞で分泌される水と混ざって膵液となる。膵液には炭水化物を分解するアミラーゼ，たんぱく質を分解するトリプシン，脂質を分解するリパーゼなどの消化酵素が含まれこの働きにより十二指腸での消化活動が行われる。また膵液には炭酸水素ナトリウムが含まれ，胃酸によって酸性に傾いた消化物を中和する働きもある。膵液の分泌調節は自律神経による神経性調節と消化管ホルモンによる体液性調節とで行われている。**腺房細胞**に囲まれた**ランゲルハンス島**には，グルカゴンを分泌する**A細胞**と**インスリン**を分泌する**B細胞**があり，これらのホルモンは血糖値を調整する働きをしている。

7.1.2 消化器系の機能

(1) 咀嚼，嚥下

　咀嚼とは口唇や前歯で食物をとらえ，顎骨・頬筋・歯・舌・口蓋を使って

---

* ビリルビン　ヘモグロビンは脾臓などの細網内皮系で間接型ビリルビンとなる。また肝臓に運ばれると，肝細胞内で直接型ビリルビンとなり一時的に胆嚢に貯蔵・濃縮された後，腸管に排泄される。この過程のどこかに障害があると黄疸が生じ，障害の部位により溶血性黄疸，肝細胞性黄疸，閉塞性黄疸に分類される。

食物を噛み砕きやわらかくすることである。咀嚼の下顎運動には三叉神経（側頭筋，咬筋などの咀嚼筋を支配）が関与する。

摂食・嚥下という過程は「先行期（認知期）―食物の認識」「準備期―食塊の形成」「口腔期―随意運動」「咽頭期―不随意運動（嚥下反射）」「食道期―蠕動運動」の5つの部分に分かれ，正常であれば一連の作業であり滞ることはない。**嚥下運動**には食塊を口腔から咽頭に送り込み嚥下反射が生じるまでの「口腔期（嚥下準備期）」と嚥下反射が起きて食塊が咽頭から食道入り口に達するまでの「咽頭期」，食塊を食道の蠕動運動で胃に送り込む「食道期」の3段階からなる（**図7.5**参照）。

嚥下障害の誘引として加齢，意識障害，脳血管障害などの脳神経障害のほか，向精神薬などがある。嚥下障害は，水分や栄養素の摂取量が不十分になったり，**誤嚥性肺炎**など呼吸器障害を起こしやすくなる。

(2) 消化管ホルモン

消化管の粘膜上皮には消化管ホルモンを産生する分泌細胞がある。消化管ホルモンは消化液の分泌や消化管運動など消化管の働きを調整しており，消化産物の影響を受ける。主な消化管ホルモンを**表7.1**に示す。

(3) 消化，吸収*

消化とは種々の消化酵素によって食物を分解して消化管の壁を通り抜けら

* 栄養素別の消化・吸収は，本シリーズ[7]，基礎栄養学，3.6「栄養素別の消化・吸収」参照。

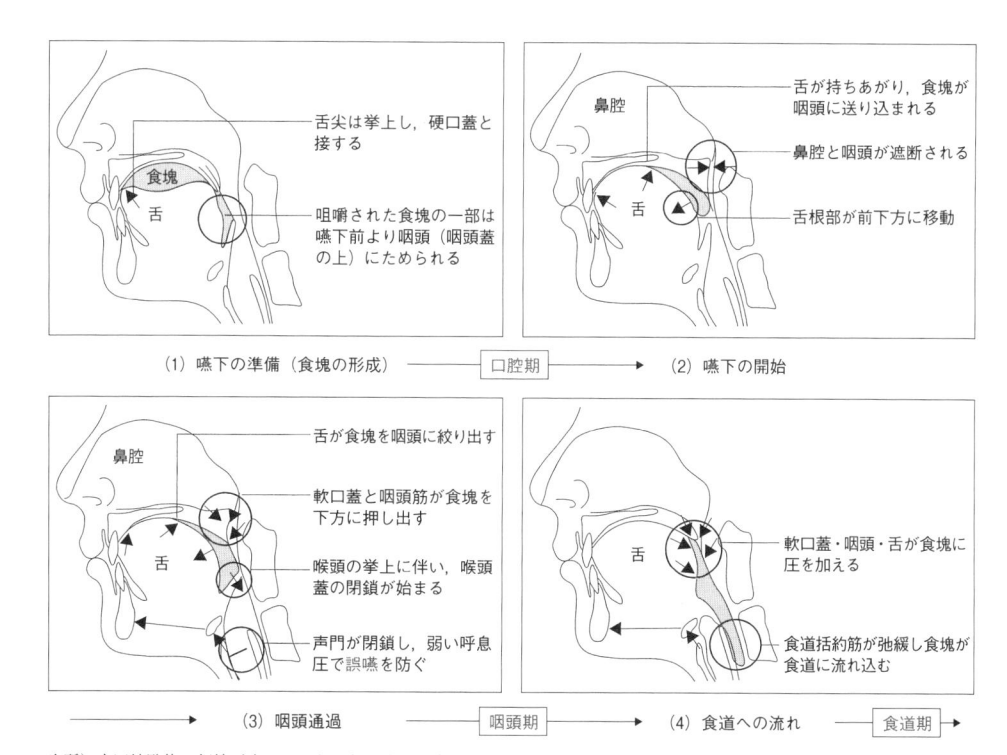

出所）吉田勉監修，飯嶋正広ほか：わかりやすい臨床栄養学（第3版），214，三共出版（2012）

図7.5 食物の嚥下システム

表7.1 主な消化管ホルモン

消化管ホルモン	局在	分泌細胞	主な生理作用
ガストリン*	胃幽門部	G細胞	胃酸の分泌促進
セクレチン	小腸上部	S細胞	膵液重炭酸イオン分泌促進
コレシストキニン（CCK）	小腸上部	I細胞	膵液酵素分泌促進・胆嚢収縮（胆汁排出）
胃抑制ペプチド（GIP）	小腸上部	K細胞	胃酸分泌抑制・胃運動抑制

* ガストリン　17のアミノ酸からなるポリペプチドである。

出所）原田玲子ほか編：人体の構造と機能および疾病の成り立ち　人体の構造と生理機能, 50, 医歯薬出版 (2007)

表7.2 主要な消化酵素

存在部位	酵素	賦活物質	基質	触媒作用または分解産物
唾液腺	唾液α-アミラーゼ（プチアリン）	Cl^-	でんぷん	α-1,4結合を加水分解，α-限界デキストリン，マルトトリオース，麦芽糖
舌腺	舌リパーゼ		トリアシルグリセロール	脂肪酸と1,2-ジアシルグリセロール
胃腺	ペプシン［ペプシノーゲン］	HCl	たんぱく質，ポリペプチド	芳香族アミノ酸につながるペプチド結合を切断
	リパーゼ		トリアシルグリセロール	モノアシルグリセロールと脂肪酸
膵外分泌腺	トリプシン［トリプシノーゲン］	エンテロキナーゼ	たんぱく質，ポリペプチド	アルギニンまたはリジンにつながるペプチド結合を切断
	キモトリプシン［キモトリプシノーゲン］	トリプシン	たんぱく質，ポリペプチド	芳香族アミノ酸につながるペプチド結合を切断
	エラスターゼ［プロエラスターゼ］	トリプシン	エラスチン　その他	脂肪族アミノ酸につながる結合を切断
	カルボキシペプチダーゼA［プロカルボキシペプチダーゼA］	トリプシン	たんぱく質，ポリペプチド	芳香族または分岐脂肪族側鎖を有するC末端アミノ酸を切断
	カルボキシペプチダーゼB［プロカルボキシペプチダーゼB］	トリプシン	たんぱく質，ポリペプチド	塩基性側鎖を有するC末端アミノ酸を切断
	コリパーゼ	トリプシン	脂肪滴	胆汁酸－トリアシルグリセロール－水界面に結合，リパーゼの錨を形成
	膵液リパーゼ	表面活性物質	トリアシルグリセロール	モノアシルグリセロールと脂肪酸
	膵液エステラーゼ（コレステロールエステラーゼ）	胆汁酸	コレステロールエステル	コレステロールと脂肪酸
	膵液α-アミラーゼ	Cl^-	でんぷん	唾液α-アミラーゼと同じ
	リボヌクレアーゼ	……	RNA	ヌクレオチド
	デオキシリボヌクレアーゼ	……	DNA	ヌクレオチド
	ホスホリパーゼA_2［プロホスホリパーゼA_2］	トリプシン	リン脂質	脂肪酸とリゾリン脂質
小腸粘膜	エンテロペプチダーゼ（エンテロキナーゼ）	……	トリプシノーゲン	トリプシン
	各種のアミノペプチダーゼ	……	ポリペプチド	ペプチドからN末端アミノ酸を切断
	各種のカルボキシペプチダーゼ	……	ポリペプチド	ペプチドからC末端アミノ酸を切断
	ジペプチダーゼ	……	ジペプチダーゼ	アミノ酸2分子
	グルコアミラーゼ（マルターゼ）	……	麦芽糖，マルトトリオース	ブドウ糖
	ラクターゼ	……	乳糖	ガラクトースとブドウ糖
	スクラーゼ	……	ショ糖	果糖とブドウ糖
	α-限界デキストリナーゼ（イソマルターゼ）	……	α-限界デキストリン，イソマルトース	ブドウ糖
	アルカリホスファターゼ	……	リン酸化合物	リン酸など
	ヌクレアーゼ　その他	……	核酸	五炭糖，プリンまたはピリミジン塩基
粘膜細胞の細胞質	各種ペプチダーゼ	……	ジ，トリ，テトラペプチド	アミノ酸

注）［　］内は前駆体，**プロ酵素***ともいう。（　）内は別名。
***プロ酵素（酵素前駆体）**　最終的に触媒活性を持つ酵素になる前の不活性な酵素。消化酵素はプロ酵素として細胞外へ分泌され、特定のペプチドなどが分解されて、活性を示すようになる（自己消化を防ぐ）。
出所）吉田勉編：基礎栄養学（第6版），24, 医歯薬出版 (2007)

れる状態，すなわち栄養素の構成単位かあるいはそれに近い状態まで分解することである。吸収とは分解された栄養素が消化管を通り抜けて血液またはリンパ液中に取り込まれることである。**表7.2**に主要な消化酵素を示す。

胃内停滞時間は糖質＜たんぱく質＜脂質である。

（4）消化管運動

消化管の筋層は内輪走筋層と外縦走筋層からなる。消化管運動には内輪走筋により生じた収縮輪を外縦走筋が縦に収縮や弛緩を繰り返し食物を攪拌する**蠕動運動**，内輪走筋が収縮と弛緩を繰り返す**分節運動**，外縦走筋が収縮と弛緩を繰り返す**振子運動**がある。

消化管運動や消化を助ける各種活動は自律神経による神経性調節と，消化管ホルモンによる体液性調節とで行われている。腹部の副交感神経（特に迷走神経）の働きで亢進し，交感神経（内臓交感神経）によって抑制される。

（5）糞便形成，排便

1日の糞便量は，健常者で100〜150g程度である。含まれる水分は70〜80％で残りは固形成分で食物の残りかす，腸内細菌の死骸，腸壁細胞が脱落したものである。排便は排便反射によって行われる。直腸に便がたまり，内圧が一定以上に高まると，刺激が大脳に伝わり，便意を催す。便意によって反射的に**内肛門括約筋**（平滑筋）が弛緩し，大脳から排便の指示がでると，意識的に**外肛門括約筋**（横紋筋）を弛緩させ腹圧を高めることで排便が行われる。

7.2 消化器疾患の成因・病態・診断・治療の概要

食道や胃などの消化器からの出血を口腔から排出したものを吐血という。**タール便***は上部消化管の出血でみられる。**黄疸**は，血液中のビリルビンが増加するために，全身の組織，体液が黄染する状態である。黄疸をきたす疾患としてはファーター乳頭腫瘍，溶血性貧血，劇症肝炎，胆管がんなどがある。

* タール便（黒色便）　一般に上部腸管よりの出血は，腸内で変化を受けるため便は黒色で光沢を示し，タール様を呈する。

7.2.1 口内炎，舌炎

病因　口内炎は口腔粘膜に生じた炎症性疾患であり，舌炎は舌に限局した口内炎の一種である。原因は，むし歯や歯石，義歯の機械的刺激，ウィルス（ヘルペスなど）や真菌・細菌感染，ビタミン欠乏や貧血，薬物の副作用（ステロイド薬や抗がん剤など），放射線照射，アレルギーなどがあるが，原因不明の場合もある。

病態　通常は口腔の違和感や灼熱感，痛みにより気付く。組織学的に粘膜上皮細胞の剥離，浮腫，上皮下への炎症性細胞浸潤，壊死，潰瘍の形成が認められる。感染症，糖尿病，ベーチェット病，クローン病などの全身症状のひとつとして発症することもある。

診断 口腔内を詳細に観察し，口内炎の形態や分布を調べ，歯（う歯（虫歯）や義歯，矯正器具を含む）などの機械的刺激によるものか，ウイルスや細菌・真菌など感染によるものかを判定する。全身疾患の一病変と考えられるときは，血液検査や消化管の精査が必要である。

治療 原則は，うがいや洗浄による口腔内の清潔保持である。細菌感染の場合は，抗生物質の軟膏の塗布，カンジダ症の場合は，抗カンジダ薬を処方する。

7.2.2 胃食道逆流症

病因・病態 食道粘膜の炎症で，**下部食道括約筋（LES）圧**の低下による胃液や十二指腸液の逆流が原因で発生し，発赤，びらんを呈する。近年，逆流にともなう疾患（胸やけやげっぷなど逆流性食道炎を疑う症状を含む）を総称して胃食道逆流症という。食後や夜間の胸やけ（夜間の臥位状態で粘膜が障害されやすい），胸痛，**呑酸**[*1]，嚥下障害などを感じ，内視鏡にて発赤，びらんを認める。高齢者の円背や亀背，胃酸分泌過剰，肥満や妊娠などの腹圧上昇による胃の圧迫，**食道裂孔ヘルニア**[*2]の形成などにより下部食道括約筋圧の低下が生じる。食道アカラシアでは下部食道括約筋がうまく弛緩しなくなり嚥下障害が起こり，食道内にたまった食物や唾液が口腔内に逆流する。

診断 悪性疾患との区別のため内視鏡検査が重要かつ必須である。食道内圧測定により下部食道括約筋（LES）圧の低下がみられ，食道内24時間pHモニターで，食後あるいは睡眠中に高度の食道内pH低下を繰り返した場合，本症例を疑う。

治療 生活指導と薬物療法が中心である。生活指導では，喫煙はLES圧を低下させるため禁煙とする。前かがみの姿勢を避ける，食後1時間は横にならない，就寝前2時間は飲食しない，就寝時は上半身を高くする，ベルトや下着で腹部を強く締め付けない，など胃からの逆流を防ぐ体位や過ごし方を指導する。薬物療法では，酸分泌抑制薬としてプロトンポンプ阻害薬（PPI：proton pump inhibitor），ヒスタミン H_2 受容体阻害薬（H_2-blocker）や粘膜保護薬が処方される。治療後も再発防止のためプロトンポンプ阻害薬などの胃酸分泌抑制薬を十分な期間服用する。

7.2.3 胃・十二指腸潰瘍

病因 胃・十二指腸潰瘍を合わせて**消化性潰瘍**という。近年では，**ヘリコバクター・ピロリ（H. Pylori）**[*3]菌の感染，非ステロイド性抗炎症薬（NSAIDs）が2大病因として考えられており，胃・十二指腸粘膜の**攻撃因子**と**防御因子**のバランスが，攻撃因子に傾くことで発症する。その他の攻撃因子としてストレスやアルコール，喫煙などが挙げられる。

病態 胃潰瘍では食後に，十二指腸潰瘍では空腹時（特に夜間，早朝）に

[*1] 呑酸　胃内のガスが食道を経て口内へ音をたてて逆流する現象をおくび（げっぷ）というが，そのガスに酸味と臭いを伴うものを呑酸という。

[*2] 食道裂孔ヘルニア　横隔膜ヘルニアの一種で，食道裂孔（食道が横隔膜を通り抜ける間隙で，およそ第9胸椎の高さにある）を通って腹部食道および胃が胸腔内に入り込む疾患。

[*3] ヘリコバクター・ピロリ（H. Pylori）　1982年に発見された最も新しい病原菌細菌のひとつで，オーストラリアのMar-shallらによってヒト胃生検標体から培養された。上部消化管における慢性炎症および消化性潰瘍を惹起する。

上腹部心窩部痛を訴え，そのほか悪心，腹部膨満感を訴える。吐血，**タール便**，小球性低色素性貧血を認める。しかし，無症状の患者もみられる。胃びらんは胃液中の酸やペプシンの作用による粘膜上皮の欠損をいい，潰瘍になると粘膜は欠損して粘膜下層が露出し，表面は滲出物や好中球などの炎症細胞で被われる。潰瘍底がさらに深くなると粘膜下層から固有筋層を貫き，漿膜に達することがある。十二指腸の粘膜下層は，胃に比べて結合組織が少なく筋層も薄いため，潰瘍ができると深く進行し，穿孔をきたしやすい。潰瘍が動脈壁を破綻させると大量吐血する。出血，穿孔，幽門狭窄が合併症として挙げられる。

　急性びらん性胃炎，急性胃潰瘍，出血性胃炎をまとめて**急性胃粘膜病変**とよぶ。慢性胃炎は胃液酸度により過酸性胃炎と低（無）酸性胃炎に大別される。胃粘膜が長年障害を受けると元の粘膜の再生は起こらず，再生上皮は完全型化生*あるいは不完全型化生の粘膜になる。**慢性萎縮性胃炎**は加齢とともにその頻度が増加し，特に不完全型**腸上皮化生**をともなうと胃がんのリスクが高くなる。

*　2.1.3（3）参照。

　診断　胃X線検査では，胃壁，十二指腸壁の組織の欠損部分のバリウムの貯留である**ニッシェ**と**粘膜集中像**がみられる。内視鏡では，白苔を伴う辺縁平滑な円形・楕円形の粘膜欠損を認める。胃酸分泌能力を確認するために胃内pH24時間モニタリングや胃液ペプシンの測定などを行う。

　治療　適切な生活指導，食事療法，薬物療法が中心である。治療の目標は，症状の緩和，合併症の予防や治療，潰瘍の治癒と再発防止である。NSAIDs潰瘍は，NSAIDsの中止が第一選択であり，胃酸分泌の抑制に働くH_2-blockerないしはプロトンポンプ阻害薬の投与を行う。潰瘍からの出血（吐血，下血）を認める場合は，内視鏡的止血術が行われる。再発を抑えるためにはH.pyloriの除菌療法が有用である。

7.2.4　たんぱく漏出性胃腸症

　病因　血漿中のたんぱく質，特にアルブミンが消化管内腔に漏出することにより起こる症候群である。

　病態　クローン病，腸リンパ管拡張症，全身性エリテマトーデスなどがある。主症状は低たんぱく血症による全身の浮腫であり，悪化すると胸水，腹水を認める。リンパ管の閉塞により，腹部膨満感や間欠的に下痢・軟便，悪心・嘔吐，腹痛，食欲不振や脂肪便が認められる。アルブミンの合成は亢進し，血中カルシウム値は低下する。

　診断　吸収障害か漏出かの判断をするため，便中の脂肪の有無や，脂肪吸収試験，D－キシロース吸収試験などの消化吸収試験を行う。$α_1$アンチトリプシン腸管クリアランスでは値が著増する。小腸X線造影や小腸内視鏡

検査でケルクリングヒダの肥厚像や過分泌，小腸生検でリンパ管の拡張を確認する。また，身体計測，貧血，総たんぱく，アルブミン，脂質，ミネラル，微量元素の血液・生化学検査により栄養状態の評価を行う。

治療 原因疾患の治療を第1とし，薬物療法と栄養療法とで対処する。副腎皮質ホルモンが有効な症例もある。低たんぱく血症にはアルブミン製剤の投与を行う。浮腫には利尿薬を用いることがある。リンパ系の異常の場合は，**中鎖脂肪酸**[*1]（MCT：mediumchain triglyceride）の投与を行い，栄養状態が不良の場合には**成分栄養剤**[*2]か**半消化態栄養剤**[*3]を用いて栄養状態の改善につとめる。

Ménétrier（メネトリエ）病

メネトリエ病は，胃粘膜壁が肥厚し，巨大皺襞症（しゅうすう）をきたす疾患で，たんぱく漏出性胃腸症を伴う。スキルス胃がん，悪性リンパ腫，Cronkhite-Canada症候群も類似の特徴をもつため鑑別を要する。巨大皺襞症の原因疾患として新生物，Zollinger-Ellison症候群，巨大胃皺襞症と診断されるものは，本症とは区別される。

病態 本症の原因は不明である。主症状は心窩部痛，衰弱感，食思不振，体重減少，浮腫，嘔吐などである。特徴的な病理組織学的は腺窩上皮の著明な増殖，壁細胞や主細胞の消失である。酸分泌低下，ペプシノーゲン減少，たんぱく漏出を伴う。

診断 胃酸分泌低下，血清たんぱく低下（漏出），胃造影および内視鏡検査では進展性が保たれた大脳回様の巨大皺襞（皺襞の幅が7 mm以上）がみられる。胃底腺の全層生検による複数の特徴的な組織所見によって確定診断される。

治療 食事療法として高たんぱく低脂肪食，薬物療法には抗プラスミン薬，ヒスタミン（H_2）受容体拮抗薬，プロトンポンプ阻害薬が投与される。顕著な低たんぱく血症や出血を伴う重症例では外科的切除の適応となる。

7.2.5 炎症性腸疾患（クローン病，潰瘍性大腸炎）

(1) クローン病[*4]

病因 回腸末端部に好発する原因不明の**慢性非特異性肉芽腫性炎症**で，腸管粘膜下の**自己免疫疾患**である。

病態 口腔から肛門までの消化管の全層変化をきたし，病変は非連続性で炎症部位に肉芽腫が認められ炎症は粘膜層から筋層まで消化管の全層に及び，粘膜の肥厚やびらん，潰瘍が不規則に起きる。線状の裂溝様潰瘍が残存粘膜の縁取りとなり，特有の敷石状変化を示す。10～20歳代に多く発症し（高齢者の発症もみられる），徐々に発病，進行していく。食事抗原や腸内

[*1] 中鎖脂肪酸 炭素数が6～12の脂肪酸から構成される脂肪。胆汁酸を欠いた状態でも水解が速やかで，ミセルを形成しなくても単純拡散で細胞内に取り込まれ，細胞内では再エステル化されず脂肪酸のまま門脈血中に入る。

[*2] 成分栄養剤 窒素源として，結晶アミノ酸あるいは低分子ペプチドが使用されており，すべての栄養成分が化学的に明らかであり，生体に必要な栄養素を全て含んだ低残渣で消化を必要としない経腸栄養剤。

[*3] 半消化態栄養剤 自然食を人工的に処理した高エネルギー高たんぱくの栄養素がある程度消化された形（完全に消化されていない形で配合）の栄養剤。窒素源がたんぱく質あるいはカゼインで脂肪含有量が比較的多いことが消化態栄養剤と異なる。

[*4] 発見者クローン（B. B. Crohn）の名に由来する。

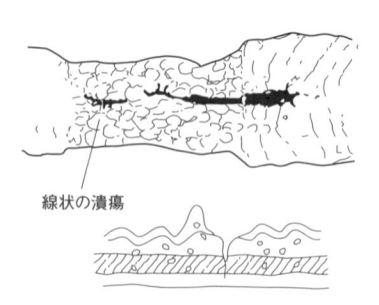

図 7.6 粘膜の「敷石状」変化
cobblestone appearance

出所）渡邊昌：病理学テキスト，文光堂（2006）

細菌叢などの腸管管腔内の抗原に対する免疫異常に，感染やストレスなどの他の環境因子が複雑にからんで発症すると考えられている。腹部を中心とした右下腹部痛（回盲部痛）を呈し，しばしば下痢，発熱，体重減少，低たんぱく血症，難治性痔瘻などを主症状として全身症状を伴うことがある。病変部位により，主に小腸型（約20％），大腸型（約30％），小腸・大腸型（約40％），直腸型（数％）などに分けられる。代表的な合併症は，肛門部病変，狭窄，瘻孔形成である。

診断 注腸造影や内視鏡検査で，回腸末端を中心に区域性病変（skip lesion），縦走潰瘍，敷石像，瘻孔，肛門病変がみられ，生検により全層性炎症，非乾酪性肉芽腫性病変がみられる。血液生化学検査では，白血球数の上昇，CRP陽性，赤沈の亢進がみられる。わが国では，クローン病の活動評価は，主にIOIBD（炎症性腸疾患研究の国際機関）による評価項目が用いられる（**表7.3**）。

治療 第1選択は栄養療法，薬物療法で，必要に応じて外科的療法を用いる。栄養療法では病態（再燃と寛解）により中心静脈栄養，成分栄養剤による経腸栄養剤，低脂肪・低残渣食を中心とした経口栄養を選択する。薬物療法ではアミノサリチル酸，抗生物質，副腎皮質ステロイド薬などが用いられ，免疫抑制薬や抗TNF-αの抗体を使用する場合もある。

(2) 潰瘍性大腸炎

病因 主として，大腸粘膜を侵し，びらん・潰瘍を形成する原因不明の**慢性炎症性腸疾患**である。

病態 15～30歳の若年層に多い（小児や高齢者の発症もみられる）。持続性または反復性の粘血便，血便が主症状で腹痛，血性下痢，発熱を繰り返す（再燃と寛解）。肛門部病変がまれな点がクローン病と異なる。また潰瘍は線状で結腸ひもに一致して縦走し，残存粘膜は**偽ポリープ状**＊になる。潰瘍によって粘膜上皮は消失するが，炎症は通常，粘膜層にとどまる。重症度の分類を**表7.4**に示す。通常，病変は直腸から連続的に口側へ向かう。病変部位によって全大腸炎型，左側大腸炎型，直腸炎型に分けられる。10年以上経過した全大腸炎型の潰瘍性大腸炎では，大腸がんのリスクが高い。

診断 若年成人で，発熱，腹痛，血性下痢を繰り返し，注腸造影，内視鏡検査で，直

表7.3 score

1. 腹痛
2. 1日6回以上の下痢あるいは粘血便
3. 肛門部病変
4. 瘻孔
5. その他の合併症
6. 腹部腫瘤
7. 体重減少
8. 38℃以上の発熱
9. 腹部圧痛
10. 10g/100mL以下のヘモグロビン値

IOIBD score = 1項目につき1点とした合計点数

出所）NPO法人日本炎症性腸疾患協会（CCFJ）編：クローン病の診療ガイド，9，文光堂（2011）

＊ **偽ポリープ状** 消化管の炎症性ポリープは，上皮の増生による真性のポリープではなく，残存した粘膜が有茎性に突出したものであることが多い。

表7.4 潰瘍性大腸炎の臨床的重症度分類

	重症	中等症	軽症
1. 排便回数	6回以上	重症と軽症の中間	4回以下
2. 顕血便	（＋＋＋）		（＋）～（－）
3. 発熱	37.5℃以上		（－）
4. 頻脈	90/分以上		（－）
5. 貧血	Hb10g/dL以下		（－）
6. 赤沈	30mm/時以上		正常

注）重症とは1.および2.のほかに全身症状である3.または4.のいずれかを満たし，かつ6項目のうち4項目以上を満たすものとする。軽症は6項目すべてを満たすものとする。

出所）渡辺守：難治性炎症性腸管障害に関する調査研究（厚生労働省難治性疾患克服研究事業），平成22年度分担研究報告書別冊（2011）

腸よりはじまる連続性病変を呈し，ハウストラの消失（鉛管状）と偽ポリポーシス・陰窩膿瘍の発現，さらに腸の組織所見にて確診する。慢性の粘血便がある場合，放射線照射歴，抗生物質服用歴，海外渡航歴などを確認し，細菌学的・寄生虫学的検査を行い，感染性腸炎を除外する。直腸あるいはS状結腸内視鏡検査にて特徴的な病変を確認する。

治療 薬物療法によって寛解を維持できる疾患であり，第一選択とする。また過労・睡眠不足を避け，規則正しい生活と精神的ストレッサーへの対処を指導する。薬物療法ではアミノサリチル酸，副腎皮質ステロイド薬，免疫抑制薬の投与が中心である。重症例やある程度の全身症状を伴った中等症では，入院のうえ，脱水，電解質，貧血，低たんぱく血症，栄養障害などの治療を行う。食事療法は栄養状態を改善，維持する目的で行われるが，疾患自体の治癒効果は示さないと考えられる。白血球除去療法，手術も場合により行われる。

7.2.6 過敏性腸症候群

病因 主に大腸機能性疾患であり，ストレッサーが関与して腹痛を伴う便通異常が継続し，さまざまな腹部症状を訴えるが，腸管に器質的病変はみられない。

病態 腹痛を伴う便秘・下痢など交替制便通異常があり，げっぷや腹部膨満感などの消化管ガス症状を伴うことが多い。男性は下痢型が多く，女性は便秘型が多い。思春期から発症がみられ，中年期以降に増加し，消化器症状のほかに頭痛，易疲労感，不眠，動悸，頻尿，月経障害，手足の冷えなど全身性の自律神経症状がみられることが多い。また，不安や緊張，パニック障害も強く，うつ病などの精神科疾患との鑑別が重要である。

診断 過敏性腸症候群のRome III診断基準を用いて判定する（表7.5）。大腸X線検査などを用いる。

治療 原則は，心理療法，食事療法，生活指導および薬物療法を組み合わせて行う。患者本人に病態を理解させることが大切で，特にがんなどの器質的疾患と異なることを説明する。食事療法では，各症例に考慮し，症状の増悪因子となっている食品，例えば高炭水化物，アルコール，コーヒー，炭酸飲料，油物などを明らかにし，適切な食事指導を行う。生活指導では暴飲暴食，過労，睡眠不足，精神的なストレッサーに対して適切に対処し，規則正しい食生活と排便習慣を確立し，休養をとる

表7.5 Rome III診断基準（2006）

過去3ヶ月間，月に3日以上にわたって腹痛や腹部不快感*が繰り返し起こり，次の項目が2つ以上ある。
1）排便によって症状が軽減する
2）発症時に排便頻度の変化がある
3）発症時に便形状（外観）の変化がある

6ヶ月以上前から症状があり最近3ヶ月間は上記の基準を満たしていること

*腹部不快感：腹部不快感は，痛みとは表現されない不快な感覚を意味する。病態生理研究や臨床研究では，腹痛あるいは腹部不快感が1週間につき少なくとも2日以上を占めるものが対象として望ましい。

出所）小牧元ほか編：心身症診断・治療ガイドライン 2006, 11-44, 協和企画 (2006)

ことを指導する。薬物療法は，消化管運動機能改善薬，塩類下剤，止痢薬，整腸薬のほか，精神の安定化のために中枢性に作用する鎮静薬や抗うつ薬が使用される。

7.2.7 下痢と便秘

病因・病態 下痢は健常者の状態（7.1.5 糞便形成，排便の頁参照）に比べ，水分量が異常に増加し，糞便量が増加した場合をさす。**急性下痢**は感染性と非感染性に分類され，強い腹痛や急激な体力消耗がみられる。**慢性下痢**は一般的に下痢が1ヵ月以上続く場合をいい，慢性の腸疾患，他の臓器疾患，心因性下痢がある（**表7.6**）。長期の下痢は脱水の原因となり，下痢による腸液喪失により低カリウム血症が生じる。

スプルーは熱帯地方に多い下痢を主症状とする慢性無熱性栄養吸収不良症候群である。**乳糖不耐症**はラクターゼ欠損のため，乳糖がガラクトースとグルコースに分解されずに腸管内に残存し，下痢などを引き起こす。

便秘は糞便中の水分が異常に少ない場合をいう。一般的には3日から数日に1回の排便であることが多い。慢性便秘は大腸を中心とした腸管の機能異常である。便秘の発生機序と分類を**表7.7**に示す。便秘を起こす薬剤として，鎮痙薬，抗潰瘍薬，向精神薬，利尿薬などがある。

診断 下痢の場合は，問診を行い，最近の渡航歴や下剤の服用歴，ダイエット甘味料の使用状況などを確認する。便の細菌培養検査や，下痢の長期間持続では注腸造影検査や大腸内視鏡検査を行う。便秘の場合は，器質性疾患の有無を確認するため，注腸造影検査や大腸内視鏡検査を行う。

治療 急性下痢は，安静，食事療法，薬物療法で軽快する。薬物療法では腸管運動抑制薬，吸着薬，整腸薬などを用いる。脱水が存在する場合には

表7.6 下痢の病態と原因疾患

	浸透圧性	滲出性	分泌性	腸管運動異常	
				亢進	低下
病態	腸管内の多量の高浸透圧性物質が水を腸管内に引き込む 絶食により改善	腸の炎症により，腸管壁の透過性が亢進し，多量の滲出液が腸管内に滲み出る 血液性下痢が多い	消化管粘膜の分泌物の異常亢進	腸管の内容物が運動亢進により急速に通過する吸収障害	細菌の異常増殖が胆汁酸の脱抱合を招き，脂肪や水の障害を起こす
主な原因疾患	吸収不良症候群 ・乳糖不耐症 ・輸入脚症候群 ・短腸症候群 緩下剤や経腸栄養剤による下痢	細菌性腸炎 ウィルス性腸炎 薬剤性腸炎 虚血性腸炎 炎症性腸疾患 ・潰瘍性大腸炎 ・クローン病	コレラや病原性大腸菌など細菌性腸炎	過敏性腸症候群 甲状腺機能亢進症	糖尿病

出所）図7.5と同じ，123

その補正（補水療法）が第一に必須である。可能な限り生理的な経口で行うが，経口摂取が追い付かない場合には経静脈的に輸液する。便秘の治療は**表7.7**を参照する。

7.2.8 肝　炎

病因　ウイルス，薬剤，自己免疫疾患，アルコールなどの原因によって肝臓に急激に炎症が起こった状態を「**急性肝炎**」といい，その炎症が6ヵ月以上持続した場合を「**慢性肝炎**」という。原因の大半はウイルス性で，なかでもA型が最も多く，次いでB型である。主なウイルス肝炎の種類と特徴を**表7.8**に示す。

病態　急性肝炎の症状は全身倦怠感，食欲不振，悪心，嘔吐，発熱，黄疸などであり，慢性肝炎では自覚症状は比較的少ないが，活動期には急性肝炎にみられるような症状をきたす。肝細胞にウイルスが感染すると小壊死巣をつくり，肝細胞の壊死部は好中球浸潤がみられる。急性肝炎では肝腫大となり，慢性肝炎では肝細胞の壊死と繊維化により肝腫大は消失むしろ萎縮する。リンパ球浸潤が残り，肝細胞は再生像を示す。細胆管に胆汁のうっ滞もみられ，繊維化も存在する。壊死巣が広範になると修復できず，繊維化を起こし，肝硬変となる。B型，特にC型肝炎では高率に慢性肝炎に移行し，

表7.7　便秘の発生機序と分類

	機能性				器質性
	食事性	直腸性	弛緩性	痙攣性	
原因	繊維の少ない偏った食事　小食	度重なる排便反射の無視　下剤・浣腸の誤用・乱用	大腸の緊張低下・腸管の蠕動運動の低下　腹筋力低下のため排便時に十分な腹圧が得られない	副交感神経の過緊張などによる腸管の過度の緊張（過敏性腸症候群，甲状腺機能低下症）	腫瘍・炎症などによる狭窄，あるいは器質性疾患に伴う大腸の運動機能異常
治療	繊維の多い野菜や果物を積極的に摂取	規則的な排便習慣の確立	繊維の多い食事　適度な運動	腸運動調整剤と抗不安薬の併用	原因疾患の治療

出所）図7.5と同じ，123より改変

表7.8　ウイルス肝炎の種類と特徴

	A型肝炎	B型肝炎	C型肝炎	D型肝炎	E型肝炎
原因ウイルス	HAV	HBV	HCV	HDV	HEV
主な感染経路	経口（食事，生水）	経皮（血液，体液）	経皮（血液）	経皮（血液，体液）	経口（食事，生水）
母子感染	なし	あり	あり（まれ）	あり	なし
好発年齢	全年齢層	青年	青，壮年	青年（キャリア）	全年齢層
劇症化	あり（まれ）	あり	あり（まれ）	あり	あり（まれ）
キャリア化	なし	あり	あり	あり	なし
肝がん	なし	あり	あり	あり	なし

出所）日本病態栄養学会編：病態栄養ガイドブック，メディカルレビュー社（2006）

その後肝硬変, 肝がんの罹患リスクが高くなる。発症から8週間以内に肝性脳症をきたし, プロトロンビン時間が40%以下を示した場合を劇症肝炎という。非アルコール性脂肪性肝炎 (NASH) は肝硬変症から肝がんに移行することがある。

表7.9 慢性肝炎の薬物療法

抗ウイルス療法	1	インターフェロン (B型, C型肝炎：静脈投与または筋肉内投与)
	2	ラミブジン (B型肝炎：経口投与)
	3	リバビリン (C型肝炎：経口投与, インターフェロンとの併用で効果大)
肝庇護療法	1	強力ネオミノファーゲンC (静脈投与)
	2	小柴胡湯 (経口投与)
	3	ウルソデオキコール酸 (経口投与, 本来は胆石用剤)

出所) 中村丁次, 板倉弘重：事例症例に学ぶ栄養管理, 南山堂 (2004)

診断 急性肝炎は血清AST (GOT), ALT (GPT), 総ビリルビン, LDH, ALPなどの著しい上昇がみられる。各種ウイルスの抗原抗体反応を行い, 原因ウイルスを特定する。慢性肝炎は急性肝炎と比較して低値ではあるものの, 血清AST (GOT), ALT (GPT) の持続的上昇, 血清γ-グロブリンの増加, インドシアニングリーン排泄能の異常がみられる。アルコール性の場合γ-GPTが著明に上昇, 劇症肝炎では血清コリンエステラーゼ値が低値になる。確定診断は肝生検を行い, 肝組織診断による。

治療 急性肝炎の治療の基本は安静と食事療法であり, 慢性化, 劇症化の予防を目的とする。劇症肝炎では基本的に絶食とし, また食欲不振が強く, 経口摂取では必要栄養量が不十分な場合は輸液 (静脈栄養法) で補給する。食欲回復後はできる限り経口摂取とし, 患者に見合った必要栄養量で, バランスのとれた食事を規則正しく摂取する。

慢性肝炎は薬物療法と食事療法を基本とし, 肝硬変, 肝がんへの進展を予防することを目的とする。薬物療法を**表7.9**に示す。

食事療法では極端な高エネルギー, 高たんぱく質食や脂質制限食は必要とせず, 患者に見合った必要栄養量をバランスよく, 規則正しく摂取することが大切である。ただし肥満や高血糖を伴う場合はエネルギー制限が必要となる。また, C型肝炎では肝臓に鉄が沈着していることが多いため, 肝機能の改善には食事中の鉄を制限する。

7.2.9 肝硬変

病因 何らかの原因によって肝細胞が破壊されて線維に置き換わり, 肝臓全体に線維化と結節形成を呈した非可逆的状態をいう。**C型肝炎ウイルス感染** (60〜70%), **B型肝炎ウイルス感染** (20%), **アルコール肝炎**より移行 (約15%) である。

病態 病気により代償期と非代償期に分類される。重症度分類 (Child-Pugh分類) を**表7.10**に示す。

肝臓は重要な働きをする臓器であり (7.1.1 (6) 参照), 肝硬変の症状としては代謝障害, 循環障害による肝臓の機能低下や循環障害による**門脈圧亢進**を

表7.10 肝硬変の重症度分類（Child-Pugh分類）

評点	A（1点）	B（2点）	C（3点）
血清ビリルビン（mg/dL）	2.0以下	2.0〜3.0	3.0以上
血清アルブミン（g/dL）	3.5以上	3.0〜3.5	3.0以下
腹水	なし	コントロール可能	コントロール困難
プロトロンビン時間（%）	80%以上	50〜80%	50%以下
昏睡度	なし	軽度（I〜II）	重症（III〜IV）

注）総合評価はグレードA 5〜6点，グレードB 7〜9点，グレードC10〜15点として判定．
出所）日本病態栄養学会編：病態栄養ガイドブック，メディカルレビュー社（2006）

表7.11 肝硬変患者における血液検査成績の特徴とその意義

検査項目	検査結果	意義	
末梢血	汎血球減少 血小板減少	脾機能亢進 血小板増殖因子産生低下	
血液生化学	アルブミン低下 γ-グロブリン上昇 ビリルビン上昇 AST，ALT上昇 コリンエステラーゼ低下 総コレステロール低下 アンモニア上昇	たんぱく合成能低下（肝硬変の指標） 網内系反応亢進 色素排泄能低下 肝細胞障害 たんぱく合成能低下（肝障害の指標） 脂質合成能低下 窒素サイクル機能低下	
血糖値	空腹時血糖正常〜低下 食後高血糖	肝グリコーゲン貯蔵低下 インスリン抵抗性	
凝固系	PT，HPT低下	たんぱく合成能低下	
アミノ酸分析	芳香族アミノ酸上昇 分岐鎖アミノ酸低下 （フィッシャー比低下）	肝代謝障害 骨格筋での利用亢進	（たんぱく質異化亢進→ 高アンモニア血症→尿 毒症→肝性脳症）

注）PT：プロトロンビン時間，HPT：ヘパプラスチン時間
出所）山元寅男ほか：臨床医学入門，建帛社（2003）より改変

起こす。門脈圧亢進が食道静脈瘤の成因となり，また門脈圧亢進と**肝機能不全**による合成障害（低アルブミン血症による血漿膠質浸透圧の低下）とあいまって腹水をきたす。代償期では全身倦怠感や食欲不振を訴えることもあるが，肝機能は比較的よく保たれており多くは無症状である。非代償期になると肝機能の低下や胆汁排泄障害による黄疸，浮腫，腹水，脾腫，出血傾向，消化管出血（食道胃静脈瘤の破裂，胃・十二指腸からの出血など），**肝性脳症**[*1]などさまざまな病態が出現する。

診断 腹部超音波検査やCT検査により肝臓の萎縮，脾腫などが認められ，肝生検により組織学的診断を行う。また内視鏡検査により食道や胃の静脈瘤を観察し，破裂の危険性を判断する。血液検査所見の特徴を表7.11に示す。

肝硬変非代償期における**高アンモニア血症**では便秘の有無を確認する。**高ビリルビン血症**では，脂質の過剰摂取あるいはアルコールの過剰摂取を確認する。たんぱく質摂取量の適否を，血清アルブミン値で判断する。

治療 治療の基本は安静と食事療法である。代償期では日常生活で特に制限はなく適量でバランスのよい食事と歩行など適度な運動が勧められる。非代償期では病態に応じた適切な治療が必要である。

① **肝性脳症** 血中アンモニア濃度を低下させるため，食事たんぱく質を摂取制限し，アミノ酸インバランスを改善する（特に芳香族アミノ酸を制限し，分岐鎖アミノ酸を投与しフィッシャー比をあげる）。便秘による腸管内でのアンモニア発生，吸収を予防するため**ラクチュロース**[*2]，乳酸菌製剤などを経口投与し，腸管内pHを低下させる。

[*1] 肝性脳症　本来，門脈血から肝臓に入り解毒作用を受ける腸管由来の毒性窒素化合物が，静脈のバイパスによって体循環に入り，血中アンモニア濃度が上昇し脳に毒性効果が現れることで，急性期には痙攣，譫妄，傾眠，昏睡が急激に発症する。

[*2] ラクチュロース（商品名）牛乳由来のオリゴ糖で腸内のビフィズス菌を増やす働きがあるとされる。

② **腹水, 浮腫** 食塩の摂取量制限（3～7g/日）と安静が基本。薬物療法として利尿剤を投与, 低アルブミン血症であればアルブミン製剤の補給を行う。

③ **代謝異常** 空腹時, 特に夜間, 筋肉からアミノ酸より糖新生が前進するため就寝前の夜間食（200kcal前後）の摂取が勧められ, 糖質を補うことでたんぱく代謝の改善をはかる。

④ **消化管出血** 食道胃静脈瘤では, 内視鏡を用いて内視鏡的硬化療法, 静脈瘤結紮術を行う。

7.2.10 脂肪肝, 非アルコール性脂肪性肝炎（NASH）

病因 中性脂肪が肝重量の5％以上蓄積した状態をさし, 組織学的には肝小葉内の30％以上に**脂肪滴**が認められる。成因によって**過栄養性脂肪肝**, **アルコール性脂肪肝**, **低栄養性脂肪肝**（クワシオルコル型栄養失調でみられる）, **薬剤性脂肪肝**に分類される。

病態 肝細胞数は基本的に変化しないためその分肝は腫大する。BMI 25以上では脂肪肝の発生率は50％である。食欲不振, 全身倦怠感, 腹部膨満感などを伴うことがあるが, ほとんど自覚症状はない。非アルコール性脂肪肝炎（NASH）はエタノール10g／日以下の飲酒でアルコール性肝炎と類似した病理組織像を呈し, 肝硬変から肝がんへと進行する脂肪肝である。NASHではインスリン抵抗性がみられる。

診断 脂肪肝の診断は画像検査（腹部超音波検査, CT検査）が有効で, 肝のエコーレベルの上昇がみとめられる。肝生検病理診断は脂肪肝の程度を知ることができる。血液生化学検査では成因によって所見は異なるが, 血清AST（GOT）およびALT（GPT）の軽度上昇, γ-GTP（アルコール性では著明な上昇）, 血清脂質（コレステロール, トリグリセリド）, アルカリフォスファターゼ, コリンエステラーゼの上昇がみられる。

治療 いずれの脂肪肝においても, 成因となっている原因を除去, あるいは基礎疾患を治療すると同時に栄養療法と運動療法を継続して行うことが基本である。薬物療法はあくまで補助手段である。過栄養性脂肪肝では炭水化物や脂質を制限し, バランスの良い食事と適度な運動負荷を行う。アルコール性脂肪肝では原則として禁酒とし, 低栄養性脂肪肝では十分なエネルギーと良質なたんぱく質を補給し, ビタミン, ミネラルなども十分に摂取させる。

7.2.11 胆石症, 胆囊炎

病因・病態 胆石症は胆囊, 総胆管あるいは肝内胆管に結石を有する状態をいい, 胆石の組成により**コレステロール系胆石**と**色素胆石（ビリルビン系）** *に区別される。胆石の種類と成因を欄外に示す。食生活の変化に伴いコレステロール系胆石が約7割を占める。

＊ 胆石の種類と成因
①コレステロール系胆石　食生活の欧米化により, 動物性脂質の摂取量が増加し, さらに肥満や脂肪肝の成因ともなる炭水化物の過剰摂取, 食物繊維の減少などが関与して, 胆汁中へのコレステロール分泌が増加し, 過剰となったコレステロールが結晶化して胆石を形成。胆囊内に多く存在し, 肥満の女性に多い。
②色素胆石（ビリルビン系）　細菌による胆道感染, 低栄養・低たんぱく質食などにより, 胆汁中にビリルビンカルシウムが折出し, 胆石となる。胆囊から胆管内に存在し, 比較的男性に多い。

無症状胆石も少なくないが、特徴的な発作は疝痛発作で、食後30分くらいから1時間くらいで右季肋部から心窩部へ痛みが放散し、急性胆嚢炎、総胆管閉塞などを合併していると悪心、嘔吐、発熱、黄疸が出現する。

胆嚢炎は胆嚢の炎症性疾患であり、急性と慢性に分けられる。**急性胆嚢炎**の約90％に胆石が合併しており、胆石症同様女性に多くみられる。胆石によって閉塞が生じ、胆汁の循環障害、細菌による感染が起こり、炎症を引き起こす。急性胆嚢炎では過労や過食後、右季肋部から心窩部への痛みが放散し（疝痛発作）、悪心、嘔吐、発熱、黄疸などの症状を呈する。合併症としては胆嚢の壊死や穿孔、**腹膜炎**、**敗血症**がある。

診断 画像診断（腹部超音波検査やCT検査など）により、胆石の存在を確認・鑑別する。急性胆嚢炎の画像診断では胆嚢の腫大、壁の肥厚、胆嚢周囲の液体貯留がみられる。血液生化学検査所見には異常を認めないこともあるが、発作時には血清ビリルビン、アルカリフォスファターゼ、γ-GTP、AST、ALTなどの上昇が認められる。胆道感染を合併する場合は血沈亢進、白血球増加、CRP陽性もみられる。

治療 食事療法と薬物療法で、病期に応じた治療を行う。

ⅰ）急性期　安静、絶飲食とし、静脈栄養法による栄養管理を行う。薬物療法としては抗生物質、鎮痛剤を適宜投与する。

ⅱ）回復期　食事療法では流動食、軟食、常食へと移行し、症状に応じて徐々に増量する。脂質を制限するため、糖質により必要栄養量を確保する。薬物療法では胆石溶解薬としてケノデオキシコール酸、ウルソデオキシコール酸を投与する。また胆石除去の方法として体外衝撃波結石破砕法（ESWL）、内視鏡的治療、胆道ドレナージ、症状によっては胆嚢摘出術を行うこともある。

ⅲ）無症状期（胆嚢炎再発予防期）食事療法では発症予防のため脂質の過剰摂取、過食、暴飲暴食を避け、規則正しい食生活とする。薬物療法は胆石排出作用のある利胆剤、催胆剤、胆石溶解剤の投与を必要に応じて行う。

7.2.12　膵　炎

病因 **急性膵炎**は膵臓の消化酵素が何らかの原因で活性化され、膵臓が自己消化を起こした状態である。成因としてはアルコール、胆石のほか原因不明が多い。**慢性膵炎**は膵臓における炎症が6ヵ月以上にわたり持続的に生じ、次第に膵実質の破壊と不可逆性の繊維化をきたし、膵臓の内分泌および外分泌機能が低下した状態である。成因はアルコールの多飲が約60％と多く、胆石、**高カイロミクロン血症**に由来するものや原因不明の持続性などがある。

病態 急性膵炎は激しい上腹部痛が突発的・持続的に起こり、背部へ放散することもある。他に悪心、嘔吐、38℃程度の発熱、黄疸、腹部膨満感な

どが出現する。また重症の場合，**全身性炎症反応性症候群**から多臓器不全へと進展，死に至ることもある。

慢性膵炎の発症年齢は50歳代に多く，男性が女性に比べ多い。病期により**代償期**と**非代償期**に分かれる。代償期では膵臓機能は比較的保たれているが，上腹部痛，背部痛，食欲不振，下痢をきたす。非代償期では腹痛は軽減するが，膵臓の繊維化により内分泌・外分泌機能が低下し，消化吸収障害や膵性糖尿病をきたす。膵リパーゼなど消化液分泌低下による脂肪性下痢，脂肪便，低栄養状態がみられ，体重が減少する。

診断 急性膵炎では膵臓の消化液分泌機能亢進をみることが多く，血液検査では血清アミラーゼ，リパーゼ，エラスターゼは高値になる。炎症反応により白血球は1万を超えることが多く，C反応性たんぱく（CRP）の上昇もみられる。腹部X線検査，超音波検査では膵臓の腫脹，肥大，壊死，滲出液の貯留などがみられる。

慢性膵炎の代償期は急性膵炎に準じた膵酵素などの上昇がみられるが，非代償期では消化液分泌機能は低下し，血清アミラーゼ，尿中アミラーゼは低下する。セクレチン試験では膵液量，重炭酸塩濃度，アミラーゼの低下がみられる。画像診断では膵臓の石灰化などがみられる。

治療 急性膵炎では膵外分泌の抑制のため発症直後は絶飲食とし，経静脈的な輸液と栄養管理を行う。症状の改善とともに脂肪やたんぱく質を制限した糖質を主とする流動食から開始し，徐々に軟食へと移行する。薬物療法として鎮痛剤，膵酵素阻害剤，抗生物質を投与する。

慢性膵炎代償期は食事療法と禁酒が基本であり，再燃時*は急性膵炎の治療に準じ，発作間欠期は脂質制限食とし，少量頻回食とする。非代償期は消化酵素剤の投与，糖尿病に対する食事療法（脂質制限を加えたエネルギーコントロール食）やインスリン投与を行う。

＊ 代償期でも，病態は不安定なことがあり，再燃することや，発作間欠期にすぎないことがあるため，注意が必要。

7.2.13 消化器系の悪性腫瘍

(1) 食道がん

発生要因にはタバコ，アルコールなどがあり，60歳代の男性に多い。食道がん，胃がんの年齢調整死亡率は近年のわが国では減少傾向にある。筋層が薄く直接に縦隔結合組織に埋没しているため周辺組織への浸潤が起きやすい。白斑や異形成は前がん病変といえる。**扁平上皮がん**が最も多い。症状としては，嚥下障害，胸部の痛み，嘔吐，吐き気，咳などがある。二重造影検査，内視鏡検査にて診断を行い，治療は切除術，放射線療法，抗がん剤（化学療法）である。

(2) 胃がん

胃腺の腺細胞ががん化したもので，多くは**腸上皮化生**から発生する。胃が

んの発生要因のひとつに**ヘリコバクター・ピロリ**がある。胃粘膜下層までのがんを**早期胃がん**といい，筋層までがん細胞が浸潤すると進行がんという。症状としては上腹部痛，食欲低下，嘔吐などであり，吐血や下血を伴う場合もある。**進行胃がん**の肉眼分類には，ボルマン（Borrmann）分類がある。胃がんでは腹膜播種をきたす。二重造影検査，内視鏡検査にて診断を行い，治療は切除術である。早期胃がんの完全切除は，原因療法である。胃摘出術後には，**ダンピング症候群**を起こしやすい。**早期ダンピング症候群**は食後20～30分以内に発汗，頻脈，腹部膨満感，下痢などが出現する。**後期ダンピング症候群**は高糖質食が，小腸に移動することにより急激な糖の吸収で高血糖となり一過性にインスリンが過剰分泌された結果一過性に低血糖になる（一過性低血糖）。

胃全摘手術後の合併症として胃腺の壁細胞から分泌される**キャッスル内因子**（Castle内因子）の欠如による**悪性貧血**（**巨赤芽球性貧血**）では術後5年経過頃より神経症状がみられるようになる。カルシウムやビタミンDの吸収障害により血中カルシウムの低下が準備されようとするが，血中 Ca^{2+} の低下により二次性に**副甲状腺機能が亢進する**（**二次性副甲状腺低下症**）。カルシウム濃度を維持するために，パラソルモン分泌が増加し，骨吸収が増加し，骨吸収が促進される結果，骨塩が減少し，骨粗鬆症を生じる。胃酸分泌が低下し，鉄吸収が抑制される。噴門部の逆流防止機構の欠如のため胃液や胆汁の逆流による逆流性食道炎となる。ビルロートⅡ法（BillrothⅡ法）により**輸入脚症候群**が引き起こされることがある；輸入脚に胆汁，十二指腸液，膵液がたまって，胃に逆流して嘔吐をもたらす。

(3) 大腸がん（盲腸，結腸，直腸）

大腸の上皮性悪性腫瘍であり，悪性新生物死亡率が最も多い部位は女性では大腸である。大腸がんでは，腺がんの頻度が高く，家族性大腸腺腫症（**家族性大腸ポリポーシス**）は，大腸がんの頻度が高い。症状としては上行結腸，盲腸では腹痛や腹部のしこり，S状結腸，直腸では出血，便秘，残便感，便が細くなるなどがある。注腸X線検査，大腸内視鏡検査，腫瘍マーカー検査で診断し，治療は切除術である。手術後に腸管面積が減少しても，小腸部分の単位面積当たりの吸収能力の低下は認められない。結腸がんにより**腸閉塞**（**イレウス**）を起こす場合がある。イレウスの症状としては，腹痛，嘔吐，腹部膨満感であり，血清尿素窒素が上昇する。

(4) 肝臓がん

肝がんは肝細胞由来と胆管細胞由来に分けられる。肝細胞がんの原因として輸血などにより感染したC型肝炎ウイルス，B型肝炎ウイルスが関係している。ウイルス肝炎の後，肝細胞の壊死部は再生結節となる。細胞密度が

高く,分裂像も混じって腺腫様になることもある。肝がんはそれらからさらに悪性度の増したクローンがあらわれ増殖したものである。症状としては全身倦怠感,腹部膨満感,黄疸などである。診断は腫瘍マーカー検査（α-フェトプロテイン（AFP）），CT,MRI 検査で行う。治療は切除術,経血管カテーテル肝動脈塞栓療法,経皮エタノール注入療法,放射線療法,抗がん剤（化学療法）である。手術により,肝臓における糖新生は亢進する。

(5) 膵臓がん

膵頭部原発が多く,ほとんどが膵管原発の腺がんである。膵頭部がんは,**閉塞性黄疸**をきたしやすい。その他の症状としては腹痛,腰背部痛,体重減少,急激な糖尿病の発症や悪化で発見されるが有症状の場合は進行がんである。診断は超音波検査,CT,内視鏡検査,腫瘍マーカー検査（**CA19-9**）で行い,治療は切除術,抗がん剤（化学療法），放射線療法である。

【演習問題】

問 1 消化管ホルモンに関する記述である。正しいのはどれか。
（2011 年国家試験）
(1) コレシトキニンは,膵酵素の分泌を促進する。
(2) インクレクチンは,インスリン分泌を抑制する。
(3) ガストリンは空腸の S 細胞から分泌される。
(4) ソマトスタチンは,胆のう収縮を促進する。
(5) セクレチンは胃酸分泌を促進する。
　解答　(1)

問 2 食道疾患に関する記述である。誤っているのはどれか。
（2009 年国家試験）
(1) 逆流性食道炎の成因には,食道裂孔ヘルニアがある。
(2) 胃食道逆流症の成因には,下部食道括約部圧の亢進がある。
(3) 食道静脈瘤の成因には,門脈圧亢進がある。
(4) 食道アカラシアでは,嚥下障害がみられる。
(5) 胃食道逆流症では,胸やけがみられる。
　解答　(2)

問 3 脂肪肝に関する記述である。正しいのはどれか。（2011 年国家試験追試）
(1) 非アルコール性脂肪性肝炎（NASH）は,肝硬変に移行しない。
(2) 非アルコール性脂肪性肝炎（NASH）では,インスリン抵抗性がみられる。
(3) アルコールの多飲は,脂肪肝の原因とならない。
(4) 脂肪肝は,肝細胞中にリン脂質が過剰に蓄積した状態をいう。
(5) 脂肪肝は,マラスムス（marasmus）型栄養失調で認められる。
　解答　(2)

【参考文献】

荒木英爾編著：解剖生理学，建帛社（2006）

跡見裕, 井廻道夫, 北川雄光ほか：消化器疾患診療のすべて, 日本医師会雑誌, 141(2)（2012）

坂井建雄：解剖学の基本としくみ，秀和システム（2006）

中村丁次, 板倉弘重：事例症例に学ぶ栄養管理，南山堂（2004）

日本病態栄養学会編：病態栄養ガイドブック，メディカルレビュー社（2006）

原田玲子ほか編：人体の構造と機能および疾病の成り立ち　人体の構造と生理機能，医歯薬出版（2007）

吉田勉編：基礎栄養学（第6版），医歯薬出版（2007）

吉田勉監修, 飯嶋正広ほか：わかりやすい臨床栄養学（第3版），三共出版（2012）

渡邊昌：病理学テキスト，文光堂（2006）

渡辺照男編著：カラーで学べる病理学（第3版），ヌーヴェルヒロカワ（2009）

8 循環器系

8.1 循環器系の構造と機能

8.1.1 心臓の構造と機能

(1) 心臓の位置と形

心臓（heart）は胸腔内の縦隔（左右の肺の間）に存在し，胸骨や肋軟骨の後方，やや左方よりに位置する。成人の心臓の大きさは握り拳大で，200～300gの重量である。心臓の左下にある尖った部分は心尖（apex）とよばれ，全体は心膜（pericardium）で覆われている。心膜の一部は二重構造になっており，ここに心囊液（pericardial fluid）が貯留している。

(2) 心臓の構造（図8.1）

心臓には4つの部屋がある。上の2つの部屋は心臓へ戻ってくる血液を受け入れる心房（atria）で，下の2つの部屋が心臓から血液を送り出す心室（ventricle）である。左心房と右心房の間には心房中隔（interatrial septum）とよばれる薄い隔壁があり，左心室と右心室は心室中隔（interventricular septum）により隔てられている。心室は血液を送り出すために筋肉（心筋）が心房よりも分厚くなっており，特に肺以外の全身に血液を送る左心室の筋肉の壁は厚くなっている。左心房と左心室の間にある房室弁は，僧帽弁*（mitral valve）とよばれ，2つの弁尖をもつことから二尖弁の別名ももつ。右心房と右心室の間にある房室弁は3枚の弁尖からなるため三尖弁（tricuspid valve）とよばれる。房室弁の下部は乳頭筋でつながれており，心室が収縮した際に弁が心房側に押しこまれることを防ぎ，弁がしっかり閉じる働きを助けている。

*僧帽弁　カトリックの司教冠（ミトラ）に似ていることに由来。ミトラはカトリック教会において司教が典礼の執行時にかぶる冠である。

全身を巡った血液は上大静脈または下大静脈を経て右心房に流れ込み，三尖弁を経て右心室へ入り，肺動脈弁（pulmonary valve）を通って肺動脈へ送られる。肺で新鮮な酸素を取り入れた血液は肺静脈を通って左心房へ戻り，僧帽弁を経て左心室へ入り，大動脈弁（arotic valve）を経て大動脈から全身へと送り出されていく。

(3) 心臓の血管と神経

全身へ血液を送る心臓であるが，心臓自身へは冠状動脈（coronary artery）を介して酸素や栄養分が送られ，絶え間ない拍動を支えている。左右の冠状動脈はいずれも大動脈起始

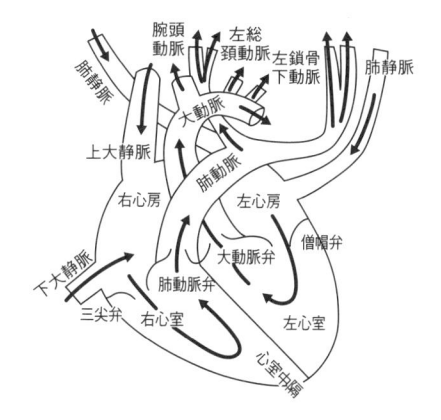

図8.1 心臓の構造

部のバルサルバ洞というところから分岐し，左冠状動脈はさらに前下降枝，回旋枝に分岐している。冠状動脈で送り届けられた酸素と栄養分は，拍動という運動で消費され，二酸化炭素と老廃物に変わり冠状静脈洞に流れこみ，最終的には右心房に注ぎ込む。

心臓全体は自律神経系と副腎から放出される**アドレナリン***，ノルアドレナリンによって調節されている。神経調節の最上位は心臓血管中枢とよばれ延髄に存在する。自律神経の中で，交感神経は交感神経幹神経節を介して神経末端から放出されるノルアドレナリンにより心拍数を増加させる形ではたらく。副交感神経系は，心臓血管中枢から迷走神経（第X脳神経）を介して心拍数減少にはたらく。

たとえば，血圧の上昇を頸動脈洞や大動脈弓の圧受容器（baroreceptor）が感知すると，この情報が舌咽神経（第IX脳神経）を介し心臓血管中枢に伝えられ，迷走神経を興奮し，神経末端から出されるアセチルコリンによって洞房結節の興奮が抑えられ，心拍数が減少，心拍出量が減少し，血圧上昇が抑えられることとなる。

(4) 心臓の興奮と伝導（図8.2）

心臓は1日として休むことなく拍動を続けなければならない。このため他の筋肉と全く異なる刺激伝導系と興奮の機構が形づくられている。心臓全体の調節は，先に述べた自律神経系が行っているが，心臓の自律的な拍動は心臓自体で決定している。心筋の興奮は，右心房にある洞房結節（sinoatrial (SA) node）から始まる。心臓のリズムは洞房結節が決めることからペースメーカーともよばれる。洞房結節で生じた電気的興奮（活動電位）は心房全体に伝わり心房を収縮させた後，心房中隔の房室結節（atrioventricular (AV) node）に到達，ここで伝導速度が非常に遅くなるため，その間に心房から心室に血液が流れ込む。興奮は房室結節から心室中隔にあるヒス束（bundle of His）を介して心室へ伝わり，右脚（right bundle）および左脚（left bundle）に分かれて心尖部へと伝わる。最後に太いプルキンエ線維（Purkinje fiber）が心室の尖端部へ，次いで上方の心室へと興奮を伝え，心室全体が収縮する。このようにして，心房が収縮した一瞬後に心室が収縮するという心臓の拍動のリズムが完成する。

(5) ポンプとしての心臓

全身に血液を送り出すポンプである心臓の大部分は心筋層（myocardium）から構成されており，他の臓器と大きく異なる。心筋は自分の意

* アドレナリン カテコールアミンの1種で化学式は$C_9H_{13}NO_3$。高峰譲吉博士が単離同定したことからわが国ではこの名前でよばれるが，アメリカなどではエピネフリンとよばれる。アドレナリンは副腎髄質から，ノルアドレナリンは交感神経末端から分泌と覚えておくとよい。

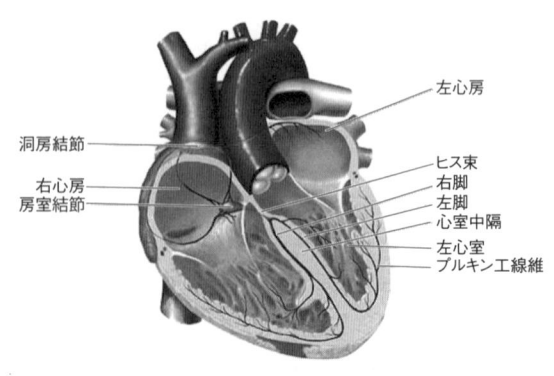

図8.2 心臓の興奮と伝導

志では制御できない不随意筋であるが，骨格筋に似た横紋をもち，枝分かれし，絡み合った線維の束が心筋組織を形成している。心筋線維同士は介在板を介して互いに結合しており，隣りあった心筋線維への興奮の伝導を容易にしている。すなわち，心筋全体が2つの心房，2つの心室をそれぞれ収縮単位として，まとまって収縮することができる構造となっている。骨格筋（普通の筋肉）に比べて，興奮（活動電位）で起こる収縮の持続時間が長く，不応期も長い。このようにして，一定時間心房全体，心室全体が収縮し（血液を送り出す），十分な時間をかけて弛緩する（血液が流れ込む）という心臓のポンプとしての役割が確立される。

1分間に心臓の左心室から大動脈へ送り出される血液の量は「心拍出量（CO：cardiac output）」とよばれる。心臓が1回拍動する度に70mL程度が送り出され，心拍数が1分間で75拍であれば，心拍出量は5,250mL（5.25L）／分と算出される。

＊ **大動脈の病気** 日常臨床で遭遇する可能性が高いのは，大動脈瘤と大動脈解離である。大動脈瘤は袋状，こぶ状に膨らみ薄くなった状態で，径が大きくなるにしたがって破裂の危険性が高くなる。大動脈解離は中膜に血流が入り込み，層構造が別々に剥がれる（縦に割ける）疾患で解離性大動脈瘤ともよばれる。激烈な痛みを伴い緊急手術の適応となることもある。

8.1.2 体循環，肺循環の構造と機能

(1) 体循環 (systemic circulation)（図8.3）

酸素と栄養素を蓄えた血液を心臓の左心室から全身に送り届け（動脈），全身で出来た二酸化炭素と老廃物を含む血液を右心房まで戻す系路（静脈）が体循環である。左心室から大動脈へ送り出された血液は，酸素を多く含む動脈血である。各部位の動脈に枝分かれした後，毛細血管中を移動するにつれて，酸素が失われ二酸化炭素が取り込まれるので暗赤色の静脈血となっていく。

1) 大動脈 (aorta) とその枝（図8.4）＊

最大の動脈であり，直径は2～3cmもある。左心室から大動脈弁を経て頭側に上行大動脈（ascending aorta）として進み，大動脈弓（arch of aorta）として横行し，下行大動脈（descending aorta）へとつながる。大動脈弓からは腕頭動脈，左総頸動脈，左鎖骨下動脈が分岐する。右総頸動脈，右鎖骨下動脈は腕頭動脈より分岐する。下行大動脈の胸腔内部分は胸部大動脈（thoracic aorta）とよばれ，気管支，食道などに血液を供給する。横隔膜を過ぎると腹部大動脈（abdominal aorta）と名称を変え，肝臓，胃，脾臓などにつながる腹腔動脈，小腸，大腸，膵臓などに血液を送る上腸間膜動脈などを分枝し，腎動脈，下腸間膜動脈（下部結腸を養う）の枝を出した後，下肢へ血流を送る総腸骨動脈と名前を変える。

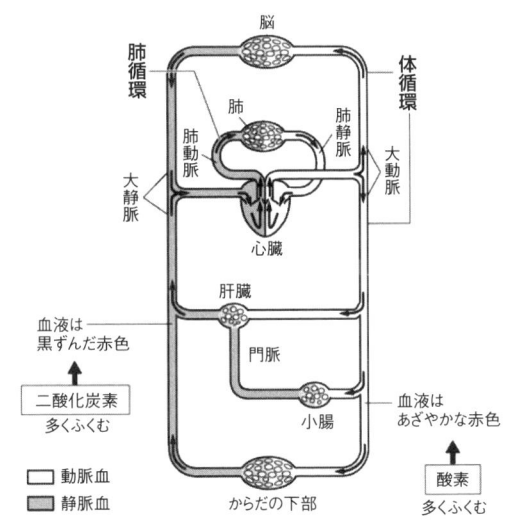

図8.3 体循環と肺循環

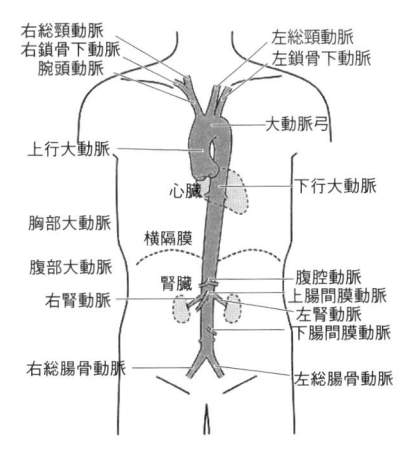

図8.4 大動脈とその分枝動脈

2) 頭部，四肢の動脈

頭部の血流は総頸動脈の枝である内頸動脈，外頸動脈と，鎖骨下動脈から直接分岐する椎骨動脈から供給される。外頸動脈は頭蓋の外の構造に血液を送り，内頸動脈と椎骨動脈は脳底でウイルスの動脈輪を形成し，例え片側が閉塞しても，頭部の血流が途絶えないような仕組みが作られている。

上肢の血流は鎖骨下動脈より腋窩動脈，上腕動脈とつながり，前腕（肘より先）に達すると親指側を橈骨動脈，小指側を尺骨動脈として走行し，手指の動脈弓へとつながっていく。

腹部大動脈より左右の総腸骨動脈に分枝した血管は，骨盤内につながる内腸骨動脈の枝を出した後，外腸骨動脈，大腿動脈，膝窩動脈を経て，足背につながる前脛骨動脈と足底につながる後脛骨動脈に分かれていく。

3) 静脈系

右心房に還る大静脈には，頭部，上肢からの血流を集める上大静脈と，腹腔臓器や下肢からの血流を集める下大静脈がある。深部を走行する深静脈は，動脈に沿って走行し，動脈と同名であることが多いが，浅い部位を走行する浅静脈の名称は異なる。上肢の浅静脈のひとつである，肘正中皮静脈は，採血や静脈注射などに多く利用される。下肢にある大伏在静脈は，最長の静脈で，**冠動脈バイパス（移植）手術**＊の際のグラフト（移植片）としても利用される。

＊ 冠動脈バイパス手術（CABG）
本文で述べた大伏在静脈の他にも，内胸動脈や胃大網動脈，橈骨動脈などがグラフトして使用されることがある。いずれも除去後も別の栄養血管から血流が保たれるので局所が壊死に陥ることはないのが特徴である。

心臓で加圧されている動脈血と異なり，静脈血は重力の影響を受けやすく，下腿など末梢に溜まりやすくなる。このため静脈内には逆流を防ぐ弁がある他，周囲の筋肉を動かすことにより戻り（還流）がよくなる。失神を起こした患者を寝かせ，下肢を挙上させるのは，下腿の静脈血を心臓に戻し，心拍出量を増やし，頭部血流の改善を図るためである。

(2) 肺循環（図8.3）

酸素が失われ，二酸化炭素の多い血液が右心房に還流すると，三尖弁，右心室を経て，肺動脈から肺へと送られる。肺の中で，二酸化炭素が除かれ，新鮮な酸素が取り込まれ，肺静脈から左心房へ還り，僧帽弁を経て，左心室より大動脈より体循環へと送り出されていく。この右心室から左心房に戻るまでの循環を「肺循環（pulmonary circulation）」とよぶ。体循環では，動脈は赤い酸素濃度の高い血液が流れるが，肺循環では肺静脈の方を酸素化された赤い血液が流れるので注意が必要である。

(3) 肝門脈系（図8.3）

心臓を基準とする体循環，肺循環と異なり，毛細血管網から別の毛細血管網へ血液を運ぶ静脈があり，門脈（portal vein）とよばれる。肝門脈は，上腸間膜静脈と脾静脈の合流により形成され，肝臓内の類洞とよばれる毛細血

管様の血管に血液を運ぶ。胃腸から吸収された栄養に富む静脈血は，肝門脈を経て肝臓に運ばれ，さまざまな代謝機構に基づく処理をされた後，肝静脈より体循環へと合流していく。

8.1.3 血圧調節の機序

(1) 血圧（blood pressure）

水の流れと同じように，血液は圧の高いところから低いところに流れる。ポンプとしてはたらく心臓は加圧装置であり，心拍出量が多くなると血圧は上昇する。血管は閉鎖空間であり，中心に位置する心臓も含めて閉ざされた腔である。ここに大量の水分が貯留すると血圧は上昇する。塩分摂取過多は，同時に水分貯留も伴うことから，塩の摂りすぎが高血圧の原因となるのはこのためである。一方で，出血や熱中症などで循環血液量が減少すると血圧も低下する。

リバロッチ（Riva-Rocci, S.）が開発した血圧計で上腕をカフ（マンシェット）で駆血（血の流れを止める）し，血液が流れ出すところ（**コルトコフ音***とよぶ）の圧が収縮期血圧とよばれ，聴診器で聞こえなくなるところが，拡張期血圧とされる。この一般的な血圧計で測定しているのは橈骨動脈の血圧であるが，大動脈も含めた太い動脈での収縮期血圧は一般成人で110mmHg程度，拡張期血圧は70mmHg程度とされる。この血圧は心臓から遠ざかるにつれて減少し，体循環の毛細血管通過時には35mmHgまで低下する。毛細血管の静脈側では16mmHg程度，右心房に戻る時にはほとんど0mmHgまで低下する（図8.5）。

* コルトコフ音　1874年生まれのロシアの外科医であるニコライ・セルゲイエヴィチ・コルトコフ（Korotkoff, N.）が発見した。カフによる駆血後，血流が再開する際の音をコルトコフの1音，乱流がなくなり音が聞こえなくなるところを5音とする。

(2) 血管抵抗

血圧は「心拍出量×血管抵抗」によって決定される。この血管抵抗（vascular resistance）を規定するものは，血管腔の太さ，血液の粘性，全血管長である。

ポンプにつなぐホースが細くなるとポンプにパワーが必要なように，血管腔が細いほど，血流に対する抵抗は大きくなる。動脈硬化の進展や血管攣縮とよばれるような収縮が起きると，血管は細くなり，血圧が上昇し血流は低下する。血液の粘性は赤血球やたんぱくの濃度で左右されることから，貧血や低栄養状態などでは血圧は低下する。全血管の長さは肥満と関連しており，蓄積した脂肪に新たにできる血管における血管抵抗の増大が肥満者に高血圧が多いひとつの理由とされる。

(3) 血圧の神経系調節

延髄にある心臓血管中枢は，血管にある種々のセンサー（受容器）の情報により，心拍数や血管の緊張度

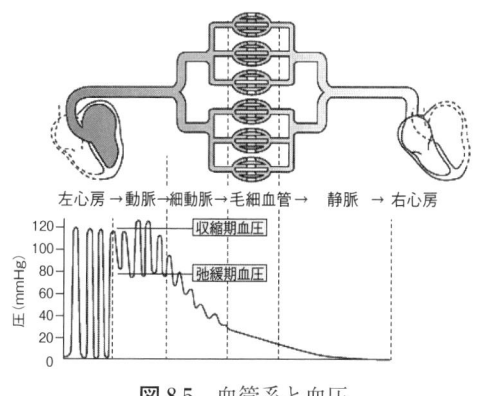

図8.5　血管系と血圧

・レニン-アンジオテンシン系（RA系）

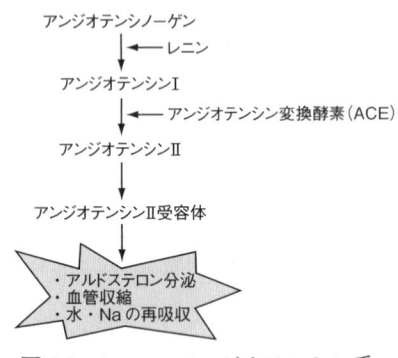

アンジオテンシノーゲン
　↓← レニン
アンジオテンシンI
　↓← アンジオテンシン変換酵素（ACE）
アンジオテンシンII
　↓
アンジオテンシンII受容体
　↓
・アルドステロン分泌
・血管収縮
・水・Naの再吸収

図8.6 レニン-アンジオテンシン系

を調節する。センサーとしてはたらくのは内頸動脈や大動脈にある圧受容器（baroreceptor），化学受容器である頸動脈小体，大動脈小体などである。血圧が低下すると圧受容体が，低酸素やアシドーシスになると化学受容体が感知して，心臓血管中枢が反応し，交感神経系の刺激を増加させ，心拍数の増加や血管収縮を起こし，血圧が上昇する。逆に，血圧の上昇を認めると，心臓血管中枢は副交感神経のひとつである迷走神経（第X脳神経）を興奮させ，心拍数を減少させ血圧は低下する。

（4）ホルモンによる血圧の調節

1) **レニン-アンジオテンシン-アルドステロン系**（renin-angiotensin-aldosterone system）（図8.6）

脱水などにより血圧が低下し，腎臓への血流が低下すると，腎臓から**レニン（renin）**[*1]が分泌される。レニンはアンジオテンシノーゲンをアンジオテンシンIに変換し，アンジオテンシンIはアンジオテンシン変換酵素（ACE：angiotensin converting enzyme）によりアンジオテンシンIIに変換される。アンジオテンシンIIは血管を収縮させたり，心臓を肥大させるなど血圧上昇にはたらくほか，副腎からのアルドステロン分泌を刺激し，腎臓での水，ナトリウムの再吸収が増加することにより，血圧上昇が起きる。アンジオテンシンIIが受容体に結合するところを阻害する薬（ARB：angiotensin II receptor blocker），アンジオテンシン変換酵素を阻害する薬（**ACE阻害薬**）[*2]は，降圧薬として広く臨床で使用されている。

2) **アドレナリン**（adrenaline）と**ノルアドレナリン**（noradrenaline）

副腎髄質から分泌されるアドレナリン，交感神経末端から分泌されるノルアドレナリンは，心拍数を増加させ，心臓の収縮力を増強させるほか，細動脈の血管収縮にもはたらくことから，血圧上昇にはたらく。

3) **抗利尿ホルモン**（ADH：antidiuretic hormone）

脱水や血液量が減少したときに，視床下部で産生され，下垂体後葉から放出されるホルモンである。血圧上昇にはたらくことからバソプレシン（vasopressin）ともよばれる。

4) **心房性ナトリウム利尿ペプチド**（ANP：atrial natriuretic peptide）

心房から放出されるホルモンで，心不全の治療薬としても利用される。血管を拡張し，尿中への塩類や水の排泄を行うことから，血圧を下げるはたらきがある。

[*1] **レニン（renin）** 腎臓の傍糸球体細胞から産生されるたんぱく質分解酵素のひとつ。腎臓の血流低下を感知して分泌が増加するので，腎動脈に狭窄があり高血圧になる腎血管性高血圧では高値を示す。現在，レニン阻害薬が高血圧治療にも用いられている。

[*2] **ACE阻害薬** ブラジルの奥地に住むヤノマモインディアンは食塩摂取量が0gに近い状態で生活をしており，レニン-アンジオテンシン系は著しく亢進している。彼らが蛇に咬まれると，蛇毒がレニン-アンジオテンシン系を阻害し，血圧が著明に低下しショックに陥るが，この蛇毒がACE阻害薬のカプトプリル誕生のきっかけとなっている。

8.2 循環器疾患の成因・病態・診断・治療の概要
8.2.1 虚血，充血，うっ血
(1) 虚血（ischemia）

流れこむ動脈血流量の低下に伴う局所の貧血を意味する。動脈硬化の進行や腫瘍による外部からの圧迫などによる動脈の狭窄だけでなく，血栓や塞栓による血流低下，神経刺激による動脈のけいれん（攣縮とよぶ）などでも引き起こされる。臓器へ血流を供給する動脈でこのような変化が起こると，臓器への酸素や栄養素の供給不足，老廃物の蓄積が起こり，臓器の機能不全へとつながる。徐々に虚血が進行した場合には，新しい血行路（側副血行路とよばれる）が出現し，不慮の事態に備えることもある。虚血の程度が著しい場合には，組織は壊死に陥ることから，糖尿病患者の下肢血管でよく認められる閉塞性動脈硬化症（ASO: arteriosclerosis obliterance）などでは下肢切断などにつながるほか，臓器では心筋梗塞，脳梗塞など生死に直結する重大な病態を引き起こす。

(2) 充血（hyperlemia）

局所への血流量が増加した状態をさす。細小動脈が拡張し，血流量が増大することが多く，鮮紅色を呈し，温度の上昇や拍動を認めることも少なくない。発赤，腫脹などだけでなく，頭痛や火照りと自覚されることもある。眼の充血などでは，出血との鑑別も必要である。

(3) うっ血（congestion）

心臓へ戻っていく静脈還流が障害されることで，局所の静脈や毛細血管に血液が溜まっている状態をさす。充血よりは長い時間続くことが多い。うっ血状態では，血がよどんでいるため，血栓などが生じやすくなる。心不全では，心臓から十分に血液が送り出されなくなることから，左心室の手前にある肺で血流が滞る肺うっ血が，右心室の手前であれば，肝うっ血や頸静脈の怒張（膨れている状態）などの病態が観察される。下腿では，下肢静脈の血栓によるうっ血は，足の腫れ，疼痛などにつながる他，血栓の原因ともなる。うっ血状態では，局所の毛細血管拡張と静脈血の貯留があるため，皮膚は赤紫色となる。皮膚，口唇，爪などに認められるこの状態を「**チアノーゼ***」とよぶ。うっ血状態が長く続くと，静脈から間質に液体成分がしみ出すようになり，浮腫や水腫とよばれる病態を引き起こす。組織が水攻めに遭ったような状態になるため，うっ血臓器は最終的には萎縮や硬化に陥ることとなる。

8.2.2 血栓，塞栓
(1) 血栓（thrombosis）

1) 血栓の成因（図8.7）

健常状態では，心臓や血管内の血液は固まらない。血栓症の原因は，血管

* チアノーゼ（Zyanose）ドイツ語由来。英語ではcyanosis。呼吸器，循環器の病気以外では，静脈血の動脈への流入やヘモグロビン異常症などでも認められる。

血小板血栓
【一次止血】

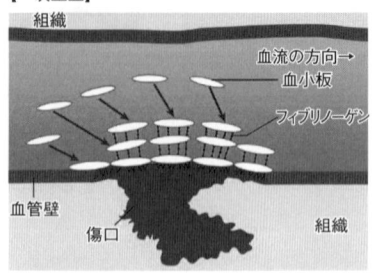

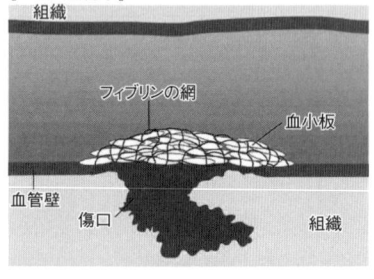

図8.7 血小板血栓（一次止血）とフィブリン血栓（二次止血）
出所）日本血液製剤協会ホームページ，http://www.ketsukyo.or.jp/plasma/hemophilia/hem_02.html

＊ バージャー病　バージャー（Leo Buerger）により報告された疾患であり，ビュルガー病ともよばれる。国の指定する難治性疾患のひとつであり，原因不明であるが，青壮年の喫煙者に多い。手足の動脈閉塞が起きるために，長時間歩けない間欠性跛行や，下肢の激しい疼痛，潰瘍などを呈する。

の内面を覆う内皮の傷害がきっかけとなる。傷害部位に血小板が付着，凝集する（血小板血栓）。凝集した血小板から凝固因子が放出され，赤血球やフィブリンも付着して血小板血栓内にフィブリン網形成が進行し，強固な血栓となる（フィブリン血栓）。

2) 血栓の種類

血小板・フィブリンからなる白色血栓，赤血球が大部分の赤色血栓，両者の混じった混合血栓，フィブリンと少量の血小板が関わるフィブリン血栓に分けられる。主に流れの速い動脈内に生じる白色血栓は，血小板主体に作られ，閉塞性動脈硬化症（ASO）や**バージャー病**＊など下肢動脈の閉塞性疾患で認められる。赤色血栓は静脈や心房細動などの血液がよどんだうっ血状態で生じやすく，フィブリンが赤血球を取り込むため，赤血球主体の血栓となる。粥状動脈硬化病変で多く生じるのは混合血栓であり，後述する播種性血管内凝固症候群（DIC: disseminated intravascular coagulation）などは敗血症のような重篤な感染症の場合に生じ，フィブリン血栓が微小血栓として多発する。

3) 血栓による疾患

① **播種性血管内凝固症候群（DIC）**　敗血症，悪性腫瘍，妊娠合併症などにおいて，組織因子が活性化し，持続性の著しい凝固活性亢進が生じ，フィブリン血栓が多発し，多臓器不全の原因となる。さらに進行すると，凝固因子や血小板が使い尽くされ，出血しやすい状態となる致命率の高い重篤な病態である。血液検査ではフィブリノーゲンや血小板は消費されたため減少し，Dダイマーが上昇する。

② **深部静脈血栓症**　下腿に急速発症した腫脹，疼痛，色調の変化などから疑う。片足に発症する場合には，左右の下腿の比較が重要となる。病院内における血管内のカテーテル留置，骨折や手術後の絶対安静，脳梗塞などによる麻痺などは，本疾患リスクを著しく高めることから，これら検査や手術の後には本疾患予防のための対策がとられていることが多い。静脈エコーなどにより血栓が確認された場合には，後述する肺塞栓症を予防するための処置，治療が必要になる。なお，表皮に近い表在性静脈における血栓症の場合には，血栓性静脈炎とよばれる。

(2) 塞栓（embolism）

1) 塞栓の種類と成因

心臓や血管内に生じた血栓，血管内に入り込んだ空気や脂肪などが血流で運ばれ，これらにより血管が閉塞した（詰まった）状態を指す。前述した血栓による血栓性塞栓，骨折の後に起こりやすい脂肪塞栓，がんが血管内に侵

入して起こる腫瘍塞栓，血管内留置カテーテルの操作ミスによる空気塞栓，動脈硬化進展部位，特に脆い粥状（アテローム性）動脈硬化部位から混合血栓が剥がれて（プラーク破綻，plaque rupture）塞栓を起こすアテローム塞栓（アテローム血栓性塞栓）などが有名である。

2）塞栓による疾患

① **肺梗塞（肺血栓塞栓症）（エコノミー症候群*1を含む）** 突然の呼吸困難や胸痛を訴えることが多く，突然死の原因にもなりうる。塞栓の原因は，血栓以外にも空気，脂肪などが知られているが，多くは血栓によるもので，下肢の深部静脈血栓に由来するものが大部分を占める。下肢は重力の影響もあり血液がよどみやすい環境にあり，下肢を動かすことにより心臓への静脈還流が促される。したがって，長時間同じ姿勢を強いられる飛行機の機内や，震災後に狭い車内で寝起きしていた人などでは，下肢に静脈血栓が生じやすく，これが肺梗塞につながることからエコノミー症候群ともよばれる。院内では，手術後の絶対安静が解除され，院内歩行可能になった際に発症することが多く，元気に回復していた患者が突然生死をさまようことになるため，医療事故として訴訟になるケースも見受けられる。肥満患者，脊椎や大腿骨の術後などでリスクが高く，周術期の管理が重要となる。

② **潜函病** 潜水夫やスキューバダイバーが，一定の速さを超えて浮上した際に，血液や脂肪組織に溶け込んでいた空気（窒素が大部分）が気泡化して，肺動脈に空気塞栓を起こすもので，浮上の速度と時間のコントロールが発症予防につながる。

8.2.3 動脈硬化（arteriosclerosis）

(1) 動脈硬化*2の分類（図8.8）

1）粥状動脈硬化（atherosclerosis）

血管内皮の傷害箇所には，単球（monocyte）が遊走，接着し，内膜下に入り込みマクロファージとなり，各種サイトカインが放出され，炎症が起きるほか，LDLコレステロールを取り込むようになる。初期は動脈壁に散在性に楕円形の隆起性病変として生じ，色は黄白色で内容が粥（かゆ）様なので粥腫（アテローム）とよばれる。粥腫は大きくなるに従い，潰瘍形成なども起こし表面がザラザラになるため，血栓も付着しやすくなる。一部，石灰沈着も認められ，大動脈壁の石灰化などはX線でも容易に観察

*1 エコノミー症候群　エコノミークラス症候群，ロングフライト症候群などともよばれる。エコノミークラス乗客のみに起きる訳ではないが，長時間の同じ姿勢，機内の乾燥（湿度20％未満），アルコールやコーヒーによる利尿による脱水などが重なり静脈血栓症が起こりやすいと考えられている。

*2 動脈硬化と炎症　ロス（Russel Ross）は，動脈硬化を「動脈への侵襲に対する生体の反応で一種の炎症である」と定義し，現在はこの考え方が主流となっている。ヘルペスやクラミジアなどの感染症は動脈硬化リスクを高め，スタチンは単にLDLコレステロールを低下させるだけでなく炎症を抑える効果にも優れるとされる。

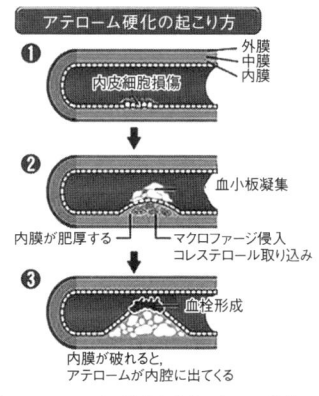

出所）日本医師会ホームページ：医療と健康　知って得する病気の知識，http://www.med.or.jp/chishiki/doumyakukouka/002.html より引用

図8.8　動脈硬化の種類と粥状動脈硬化

される。動脈硬化の進行とともに壁の硬さは増し，大動脈のような大血管は拡張を，中動脈では狭窄や閉塞が生じるようになる。

2）中膜性動脈硬化症（メンケベルグ動脈硬化症）

内膜の変性，壊死により石灰沈着をきたす。頸部や四肢の筋性動脈に多く認められる。

3）細動脈硬化症

高血圧，糖尿病などで進行しやすい。内膜の硝子様変性，肥厚が認められ，腎臓や脳に多く認められる。

(2) 動脈硬化の症状

初期段階では全く無症状である。動脈硬化の進行は，血管抵抗の増加をまねくため，血圧上昇や臓器の血流低下をまねく。さらに高度の動脈硬化は，血圧変動性の増加，起立性低血圧，一過性脳虚血発作，狭心症，閉塞性動脈硬化症などをまねくほか，閉塞に至った場合は，心筋梗塞，脳梗塞など生死に関わる病態を引き起こす。自覚症状としては，めまい，ふらつきなど頭頸部の動脈硬化を疑うもの，胸痛や運動時の息切れなど心臓の動脈硬化を示すもの，下肢のしびれ，疼痛など閉塞性動脈硬化症を疑うものが多くを占める。

(3) 動脈硬化の成因

三大危険因子とされる脂質異常症，高血圧，喫煙を含めて主なものを下記に示す。

1）脂質異常症

以前は高脂血症とよばれていたが，英語の dyslipidemia を訳す形で脂質異常症に変更となった。動脈硬化で最も問題となるのは，世間で悪玉コレステロールとよばれる LDL コレステロール高値である。LDL コレステロール値が 140mg／dL を超えると脂質異常症と診断される。LDL コレステロールは，肝臓から末梢へコレステロールを運ぶ役割を担っており，傷害血管において動脈硬化を進展させる主要因となる。一方，末梢から肝臓にコレステロールを運ぶ HDL コレステロールは善玉コレステロールとよばれ，動脈硬化には保護的にはたらく。したがって，低 HDL コレステロール血症も脂質異常症に含まれ，動脈硬化の独立した危険因子と考えられている。

2）高血圧

高血圧は血管に圧力が加わる病態であるので，動脈硬化が進行する。細動脈硬化は末梢血管抵抗を増大させるので，高血圧は一層進行する。高血圧，動脈硬化のいずれも血管内皮傷害にはじまり血管平滑筋の増殖，石灰化などを進行させるので，悪循環を形成することとなる。

3）喫煙

動脈硬化は血管の内皮傷害から始まるが，この最大の危険因子が喫煙であ

る。酸化ストレスの増大，含まれる一酸化炭素がヘモグロビンに優先的に結合するために生じる低酸素状態，LDL コレステロールを酸化させるために生じる酸化 LDL などいずれも動脈硬化の増悪因子となる。

4）糖尿病

糖尿病の三大合併症として眼底，腎臓，神経の障害が広く知られているが，これらは細動脈硬化の進展に起因する。また脳卒中，心筋梗塞などの頻度も著明に増加するが，この理由として高血糖，インスリン抵抗性などの病態が，血管障害部位における炎症反応などを増強するためと考えられている。糖尿病の前段階とされる食後高血糖の状態でも，すでに同様の傾向が認められており，糖尿病では早期からの介入が将来の動脈硬化進展を大きく左右すると考えられている。

5）肥満とメタボリックシンドローム

日本肥満学会の定義では BMI（body mass index）が 25 以上とされる。欧米では 30 以上が肥満とされているが，日本人ではインスリン分泌能が白人よりも低いため，軽度の肥満でも動脈硬化が進行しやすく，心血管病になりやすいとされる。メタボリックシンドロームは，肥満の中でも内臓脂肪の蓄積を中心に考える概念で，表 8.1 に示すように高血圧，糖尿病に至る一歩手前の病態が重複することにより重大な心血管疾患リスクとなることに注意を促す目的で提唱された。内臓脂肪からはさまざまなアディポサイトカインが分泌されており，健常状態の小型脂肪細胞では善玉の**アディポネクチン**[*1]濃度が高く，悪玉の炎症性サイトカイン分泌が抑えられているが，内臓脂肪蓄積状態では，脂肪細胞は大型化し，アディポネクチンが低下，炎症性サイトカインが増加し，動脈硬化の増悪をまねくと考えられている。

6）高尿酸血症

血中濃度が $\geq 7\,\mathrm{mg/dL}$ は高尿酸血症とされる。ビール，レバー，白子などプリン体を多く含む食物の過剰摂取が原因とされるが，体内で産生される**尿酸**[*2]も多く，特に肥満者では多くなる。日本人では尿酸排泄低下型の高尿酸血症が多いとされる。本病態を呈する患者では，肥満，高血圧，糖尿病などの合併も多いことから尿酸高値がリスクとされてきたが，尿酸自体が炎症を促進することが明らかになり，現在では，高尿酸血症は独立した動脈硬化の危険因子とされている。

[*1] アディポネクチン　脂肪細胞から分泌されるたんぱく質で血中濃度は他のホルモンに比べて著しく高い。抗動脈硬化作用，インスリン抵抗性改善（糖尿病になりにくくする），抗炎症作用などもあり，「善玉ホルモン」とされる。メタボリックシンドロームや内臓肥満で低下する。

[*2] 尿酸と痛風　霊長類ではプリン代謝の最終生成物である。過剰な尿酸は動脈硬化リスクとして作用するだけでなく，関節内で尿酸血症が析出し関節炎となる「痛風」を引き起こす。痛風は足母趾 MP 関節に多発するため，足の親指の付け根付近の腫れと「風が吹いても痛い」ほどの激痛を伴う。

表 8.1　メタボリックシンドロームの定義

腹囲（臍周り）	男性　$\geq 85\,\mathrm{cm}$，女性　$\geq 90\,\mathrm{cm}$
血圧 （右のいずれかまたは両方）	収縮期血圧 $\geq 130\,\mathrm{mmHg}$ 拡張期血圧 $\geq 85\,\mathrm{mmHg}$
脂質異常症 （右のいずれかまたは両方）	中性脂肪 $\geq 150\,\mathrm{mg/dL}$ HDL コレステロール $<40\,\mathrm{mg/dL}$
高血糖	空腹時血糖 $\geq 110\,\mathrm{mg/dL}$

注）腹囲は必須項目。血圧，脂質異常症，高血糖の 3 つの中の 2 つを満たすと診断される。

(4) 動脈硬化の治療

1) 心血管イベント発症時の急性期治療

血管狭窄が著明に進行し，血栓，塞栓などを呈した場合には，脳梗塞，心筋梗塞，閉塞性動脈硬化症など命に関わる重篤な病態に陥る。急性期の治療は，血管内にカテーテルを挿入し，血栓や塞栓を吸引して解除する，バルーン（風船）を使って狭窄部位を拡張する，狭窄部位にステント（金網のようなもの）を留置する，などの積極的治療を実施し，患者の救命を図るとともに臓器壊死に陥ることを防ぐ。

2) 動脈硬化予防のための食事・運動療法

動脈硬化自体の進行を防ぐためには，前述した危険因子を取り除くことが重要となる。日本動脈硬化学会のホームページ*には，一般向けの動脈硬化予防のための日常生活における注意点が記載されている。この中の，「心筋梗塞や脳卒中にならない食事のしかた」は，動脈硬化予防を進める上で管理栄養士・栄養士が知っておくべき事項が10箇条にまとめられている（**表8.2**）。肥満は，食事への介入が最も効果をあげる危険因子であるので，簡単で長続きする食事指導が重要である。生野菜なら両手いっぱい，加熱した野菜なら片手いっぱいが1日分の目安，といった具体的な表現を心掛けたい。同時に，毎日体重計に乗り記録するといった，日常生活のモニタリングも併せて実施する。食事内容を毎日記載することは難しいので，携帯電話などで1週間の食事を画像で記録し，管理栄養士・栄養士がこれを見ながら指導すると効果が高いとする報告もある。

運動に関しては，動脈硬化の進行した患者ではすでに心血管疾患のハイリスクとなっている場合が多いので，必ず主治医の診察を受けた上で実施されることが必要である。ニコニコペースとよばれる隣の人と会話ができるぐらいの負荷で，毎日30分以上取り組むことができる運動が推奨される。高齢者では，ジョギングや器具を使ったトレーニングなどにおいて，腰，膝，足首などの関節を痛めることも多いので，両足がつくウォーキング（やや早足），水中歩行などが勧められる。仕事に忙殺されるサラリーマンなどには，バス停を1つ手前で降りて歩くといった，通勤途中での運動療法が成果をあげることが多い。

3) 動脈硬化の薬物療法

2012年の動脈硬化性疾患予防ガイドラインでは，患者のリスク評価を行った上で管理すべき脂質の目標値が設定されている（**表8.3**）。冠動脈疾患の既往がある患者は最もハイリスクとされ，LDL

*日本動脈硬化学会 HP．http://www.j-athero.org/

表8.2 動脈硬化予防のための食行動10箇条

1. 一日三食，同じ量を規則正しく食べましょう
2. 腹八分目
3. 「早食い，ながら食い，まとめ食い」禁止
4. 食物繊維を先にたくさん食べましょう
5. よく噛み，ゆっくり食べましょう
6. まわりに食べ物をおかないこと
7. 好きなものでも一人前まで
8. 寝る前の2時間は重いものを食べてはいけません
9. 食器を小振りにしましょう
10. 外食のときはドンブリものより定食を

出所）日本動脈硬化学会：高脂血症治療ガイド（2004）

表8.3 リスク区分別脂質管理目標値

治療方針の原則	管理区分[*1]	脂質管理目標値 (mg/dL)			
		LDL-C	HDL-C	TG	non HDL-C
一次予防 まず生活習慣の改善を行った後，薬物療法の適用を考慮する	カテゴリーI	< 160	≧ 40	< 150	< 190
	カテゴリーII	< 140			< 170
	カテゴリーIII	< 120			< 150
二次予防 生活習慣の是正とともに薬物治療を考慮する	冠動脈疾患の既往	< 100			< 130

● 単位は mg/dL。
● 若年者，高齢者，家族性高コレステロール血症患者についてはガイドラインの該当章参照のこと。
● LDL-C は 20～30％の低下を目標とすることも考慮する。
● non HDL-C の管理目標は，高 TG 血症の場合に LDL-C の管理目標を達成したのちの二次目標である。
　TG が 400mg/dL 以上および食後採血の場合は，non HDL-C を用いる。
● いずれのカテゴリーにおいても管理目標達成の基本はあくまでも生活習慣の改善である。
● カテゴリーI における薬物療法の適用を考慮する LDL-C の基準は 180mg/dL 以上とする。

コレステロール < 100mg/dL の厳しい目標が設定されている。また今回の改訂では，LDL コレステロール値の測定誤差が大きいことと，総コレステロール値は善玉の HDL が高値でも高い値を示すことから混乱を招きやすいなどの理由から，総コレステロール値から HDL 値を引いた「non-HDL コレステロール」値を積極的に利用することが盛り込まれた。表中に示されたカテゴリーは，NIPPON DATA80 に基づく 10 年間の冠動脈疾患死亡リスクで 0.5％未満がカテゴリーI，0.5％～1.9％がカテゴリーII，2％以上がカテゴリーIII と定義づけられており，**追加リスク**[*2] がある場合は一区分重症（1段下の）の管理となる。

薬物療法では，LDL コレステロールを低下させる能力に優れるスタチンが主要薬剤となる。スタチンは単に LDL 値を下げるだけでなく，脆弱な動脈硬化病変の破綻（プラークラプチャー）を防ぐはたらきもあることから，ハイリスク患者ほど積極的加療が必要とされる。この他にもフィブラート系薬剤，エゼチミブ，**ω3-脂肪酸**[*3] なども臨床で広く用いられている。

8.2.4 高血圧 (hypertension)

(1) 高血圧の定義と疫学

血圧の測定は，安静，座位にて，上腕にカフを巻き，十分に加圧して動脈の血流を遮断した後，徐々に加圧を解除し，血流が再開するポイントを聴診器で確認，ここを収縮期血圧，拍動音が聞こえなくなった点を拡張期血圧として測定する。現在ではオシロメトリック法によって測定する電子血圧計も普及しており，外来でも用いられるほか，家庭血圧の測定などに有効である。高血圧は，外来における診察室血圧にて，収縮期血圧 ≧ 140mmHg かつ／または拡張期血圧 ≧ 90mmHg と定義される。

わが国には 4,000 万人の高血圧患者がいるとされ，高齢者における高血圧

[*1] **管理区分のカテゴリー** 表8.3 の見方と管理区分について少し解説を加える。対象者に冠動脈疾患の既往があれば，ただちに「二次予防」の欄で目標値を定める。既往がない場合でも，糖尿病，慢性腎臓病（CKD），非心原性脳梗塞，末梢動脈疾患（PAD）のいずれかがあれば「カテゴリーIII」となる。これら 4 つの疾患既往がなければ，本文中に述べたように，冠動脈疾患絶対リスク評価チャート（NIPPON DATA80 に基づいて算出された今後10年間の冠動脈疾患死亡率）に基づいて，カテゴリーI～IIIが決定される。このチャートを使用するのに必要な情報は，年齢，性別，血圧，喫煙，コレステロール値である。下記に述べる「追加リスク」があれば，もう 1 ランク重症（表中で 1 段下）の管理区分扱いとなる。このように実際にリスク評価を行うのは非常に難しいため，動脈硬化性疾患予防ガイドラインに付属している「リスク評価チャートアプリ」の利用をお勧めする。

[*2] **追加リスク** 以下のいずれかがあり。1）低 HDL 血症（HDL <40mg/dL），2）早発性冠動脈疾患家族歴（第1度近親者かつ男性55歳未満，女性65歳未満），3）耐糖能異常

[*3] **ω3-脂肪酸** αリノレイン酸，エイコサペンタエン酸（EPA），ドコサヘキサエン酸（DHA）などを含む不飽和脂肪酸の一種。魚油に多く含まれており，北極圏の住人のイヌイットが肉食ばかりなのに循環器疾患が少ない理由と考えられている。消費者庁が実施する健康食品の機能性評価では，EPA／DHA は「心血管リスク低減」「血中中性脂肪低下」「関節リウマチ症状緩和」で評価 A を取得している。

患者の割合は50%を優に超える。疫学研究において血圧の上昇は，脳卒中，心筋梗塞のリスク増加と正の相関を示す。降圧薬の進歩や塩分摂取量の減少にもかかわらず，脳卒中，心筋梗塞患者の絶対数が減少しない理由として，高齢化の進行と血圧のコントロールが不十分であることが指摘されている。

(2) 高血圧の分類と成因

1) 本態性高血圧

二次性高血圧が否定された原因不明の高血圧の総称である。高血圧のうち約90%を占める。遺伝因子，環境因子の相互作用で発症すると考えられており，遺伝因子に関するゲノムワイド関連解析（GWAS：genome-wide association study）も近年実施された。その結果，**高血圧遺伝因子**＊と考えられる複数の頻度の高い遺伝子多型（common variant）が同定されたが，1つの多型の影響は1 mmHg程度に過ぎないことが明らかになった。一方で，頻度は稀であるが血圧への影響はやや大きい変異（rare variant）も示されている。

環境因子では，食塩摂取過多，肥満，運動不足，ストレスなどが知られているが，中でも食塩摂取量は最も重要である。アマゾン奥地在住のヤノマモインディアンは食塩をほとんど摂取しないことで知られており，寿命を全うするまで高血圧は皆無である。食塩摂取はナトリウムおよび水分貯留の原因となり，循環血液量の増加が血圧上昇につながる。慢性的な食塩摂取過多は，加齢に伴う血圧上昇を一段と高めることが示されている。現在，一般集団における食塩摂取量は，男性で9g，女性で7.5gに設定されているが，高血圧患者では男女を問わず6g未満が推奨されている。

2) 二次性高血圧

血圧を上げる原因となる病態，疾患があって高血圧を呈する場合を二次性高血圧という。**表8.4**に二次性高血圧の主なものを列挙するが，頻度の高いものは腎実質性高血圧，原発性アルドステロン症，甲状腺ホルモンの異常などである。

腎実質性高血圧は，慢性糸球体腎炎，多発性嚢胞腎など腎臓の機能が低下するような疾患で多く認められる。たんぱく尿や血尿などの尿検査の異常，血液検査におけるクレアチニンの上昇，超音波検査やCTなどの画像検査が参考になるが，確定診断のためには腎臓の組織を採取して調べる腎生検が必要となる。

原発性アルドステロン症は，副腎から分泌されるアルドステロンというナトリウムと水を再吸収するホルモンの過剰によって発症する。画像検査で腫瘍が見つかることは少なく，確定検査のためには，副腎静脈までカテーテルを入れてアルドステロン分泌を確認する副腎静脈サンプリングが必要になることが多い。治療抵

＊ **高血圧遺伝因子** 筆者らの検討で，アンジオテンシノーゲン遺伝子多型など食塩感受性を高めるリスク型保有は，白人に比べて日本人で高く，日本人は食塩感受性高血圧民族であると考えられる。したがって，減塩による心血管疾患発症予防効果は大きいと考えられ，個人への減塩指導だけでなく，加工食品に含まれる減塩に政府主導で取り組む必要がある。

表8.4 二次性高血圧の分類

1. 腎実質性高血圧
2. 腎血管性高血圧
3. 内分泌性高血圧
    ① 原発性アルドステロン症
    ② 褐色細胞腫
    ③ クッシング症候群
    ④ 甲状腺機能亢進症
    ⑤ 橋本病（甲状腺機能低下症）
4. 血管性（脈管性）高血圧
5. 脳・中枢神経系疾患による高血圧
6. 遺伝性高血圧

8 循環器系

コラム6 血圧よもやま話

　高血圧は最も多い疾患で，高齢者では2人に1人は高血圧である。しかし，「静かなる殺人者」ともいわれるように，全く自覚症状がなく，ある日突然脳梗塞や心筋梗塞を発症する。血圧は卓上の水銀血圧計で簡単に測定できるが，もし，血圧計の中身が水銀でなく水で出来ていたらどうなるであろう。ルーズベルト大統領が倒れた時の収縮期血圧は300mmHg。水銀血圧計の一番上の目盛り（高さ30cm）で測定可能であるが，「水」血圧計では約4mの高さがなければ測定できない。自分で血圧を体感するには，上腕に巻くマンシェットを拡げて少し膨らませ，自分の血圧まで手で押してみることをお勧めしたい。しっかり上体の体重を乗せなければ，120mmHgの目盛りまで水銀が上がってこないことがわかるだろう。キリンの収縮期血圧は260mmHg前後。キリンの頭に血液を送るにはかなりの血圧が必要ということである。ちなみに犬猫の血圧はほぼ人間と同じ。最近は，高血圧などの生活習慣病が増えている。

抗性高血圧に意外に多く含まれているとされる。副腎は2個あるので，アルドステロン分泌側の副腎を同定できれば，摘出することで高血圧が改善する。

　血圧が急激に上昇してきた場合には，腎血管性高血圧や褐色細胞腫も疑われる。腎臓に血流を送る腎動脈に狭窄部位が生じると，腎臓の血流が低下すると，腎臓の傍糸球体装置からレニンが分泌され，レニン-アンジオテンシン系が活性化し，血圧が上昇する（図8.6）。したがって，腎血管性高血圧では血漿レニン活性の上昇が多く認められる。狭窄部位をカテーテルで拡げ，ステントを留置すると，腎血流が回復するためレニンも低下し血圧は正常化する。

　このように二次性高血圧は，原因がはっきりすれば，原因を除去し治療することで高血圧が改善または治癒する可能性があることを知っておく必要がある。

（3）高血圧の治療

　高血圧治療ガイドライン2009には，初診時の高血圧管理計画が示されている。前述した二次性高血圧を除外し，本態性高血圧を疑う場合には，危険因子（動脈硬化の危険因子とほぼ同様），臓器障害，合併症などを評価した後，生活習慣の指導を行い，改善が認められない場合には，図8.9のようなフローチャートに従い降圧薬治療となる。

1）生活習慣の修正

　脂質異常症や糖尿病などを合併する場合には，生活習慣の修正はより一層大切になる。降圧薬治療を始めた場合でも，生活習慣の修正は重要な治療のひとつであり，治療費用を少しでも減らすために

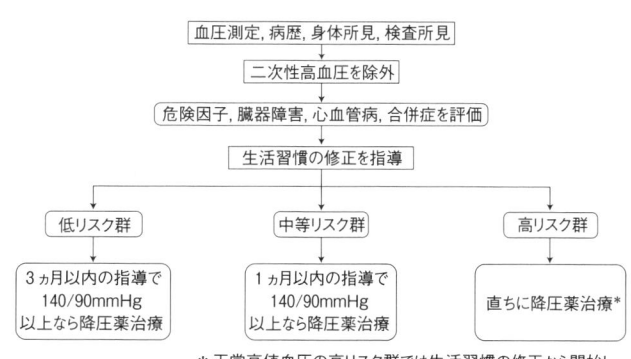

図8.9　初診時の高血圧管理計画

＊正常高値血圧の高リスク群では生活習慣の修正から開始し，目標血圧に達しない場合に降圧薬治療を考慮する

表8.5 高血圧患者における生活習慣の修正項目

1.	減塩	6 g／日未満
2.	食塩以外の栄養素	野菜・果物の積極的摂取[1]
		コレステロールや飽和脂肪酸の摂取を控える
		魚（魚油）の積極的摂取
3.	減量	BMI<25kg/m^2
4.	運動	中等度の強度の有酸素運動[2] ≧ 30分／日
5.	節酒	エタノールで男性≦20〜30mL／日，女性≦10〜20mL／日
6.	禁煙	

注1）重篤な腎機能低下が有る場合には高K血症を悪化させる恐れがあるので注意。
2）心血管疾患のない高血圧患者が対象。定期的に行うこと。

高血圧患者で必要な生活習慣の修正項目を表8.5に示す。この中で，食塩摂取量の指導は特に重要である。減塩を実践するには，加工食品摂取を減らす，料理の味付け（塩，味噌，醤油）はできるだけ最後に加える，尿中ナトリウムを測定して1日摂取量を推定する，など具体的な指導が求められる。

も励行すべきである。

2）降圧薬治療

生活習慣の是正で目標血圧まで血圧が下がらない場合には，すみやかに降圧薬を投与する。降圧薬として多く用いられているものにカルシウム拮抗薬（末梢血管拡張作用による降圧），アンジオテンシン変換酵素（ACE）阻害薬またはアンジオテンシンⅡ-1型受容体拮抗薬（ARB），サイアザイド系利尿薬（ナトリウムの再吸収を阻害し，循環血液量を減らして降圧）があり，これらの配合剤も市販されている。この他にも，β遮断薬（心拍数を抑えることにより，心拍出量を低下させ降圧），α遮断薬（末梢血管を拡張），アルドステロン拮抗薬なども使用されている。

高血圧の治療では，外来診察室における血圧が降圧目標の基準となるが，同時に家庭血圧の測定も活用すべきである。家庭血圧の目標値は，外来血圧から5 mmHgを引いた値に設定されており，特に起床後，朝食前，服薬前の血圧が高い早朝高血圧や，外来では正常血圧だが家庭で高い仮面高血圧といった心血管疾患リスクの高い病態を知るためにも，積極的に家庭血圧を正しく測定させ，患者指導に利用することが望ましい。

8.2.5 狭心症，心筋梗塞，不整脈

（1）狭心症（angina pectoris）

心臓を養う冠動脈の血流が一時的に低下し（一過性虚血），心筋が酸素欠乏に陥り，胸痛や胸部圧迫感などを自覚する病態を狭心症という。

1）狭心症の分類と成因

発作の起きる状態から，労作時（重いものを持って階段を上がるなど）に発症する労作性狭心症（effort angina）と，安静時にでも発作が生じる安静時狭心症（rest angina）に分類される。成因からの分類としては，冠動脈の動脈硬化による狭窄や閉塞が原因となる器質性狭心症（organic angina），冠動脈の異常な収縮（spasm，攣縮）による**冠攣縮性狭心症***（vasospastic angina）に分ける場合もあり，冠攣縮性狭心症の中でも太い冠動脈の狭窄により心電

* **冠攣縮性狭心症** 日本人で発症頻度が高い。一酸化窒素（NO）の産生に関与する内皮型一酸化窒素合成酵素遺伝子(eNOS)の遺伝子多型も日本人に多い理由のひとつと考えられている。喫煙は本疾患の最大のリスクであり，治療において禁煙は不可欠である。薬物治療は硝酸薬，カルシウム拮抗薬が基本となる。

図でST上昇（QRS波とT波の間の基線部分）を認める場合は異形狭心症（variant angina）とよび，心筋梗塞との鑑別が必要となる。一方で，症状の経過が安定しているものを安定狭心症（stable angina），自覚症状の増悪や発作間隔が徐々に短くなる不安定狭心症（unstable angina）と分類されることもある。不安定狭心症は，冠動脈閉塞の前兆，すなわち急性心筋梗塞に移行する可能性が高く，心筋梗塞まで含めて急性冠症候群（ACS: acute coronary syndrome）の一部と考えられている。

2）狭心症の診断と治療

狭心症では，胸痛，胸部圧迫感，息切れなどの一過性の自覚症状が中心である。痛みは背中への放散痛として訴えられることもあるほか，不快感，重圧感などで表現されることもある。心筋梗塞との違いは，心筋壊死までは至らないことであり，壊死組織由来のCPKやトロポニンTなどの上昇もないほか，来院時には心電図異常や心エコーにおける壁運動異常も認められないことが多い。ニトログリセリンを胸痛時に舌下投与し，症状の消失を認める場合に本疾患の可能性が高くなる。心筋虚血の程度を評価するには，ベルトコンベアの上を歩行させる**トレッドミル***，自転車をこぐエルゴなど各種運動負荷試験を行い，心電図の変化を検討するほか，冠動脈造影検査や冠動脈CT，MRIなどで狭窄部位の検討や，薬剤を投与して冠動脈攣縮がないかを検討することもある。SPCETやPETを用いた心筋灌流イメージングは虚血部位を明らかにできるが高価である。

* トレッドミル　通常はランニングなどのトレーニングに用いられる機器であるが，心電図と血圧をモニタリングしながら，トレッドミルの速度と傾斜を上げていくことにより心臓への負荷を増大させ，狭心症の診断などに用いる。

発作時には，ニトログリセリンなどの硝酸薬が用いられ，通常3分程度で薬の効果があらわれ20分程度持続する。硝酸薬は，長期間服用すると耐性が出現するので，最近では漫然と投与されることは少ない。冠動脈の動脈硬化進行，不安定プラークの破綻を防ぐためには，高血圧，糖尿病，脂質異常症，喫煙，肥満などの危険因子をより厳格に管理することが重要である。狭窄による虚血が疑われる場合には，冠動脈内にカテーテルを挿入し，バルーンで狭窄部位を拡張し，ステントを留置する経皮的冠動脈形成術（PCI）が行われる。狭窄部位の拡張が難しい場合や，冠動脈の3つの枝すべてに狭窄箇所があるようなときには，冠動脈バイパスグラフト術（CABG）が実施されることもある。薬剤としては，硝酸薬と同じように血管を拡張し冠攣縮抑制効果があるカルシウム拮抗薬，交感神経刺激を抑え心臓の負担を軽くするβ遮断薬，血小板凝集を抑制し血栓を防ぐ低用量アスピリン（抗血小板薬）などが使用される。

(2) 心筋梗塞（myocardial infarction）

1）心筋梗塞の病態と診断

冠動脈が血栓，塞栓などで急性閉塞したことにより，心筋壊死に至る病態

である。前述したように，不安定狭心症は急性心筋梗塞の前兆ともいうべき病態であり，これらを総称して急性冠症候群（ACS）とよび，迅速な診断と治療が求められる。心筋梗塞の多くは，不安定プラークや脆弱性プラーク（vulnerable plaque）とよばれる粥状動脈硬化部位に認められる脆く崩れやすい狭窄箇所が同部位で閉塞するか，剥がれ落ちて血管内を流れ，末梢で閉塞することにより発症する。脆弱性プラークは，薄い線維性被膜（thin fibrous cap）に覆われており，内部はマクロファージに浸潤され炎症所見が強く，粥腫内は壊死性病変や石灰化部位などが混在し，被膜が破れれば直ちに破綻する状態になっている。

冠動脈の閉塞は，左冠動脈の前下降枝で最も多く，心室の前壁と中隔前部の梗塞を起こす。右冠動脈閉塞では，左心室後壁と中隔後部の梗塞が引き起こされ，下壁梗塞では，重篤な不整脈を合併することが多い。梗塞に至った心筋は，心内膜側から心外膜側に向かって壊死に至り，その後，時間をかけて線維組織に置き換わり，瘢痕化する。この部分には収縮能力がないため，心エコーで壁運動の異常（akinesis や hypokinesis と表記される）を認め，確定診断に利用される。また壊死心筋細胞から血中に漏れ出す CPK，CPK-M（CPK の中でも心筋特異性が高い），**トロポニン T**＊，AST，LDH などの上昇も認められ，特にトロポニン T の上昇は特異性の高い検査所見である。

急性心筋梗塞の症状は，激烈な胸痛である。締め付けられるような胸の痛みは，時によっては背部，肩，みぞおち，頸部などの痛みとして感じられることもある。痛みは 30 分以上にわたって持続し，心拍出量や血圧が急激に低下するため，ショックを起こして意識レベルが低下することもあるほか，壊死部分が破れ心破裂を起こした場合や心室性の致死性不整脈により突然死する場合もある。

心筋梗塞の診断には，閉塞した冠動脈の部位を直ちに見つける必要がある。このためには，心臓のカテーテル検査が必須であり，責任部位が決定されるとすみやかに治療に移行する。

2）心筋梗塞の治療

発症初期は絶対安静の下，疼痛を抑え，血圧や不整脈を管理し，すみやかに冠動脈閉塞を解除しなければならない。心電図などで心筋梗塞を疑った場合には，直ちに酸素投与を開始，末梢血管ルートを確保した上で，心電図，酸素飽和度などのバイタルサインをモニタリングしながら，心臓カテーテル検査・治療を含めた集中治療が行える施設（CCU：coronary care unit 完備）に可能な限り短時間で搬送する必要がある。胸痛が持続し，心電図異常が確認され，出血傾向や悪性腫瘍がないことが確認できれば，経静脈的血栓溶解療法も開始される。投与薬剤としては，硝酸薬，鎮痛薬（モルヒネなど），低

＊ トロポニン　骨格筋，心筋の収縮に不可欠な 3 つのたんぱく質の複合体。トロポニン T は心筋の構造たんぱくであるが，一部が細胞質にも存在するため，心筋梗塞発症早期（3〜6 時間後）から数週間後まで上昇が持続する。

用量アスピリン，β遮断薬などであるが，いずれも病状と基礎疾患によって投与量，投与のタイミングの調整が必要である．

血行再建術が成功し，合併症がないことが確認されれば，できるだけ早期から心臓リハビリを開始すべきである．同時に二次予防のための教育が重要で，中でも生活習慣の改善を徹底する．禁煙は必須事項であり，動脈硬化進展予防のための減塩，節酒，脂質やコレステロールの摂取制限にも取り組まねばならない．血圧は高齢者で140／90mmHg 未満，それ以外は 130／80mmHg が降圧目標となる．

PCI 後の慢性期の投薬については，高血圧，動脈硬化，糖尿病などの治療ガイドラインに準じるが，抗血小板薬，レニン－アンジオテンシン系阻害薬，β遮断薬は基本的治療薬として**クラスⅠに推奨**[*1] されている．

(3) 不整脈（図 8.10）

1) 心房性期外収縮（PAC：premature atrial contraction）

図 A の心電図の基本波形に示すように，正常心電図では同じ形をした P 波，QRS 波，T 波が規則的にほぼ等間隔で繰り返される．図 B では，P 波が正常の間隔より早期に出現したため QRS 波も早いタイミングで認められている．これは洞房結節にあるペースメーカー以外の部位が興奮したためであり，この時の P 波は異所性ペースメーカーによるものである．通常は自覚症状もほとんどなく放置可能である．

2) 心室性期外収縮（PVC：premature ventricular contraction）

図 C には正常リズムの QRS 波が 2 回繰り返された後に，QRS 幅の大きな波が認められる．これが PVC であり，房室結節を介さない心室由来の電気的興奮である．電気的興奮はあるが，実際には心臓は収縮を行っていないことから，頻回に出現する時には，「脈が飛ぶ」と自覚されることが多い．

3) 心房細動[*2]（atrial fibrillation）

図 D では，規則的な P 波が認められず，基線がたえず小刻みに震えている．したがって QRS 波出現間隔も不整になっており，胸部の不快感として自覚されることも多い．特に頻脈を呈する場合には，動悸や息切れなどの自覚症状を伴いやすい．心房細動は高齢になるほど発生頻度が高く，超高齢化社会到来とともに患数も増加している．本疾患で問題となるのは，心臓が小刻みに震えている状態のため，血液がよどみやすく，心房内に血栓が生じやすいことである．心房内血栓が血流にのって他臓器へ「飛ぶ」と，心原性脳塞栓

A 正常心電図における基本波形

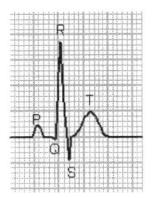

B 心房性期外収縮

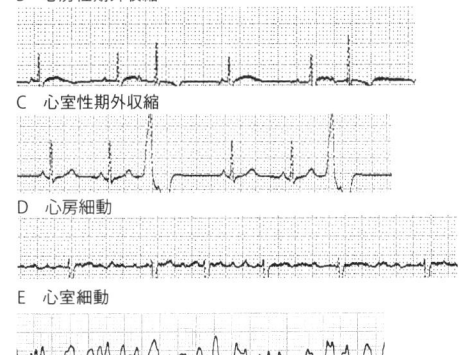

C 心室性期外収縮

D 心房細動

E 心室細動

図 8.10 正常心電図における基本波形と代表的不整脈の実例

[*1] クラスⅠ　最近のガイドラインでは，推奨の程度を「クラス分類」で表記することが増えている．クラス分類は，根拠となる論文や研究のエビデンスレベルによって決定される．クラスⅠは「手技，治療が有効，有用であるというエビデンスがあるか，あるいは見解が広く一致している」と定義されており，根拠がしっかりしていて最も推奨される，ことを意味する．

[*2] 心房細動　通称 AF（atrial fibrillation）．規則的な洞房結節の活動が伝わらず，心室の収縮が不規則に起こる状態．心不全，高齢，高血圧，糖尿病，脳梗塞などの合併が脳梗塞リスクを高めることから，これらの頭文字をとった CHADs2 スコアで評価し，治療方針を決定する．わが国では長嶋茂雄氏が，本疾患による心原性脳塞栓で片麻痺を呈したことが広く知られている．

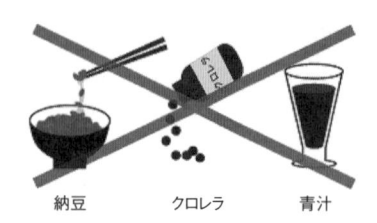

図 8.11 ワーファリン服用者で禁忌の食べ物

という梗塞範囲の広い重篤な脳梗塞を発症することから，ワーファリンなどの**抗血栓療法**[*1]が必須となる。

ワーファリンの効果は，低濃度では効果がなく，高濃度では出血リスクが高まることから，至適濃度範囲に厳格にコントロールされる必要があるほか，肝臓の薬物代謝に関わる酵素の遺伝的な違いにより，患者間で至適濃度に保つための投与量が大きく異なる。ワーファリンはビタミン K を阻害することで抗血栓作用を発揮するので，服用中は納豆，クロレラ，青汁の 3 点の食品摂取は避けなければならない（図8.11）。またナットウキナーゼ，クロレラ，セントジョーンズワート含有のサプリメントもワーファリン服用中は禁忌である。なお，ワーファリンと作用機序が異なるダビガトラン，リバーロキサバン，アピキサバンが市販されている。納豆禁忌とはならないが，作用時間や腎機能への配慮，出血リスクへの注意などが必要である。

4）心室細動（ventricular fibrillation）

心室が小刻みに震えている状態で，心臓から血液の駆出がほとんど無くなるため，突然死の原因となる。前述した急性心筋梗塞時に多く認められるほか，若年者では**ブルガダ症候群**[*2]や**QT 延長症候群**[*3]，野球のボールが胸部に当たったときなどに観察されることがある。治療は直ちに電気的除細動を行うしかなく，このために自動体外除細動器（AED[*4]）が各所に設置されている。3 分以内に 50％が死亡に至ることから，心停止の患者に出会ったときには，直ちに心臓マッサージを開始するとともに，大声をあげて周りに助けを求め，救急車をよぶと同時に，AED を可能な限り早期に装着，除細動を実施しなければならない。若年者やアスリートを突然死から守るためにも，AED 使用法，一次救命処置（BLS：basic life support），二次救命処置（ACLS：advanced cardiac life support）の習得が望まれる[*5]。

5）房室ブロック（atrioventricular block）

心房から心室へ電気的信号を伝える房室結節で伝導が途絶えるために起こる。PQ 間隔が正常より延長する I 度房室ブロック，PQ 間隔が徐々に延長

*1 **抗血栓療法** 抗血栓療法に用いる抗血栓薬には，凝固因子の作用を阻害する抗凝固薬と血小板の作用を抑制する抗血小板薬が用いられる。

抗凝固薬は，凝固・線溶系を抑制することで脳卒中予防に使用される。少量のアスピリンに代表される抗血小板薬よりも効果が強く，心房細動などでは第一選択薬となる。至適濃度の範囲が狭いワーファリンに対して，直接トロンビン阻害薬であるダビガトランや，凝固因子 Xa 阻害薬であるリバーロキサバン，アピキサバンが最近発売されている。新しい抗凝固薬は，食事制限やモニタリングが不要という利点があるが，作用時間が短い，値段が高いといった欠点もある。日本循環器学会のガイドラインにおいて，ダビガトランはワーファリンよりも少しリスクの低い患者から使用可能となっている。

*2 **ブルガダ症候群** 心室細動による突然死の危険性がある疾患で，心電図異常から見つかる場合が多い。心電図の胸部誘導 V1～V3 にかけての coved 型，または saddleback 型の ST 上昇が特徴で，健診で本症候群を疑われ精査を指導されることが少なくない。失神の既往のある若者や家族歴がある場合には強く疑う。心筋細胞にあるナトリウムチャネル SCN5A 遺伝子の異常で起こる常染色体優性遺伝の疾患である。

*3 **QT 延長症候群** 家族性突然死症候群の別名の通り，不整脈により意識消失や死亡に至ることもある疾患。カリウムチャネルをはじめ複数の遺伝子の異常による先天性 QT 延長症候群と薬剤等による後天性 QT 延長症候群がある。心臓の収縮後の再分極の遅れが原因となり，心室細動をはじめとする頻脈性不整脈が起こりやすくなる。
*4 **AED**（automated external defibrillator） 医療機器であるが，動作が自動化されているので，誰でも使用できるのが特徴で，公共施設にも広く設置されている。前胸部に 2ヵ所のパッドを装着するだけで，診断から除細動までを自動で行う。心電図解析中，除細動時には誤診，感電予防のためにも患者に触れぬように注意する。AED 作動中以外は，絶えず心臓マッサージを続けなければならない。
*5 **救命処置** 不整脈による心停止では 1 分 1 秒を争う心肺蘇生が救命の可否を大きく左右する。最近では，学校や職場全体で救命処置を学ぶ機会が増えており，一般の方による救命処置が多く報告されている。全くの素人の方でも BLS までは十分に習得できるほか，医療機関に勤めるスタッフであれば ACLS までの習得が望まれる。

していき最終的にQRS波が欠落するⅡ度房室ブロック，P波とQRS波の関連が喪失してしまうⅢ度房室ブロック（完全房室ブロック）に分類される。完全房室ブロックでは，直ちにペースメーカーの導入が必要となる。症状としては，めまいや失神，血圧低下などで気付かれる。

6）洞不全症候群（SSS：sick sinus syndrome）

徐脈性不整脈の代表で，洞房結節の機能異常である。運動などの負荷がかかっても心拍数が増加しないため，めまい，失神発作などを呈する。24時間記録するホルター心電図を装着し，平均心拍数が40bpmを下回る場合や，時間の長い洞停止を認めるとき，自覚症状が強い場合にはペースメーカーの導入が必要となる。

8.2.6 心不全

(1) 心不全の成因と分類

1）急性心不全（acute heart failure）

「心臓に器質的および／あるいは機能的異常が生じて急速に心ポンプ機能の代償機転が破綻して心室拡張末期圧の上昇や主要臓器への灌流不全を来たし，それに基づく症状や徴候が急性に出現，あるいは悪化した病態」と定義づけられている。簡単にまとめると，心臓の機能異常によりポンプ機能がはたらかなくなり，身体の各所への供給ができなくなった状態といえる。

心不全の原因は，心筋梗塞などの冠動脈疾患，僧帽弁閉鎖不全などの心臓弁膜症，心筋症，高血圧性心疾患などである。

2）慢性心不全（chronic heart failure）

「慢性の心筋障害により心臓のポンプ機能が低下し，末梢主要臓器の酸素需要量に見合うだけの血液量を絶対的または相対的に拍出できない状態であり，肺，体静脈系または両系にうっ血を来たし，日常生活に障害を生じた状態」と定義されている。このため，うっ血性心不全（congestive heart failure）とよばれることも多い。急性心不全の定義と内容はほぼ同じで，急性か慢性かの違い，および日常生活への影響の違いに過ぎないように思われる。しかし，慢性心不全は急性心不全のような単なるポンプの機能低下ではなく，交感神経系やレニン－アンジオテンシン系など内分泌因子の関与が大きなひとつの症候群であり，治療法や管理が少し異なることが示されつつある。慢性心不全の原因疾患も，急性心不全と同様のものに加え，糖尿病，甲状腺機能異常，栄養障害，薬剤性など多岐にわたる。また左心室の収縮能力は保たれているが，拡張能力が低下した「拡張不全」の考え方が導入されている。

(2) 心不全の病態と診断

心臓のポンプ機能の低下は，各所でのうっ血（血液の流れのよどみ）につながるため，左心房の手前にある肺における肺うっ血から，労作時息切れ，

呼吸困難，ピンク色泡沫状痰，胸水などの「左心不全」の症状，右心房の手前にある肝臓・頸静脈へのうっ血から肝臓腫大や頸静脈の怒張（膨れて拡大すること）食欲不振，易疲労感など「右心不全」の症状，全身への影響として，意識障害，四肢冷感，浮腫，太鼓ばち指（指の先端が広くなり，爪の付け根の角度がなくなる），睡眠障害などを引き起こす。特に左心不全では，ベッドに横になると末梢からの静脈還流が増加するにも関わらず心拍出量が減少しているために，呼吸苦が増悪することから，起き上がって息をする「起坐呼吸[*1]」なども特徴的な症状である。心不全における日常活動度低下の程度の目安として，NYHA[*2]重症度分類（表8.6）が臨床の現場でよく使用されている。

　画像検査としては，胸部X線における心拡大（心胸郭比（CTR）の増大）と肺うっ血の所見，血液検査におけるBNP[*3]の上昇が特徴的であり，呼吸苦を伴う場合には，酸素飽和度（SpO_2）の低下なども認める。心エコーの検査では，左心室の駆出率（EF: ejection fraction）の低下が左室収縮不全の程度とよく相関する。拡張不全の程度としては，左心房の内圧（左房圧）の上昇や左房径の拡大が目安となる。また基礎に弁膜症がある場合も少なくないので，聴診と心エコー検査は必須である。BNP>100pg/mLであれば，心不全を疑い上記精査を進める。同時に電解質などを含めた血液生化学検査，甲状腺刺激ホルモンを含めた内分泌学的検査，動脈血酸素飽和度などの血液検査，睡眠時無呼吸症候群や膠原病などの合併の有無などの確認も行う。

(3) 心不全の治療

1) 急性心不全

　患者の救命と苦痛改善が最優先である。呼吸困難とうっ血を解除することが先決であり，重症度に応じて，心肺蘇生，酸素投与（場合によってはNPPV[*4]などの陽圧呼吸導入），鎮痛，調律異常への対応（時にはペースメーカー導入，除細動など），循環不全への対処（利尿薬，カテコールアミンなど状態に応じて）を行う。一刻を争う状況での加療が求められ，心筋梗塞，完全房室ブロック，心タンポナーデ，大動脈解離など緊急手術やカテーテル検査が必要かどうかをまず見極めなければならない。心血行動態のモニタリングは，身体所見，血圧，心拍数，時間尿量，動脈血酸素飽和度，心エコーで求める肺動脈楔入圧（PAWP: pulmonary artery wedge pressure）で評価する。PAWPと心係数（CI: cardiac index）から求められるフォレスター（Forrester）分類は，心不全の血行動態の把握

[*1] 起坐呼吸　呼吸困難が臥位で増強し，起坐位または半坐位で軽減するという臨床的徴候。左心系の機能低下，僧帽弁膜症などによる左心不全の主要徴候として知られる。左心不全の状態で臥位をとると，右心系への静脈還流の増加，これによる肺血流の増加から，肺うっ血，肺コンプライアンスの減少をきたし，呼吸仕事量の増大を招く。この変化が起坐位では軽減するため，患者は自ずから起坐位をとろうとする。

[*2] NYHA（New York Heart Association）

[*3] BNP（brain natriuretic peptide）　脳性ナトリウム利尿ペプチド。正常値は18.4pg/mL以下で，100pg/mLで心不全の疑いあり，要精密検査となる。BNPの測定には，採血時に専用スピッツが必要になることから，BNP前駆物質のN末端を測定するNT-proBNPも用いられている。ただし，BNPとは正常値が全く異なるので注意が必要である。

[*4] NPPV（non-invasive positive pressure，非侵襲的陽圧換気）

表8.6　心不全の重症度の指標として用いられるNYHA分類

Ⅰ度	心疾患があるが症状はなく，通常の日常生活は制限されないもの
Ⅱ度	心疾患患者で日常生活が軽度から中等度に制限されるもの。安静時には無症状だが，普通の行動で疲労・動悸・呼吸困難・狭心痛を生じる。
Ⅲ度	心疾患患者で日常生活が高度に制限されるもの。安静時は無症状だが，平地の歩行や日常生活以下の労作によっても症状が生じる。
Ⅳ度	心疾患患者で非常に軽度の活動でも何らかの症状を生ずる。安静時においても心不全・狭心症状を生ずることもある。

と治療方針決定に有用である（図8.12）。
IV群が最も重症で，心原性ショックに
陥っている場合には，強心薬，血管拡
張薬，利尿薬の併用が必要になる。
III群では，強心薬や輸液が，II群で
は利尿薬，血管拡張薬，I群では鎮静
やレニン－アンジオテンシン系阻害薬，
β遮断薬の少量からの漸増療法が主体
となる。

図8.12　フォレスター（Forrester）分類

	I群	II群
心係数(CI)(L/分/m²)	正常な血行動態 肺うっ血（−） 末梢循環不全（−）	循環血液量（前負荷）が過剰な状態 肺うっ血（＋） 末梢循環不全（−）
2.2	III群	IV群
	循環血液量減少が主 肺うっ血（−） 末梢循環不全（−）	ショック（血行動態が破綻） 肺うっ血（＋） 末梢循環不全（＋）

18　　　　肺動脈楔入圧（PAWP）(mmHg)

2）慢性心不全

　基本的な評価や治療は急性心不全と大差ない。しかし，高齢者の多くに認められる本疾患は，長期管理が大切であり，中でも自己管理能力を高めることが最も肝要である。体重増加は肥満ではなく，心不全の悪化であり，労作時の息切れや食欲不振なども心不全症状の一部であることを説明する。毎日の体重測定，可能であれば家庭血圧の記録は，医療チームにとって重要な情報源であり，治療方針決定の鍵となる。服薬間違いを防ぎ，加療を継続するためには，薬剤の一包化や，薬剤師，ヘルパー，ケアマネジャー（介護支援専門員）らとの連携も欠かせない。

　食事については，高血圧における制限とほぼ同じであり，減塩が必須条件であるとともに，水分摂取量についても，体重モニタリングをしながら，具体的に指示しなければならない。夏場の脱水を恐れるあまり，通年にわたって，積極的な水分摂取が奨励され，心不全症状を悪化させている例が少なからず認められる。急性心不全と異なり，慢性心不全では，医師の管理指導の下，できるだけ運動を継続すべきであり，下肢筋力やバランス機能の低下による転倒事故防止のためにもウォーキングなどを奨励する。

　薬物療法は，無症状の場合にはACE阻害薬，ARBなどのレニン－アンジオテンシン系阻害薬から開始し，重症度に応じて，β遮断薬（少量から開始），利尿薬，**ジギタリス**＊，経口強心薬，抗アルドステロン薬，h-ANP（心房性利尿ペプチド）の点滴などが追加される。心不全を起こす病態の背景には，生活習慣病に共通する神経内分泌因子の異常があることから，生活習慣の管理と，生活習慣病の加療を積極的に行うことが，心不全の治療としても役立つ。

＊ ジギタリス　オオバコ科の草の一種。キツネノテブクロともよばれる。医療では，強心配糖体として，うっ血性心不全，上室性頻拍などに用いられる。心拍数を低下させ，心収縮力を増大させる作用があり，有効血中濃度の幅が狭いことから，濃度測定を定期的に行いながら投薬する必要がある。

【演習問題】

問1　心臓と血管の機能と構造に関する問題である。正しいのはどれか。
　（1）　左心房と左心室の間にある弁は三尖弁である。

(2)　肺動脈の血液は体内で最も酸素濃度が高い。
　　(3)　心臓血管中枢は迷走神経を介して心拍数を抑制する。
　　(4)　心筋の興奮は左心房にある洞房結節より始まる。
　　(5)　心臓が1回収縮する毎に送り出される血液量を心拍出量とよぶ。

　　　解答　(3)

問2　血圧に関する問題である。正しいのはどれか。
　　(1)　BNPは心室から放出されるホルモンで心不全治療にも用いられる。
　　(2)　高血圧患者の塩分摂取量の目標は10g／日未満である。
　　(3)　副交感神経末端から放出されるアドレナリンは昇圧にはたらく。
　　(4)　血圧は「心拍出量×血管抵抗」によって決定される。
　　(5)　健常人の収縮期血圧の平均は150mmHg程度である。

　　　解答　(4)

問3　心臓の病気に関する問題である。正しいのはどれか。
　　(1)　不安定狭心症は急性冠症候群（ACS）の一部と考えられる。
　　(2)　心房細動では速やかなAEDの装着，除細動が必要である。
　　(3)　肺うっ血による労作時の息切れは右心不全の典型的な症状である。
　　(4)　冠動脈疾患既往のある患者のLDLコレステロールの低下目標は140mg／dl未満である。
　　(5)　フォレスター分類のⅠ群は最も重症であり直ちにCCU収容が必要である。

　　　解答　(1)

【参考文献】

坂本穆彦編：疾病のなりたちと回復の促進［1］病理学（第4版），医学書院（2006）

坂井建雄，岡田隆夫編：人体の構造と機能［1］解剖生理学（第8版），医学書院（2009）

循環器病の診断と治療に関するガイドライン2009年度合同研究班編：慢性心不全治療ガイドライン2010年改訂版，日本循環器学会（2010）

循環器病の診断と治療に関するガイドライン2010年度合同研究班編：急性心不全治療ガイドライン2011年改訂版，日本循環器学会（2011）

トートラ，G. J. 著，佐伯由香ほか訳：トートラ人体解剖生理学（原書第8版），丸善出版（2011）

日本高血圧学会高血圧治療ガイドライン作成委員会編：高血圧治療ガイドライン2009，日本高血圧学会（2009）

日本動脈硬化学会編：動脈硬化性疾患予防ガイドライン2012年版，日本動脈硬化学会（2012）

9 腎・尿路系

9.1 腎・尿路系の構造と機能
9.1.1 腎臓の構成と尿の生成

腎臓は腹腔の後方（後腹膜）に位置している。左右ひとつずつ合計2個存在し，1個の重さは約100gである。各腎臓にはそれぞれ100万個の腎小体があり，毛細血管で作られる糸球体とそれを取り巻くボウマン嚢で構成される（図9.1～9.3）。

腎血流量は毎分約800～1000mLと心拍出量の約20％を占め，糸球体では豊富な血液から原尿を濾過する。

原尿は，糸球体を取り囲んでいるボウマン嚢から出る尿細管を通り，腎盂へ流れ，さらに尿管を通り，膀胱へ到達する。

尿細管は，その走行と機能によって，近位尿細管，Henle係蹄，遠位尿細管，集合管に大別される。原尿は1日に約200L程度作られるが，その約99％が尿細管で再吸収をうけるため，尿として排泄されるのは，原尿の1％に相当する量となる。糖質，アミノ酸，Naイオン,Clイオンなども再吸収される。糖，アミノ酸,Naの多くは近位尿細管で吸収され，ヘンレループでは水が吸収される。遠位尿細管ではアルドステロンの作用によりNaの再吸収が促進される。そのとき，Naイオンと交換でKイオンが尿中に排出される。またNH₃やHイオンも遠位尿細管で排出される。

全身血圧（腎動脈圧）が80～200mmHgの条件下では，腎血流量（糸球体血流量）は血圧の変動とは無関係に一定に保たれる。これを腎血流の自己調節能といい，腎灌流圧の変化に対して腎細動脈血管抵抗が変化することによっている。しかし，80mmHg以下のい

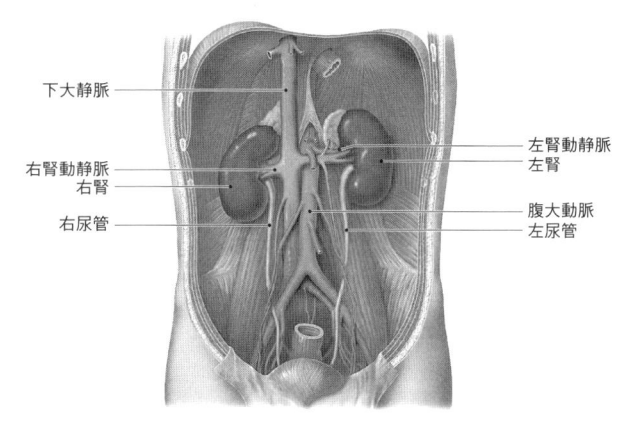

腎臓は後腹膜臓器で，腹腔内には位置しない。左右ひとつずつ存在し，豊富な血流で還流されている。
出所）坂井建雄ほか：人体の正常構造と機能Ⅴ腎・泌尿器，日本医事新報社，(1999) より改変

図 9.1 腹腔内での腎臓の位置

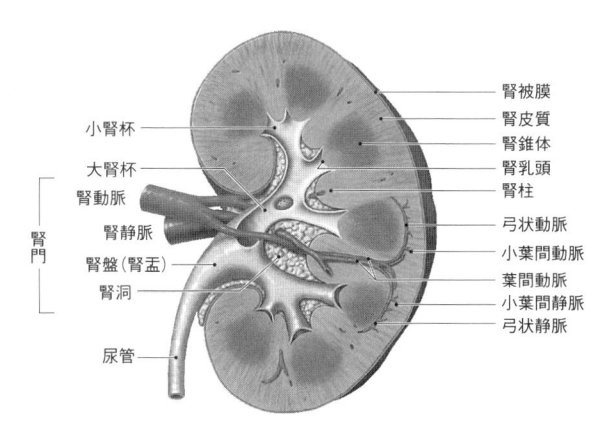

腎門部で分岐した腎動脈は皮髄境界まで達し，葉間動脈へと流れて最終的には糸球体まで血液を運ぶ。
出所）図9.1と同じ

図 9.2 腎の前頭断面

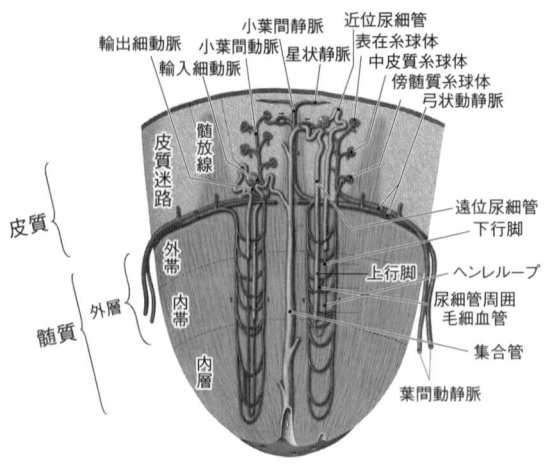

糸球体で濾過された原尿は尿細管で濃縮、再吸収、分泌などの処理をされ、膀胱へと達する。
出所）図9.1と同じ

図9.3　腎臓の組織構造

わゆるショック状態になると腎血流そのものが低下する。

髄質血流は皮髄境界部付近の糸球体からのみ供給され、この傍髄質糸球体は弓状動脈という比較的高圧（約90mmHg）の血管から分岐した直後の血管から構成される。高圧による血管傷害をきたしやすく、特に、高齢者や高血圧患者、動脈硬化症患者などではその流量が低下していることが多い。

9.1.2　体液の量・組成・浸透圧

水分は体の約60％を占め、2/3は細胞内、1/3が細胞外にある。体内外の水分・溶質の移動はまず細胞外の血管内で起こり、細胞内への移動は浸透圧や静水圧差で起こる（図9.4）。

各コンパートメントの血漿浸透圧は細胞膜を自由に通ることのできない物質により形成され、コンパートメント間の浸透圧較差をつくる。

水（自由水）は各コンパートメント間の浸透圧平衡が保持されるように細胞膜を自由に通過する。

細胞外液の大部分を占める主要なイオンはNaとClであり、Na、Cl量が細胞外液量を決定している。したがって食塩を摂取すると細胞外液が増加する。摂取したNaのほとんどが尿中に排泄されることから排泄調節は腎臓で行われる。その調節センサーは血管内容量や血圧が適切かどうかに反応し、Na排泄量を適正に保っている。

腎臓での尿希釈・濃縮機構は、自由水の排泄・保持に重要である。糸球体で濾過された原尿の浸透圧は血漿浸透圧に等しい（280～300mOsm／L）。

尿希釈・濃縮はヘンレ（Henle）ループ上行脚での能動輸送と対向流系によってもたらされる。Henleループ下行脚では水の再吸収で浸透圧は600～1,200mOsm／Lまで上昇し、その後、上行脚ではNa・Clの再吸収により約50～100mOsm／Lにまで希釈される。

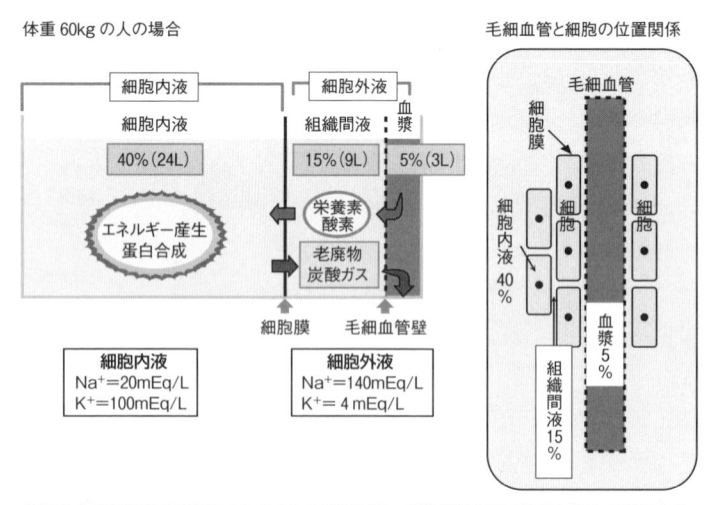

血液成分が細胞内皮に到達するまでには毛細血管、細胞間質を経て細胞に至る必要がある。これらの通過性や透過性が物質移動には重要である。

図9.4　体液区分とその役割

水バランス異常は，低 Na 血症あるいは高 Na 血症をきたす。

9.1.3 腎に関連（作用）するホルモン・血管作動性物質

腎臓はその血流の多さから，さまざまな調節をホルモンレベルで受けることが多い。

血圧調節にかかわるホルモンとして，腎血漿流量の低下に反応して傍糸球体細胞よりレニンを分泌することでレニン-アンジオテンシン系を賦活する。アルドステロンは遠位尿細管に作用し，ナトリウム再吸収を促すため，血圧上昇に働く。

腎臓の髄質は，血流が乏しく，尿細管で産生されたプロスタグランジンが腎髄質へ向かう直血管を拡張させ腎血流を調節している。

造血にかかわるホルモンとして，尿細管でエリスロポエチンを産生し，骨髄での赤血球産生を促す。慢性腎不全で腎性貧血になることは有名である。

骨代謝にかかわるホルモンとして，副甲状腺ホルモンは副甲状腺から産生され，尿細管に作用してビタミン D を活性化させ，尿細管からのカルシウムの吸収を促進し，リンの吸収を抑制する。

水分調整にかかわる抗利尿ホルモン（ADH）は血清浸透圧の低下により下垂体からバゾプレッシンが分泌され，尿量を減少させるが，作用亢進または低下でそれぞれ SIADH（抗利尿ホルモン不適合分泌症候群）や尿崩症を呈する。

9.1.4 電解質調節

体液の量と組成，酸・塩基平衡，浸透圧，電解質濃度は，常に一定になるように厳密に調整されている。水や電解質の摂取量が大きく変化しても，それらを一定に保つように恒常性が維持される。体液バランスに必要な電解質を（**表 9.1**）に示す。電解質はそれぞれが，細胞内外で重要な役割を果たしている。

腎尿細管が電解質調節の中心的役割を担っており，近位尿細管では，濾過された Na^+，Cl^-，HCO_3^-，K^+，Ca^{2+}，無機リン，その他の電解質，およびブドウ糖，アミノ酸，尿酸の大部分が再吸収される。

Henle 係蹄は尿希釈に重要であり，濾過された Na^+・Cl^- の 25〜30% が再吸収される。遠位尿細管はサイアザイド薬の標的として Na^+，Cl^- の再吸収を行い，Ca^{2+} 再吸収にも関与する。集合管は尿濃縮に重要であり，アルドステロンの作用により，水と Na^+

表 9.1 細胞の内外で主な働きをする電解質の役割

	電解質	役割	血清電解質
細胞外液	Na^+	浸透圧の調節，細胞外液量・循環動態の維持	135〜145mEq/L
	Cl^-	細胞外液の主な陰イオン（Na^+ の対イオン）	97〜106mEq/L
	HCO_3^-	血液の pH を正常（pH7.4）に維持	22〜26mEq/L
	たんぱく質	循環血液量の維持	6.7〜8.3g/dL
細胞内液	K^+	神経や筋肉細胞の興奮・収縮	3.5〜4.5mEq/L
	Mg^{2+}	酵素の活性化	1.8〜2.4mg/dL
	Ca^{2+}	骨，歯の形成，筋収縮	8.5〜10.5mg/dL
	P	骨，歯の形成，高エネルギー物質（ATP）の供給	2.5〜4.5mg/dL

の再吸収，K^+ と H^+ の分泌を行う。

1日に補充すべき電解質として，Na は約 60～100mEq（1 g の食塩＝Na^+17mEq），K は 40mEq*必要とされている。

* 1 g の KCl ＝ K^+13mEq

9.1.5 代謝性アシドーシス・アルカローシス

体内の酸・塩基平衡は適切に保たれている。その中心を担うのが，尿細管機能である。細胞の働きが正常であるための条件として体液のpHが適切であることが要求される。食物や代謝産物からの酸の産生により体液中の水素イオン H^+ が蓄積する。

$$CO_2 + H_2O \rightleftarrows H_2CO_3 \rightleftarrows H^+ + HCO_3^-$$

の式で，体内で最も量の多い HCO_3^- が緩衝系となって H^+ を一定に保っている。表9.2に代謝性アシドーシス・アルカローシスの原因を示す。

血液の pH は以下の Henderson-Hasselbalch の式で表される。

$$pH = 6.1 + \log [HCO_3^- / (0.03 \times pCO_2)]$$

代謝性アシドーシスは，以下の3つの病態に分類される HCO_3^- 濃度の減少により発症する。

① 乳酸アシドーシスなどでみられる「HCO_3^- を緩衝系で消費する病態」

② 下痢や消化管ドレナージでみられる「体液から HCO_3^- を喪失する病態」

③ 塩酸投与などのように，「HCO_3^- を含まない溶液が体内に急速投与された病態」

表9.2 代謝性アシドーシス・アルカローシスの原因

代謝性アシドーシス	代謝性アルカローシス
1　AG 正常型（非 AG 増加型） 　a）重炭酸イオンの喪失 　　下痢 　　消化管ドレナージ・瘻孔 　　アセタゾラミド（炭酸脱水酵素阻害薬）投与 　b）尿細管での H^+ 分泌障害 　　遠位型（1型）尿細管性アシドーシス 　　近位型（2型）尿細管性アシドーシス 　　4型尿細管性アシドーシス（低アルドステロン症） 　c）塩酸投与 　　HCl，NH_4Cl 2　AG 増加型 　a）乳酸アシドーシス 　b）ケトアシドーシス 　　糖尿病性 　　アルコール性 　　飢餓 　c）尿毒症・腎不全 　d）外因物質 　　メチルアルコール 　　エチレングリコール 　　サリチル酸	1　細胞外液量減少を伴うもの（Cl 反応性アルカローシス） 　a）消化管からの H^+，Cl^- の喪失：嘔吐・胃液ドレナージ 　b）尿中への H^+，Cl^- の喪失： 　　ループ利尿薬 　　高 Ca 血症・Mg 欠乏 　　Bartter 症候群・Gitelman 症候群 　　多量のペニシリン誘導体 2　細胞外液量が正常～増加しているもの（Cl 抵抗性アルカローシス） 　a）鉱質コルチコイドの増加 　　原発性アルドステロン症 　　続発性アルドステロン症 　b）鉱質コルチコイド作用の亢進 　　偽性アルドステロン症（甘草・グリチルリチン酸など） 　　Liddle 症候群 　　apparent mineralocorticoid excess 3　細胞外液量にかかわらないもの 　　HCO_3^- の投与（炭酸水素ナトリウム） 　　大量の輸血 　　ミルク・アルカリ症候群 4　濃縮性アルカローシス

①はアニオンギャップ（AG）が増加し，②③では非 AG 増加型で高 Cl 性となる。

代謝性アルカローシスは，以下の２つの病態に分類される HCO_3^- 濃度の増加により発症する。

① 嘔吐などでみられる「H^+ を喪失する病態」
② 輸血やミルクアルカリ症候群でみられる「HCO_3^- の負荷を得る病態」

代謝性アルカローシスは特殊な病態が多く，その診断は比較的容易である。

9.2 腎・尿路疾患の成因・病態診断・治療の概要
9.2.1 急性腎炎・慢性腎炎

腎炎は腎臓が種々の原因で組織破壊を伴う糸球体濾過機能の低下を来す病態である。発症の様式によって急性または慢性に分類される。

急性腎炎は急性腎炎症候群としてとらえられており，その代表は溶連菌感染後急性糸球体腎炎である。先行感染後，比較的急激な経過をたどり，血尿，たんぱく尿とともに乏尿，浮腫，高血圧を認める A 群 β 溶連菌が大半で，その他の細菌やウイルスが原因になることもある食事療法として急性期は塩分 3 g／日，水分は前日尿量＋500mL／日，たんぱく質は 0.5〜1.0g／kg標準体重／日に制限する。腎炎で数週間から数ヵ月の経過で急速に腎不全が進行する病態も急性腎炎の概念の中に入る。

急速進行性糸球体腎炎（RPGN）で病理学的には糸球体の多くに細胞性半月体や線維性半月体が認められる。原因疾患として抗糸球体基底膜抗体腎炎，IgA 腎症（または紫斑病性腎炎），ループス腎炎，膜性腎炎，抗好中球細胞質抗体腎炎などがある。治療には，免疫抑制剤やステロイド，血漿交換療法などがあり，いずれも腎不全を伴うことが多いため，厳格な塩分管理や水分管理が必要である。

慢性腎炎は慢性腎炎症候群の概念でとらえられる。急性腎炎症候群に比べ臨床経過が長い。血尿，たんぱく尿，高血圧を伴いながら数年〜数十年をかけてゆっくりと機能不全に至る。慢性腎炎症候群を来す疾患を表に示す（**表 9.3**）。慢性腎炎症候群のなかでは IgA 腎症が最も頻度が高く，日本，アジア，フランスなどに多い。日本では慢性腎炎症候群の 40％を占める。血尿およびたんぱく尿が主体で上気道炎症状や発熱時には肉眼的血尿を認めることがあり，たんぱく尿の量や病理組織形の程度に応じて進行速度が早くなる。4 群にリスク分類をしており，低リスク群では透析導入ま

表 9.3　慢性腎炎症候群を来す疾患

1	原発性糸球体疾患
	IgA 腎症（メサンギウム増殖性糸球体腎炎）
	膜性腎症
	巣状分節性糸球体硬化症
	膜性腎症増殖性糸球体腎炎
	菲薄基底膜病
2	二次性糸球体疾患
	ループス腎炎
	紫斑病性腎炎
	膠原病に伴う腎炎

表9.4 成人ネフローゼ症候群の診断基準

1	尿たんぱく：3.5g／日以上が持続する。 （随時尿において尿たんぱく／尿クレアチニン比が3.5g／gCr⁻以上の場合もこれに準ずる）
2	低Alb血症：血清Alb値3.0g／dL以下。 血清総たんぱく量6.0g／dL以下も参考になる。
3	浮腫
4	脂質異常症（高LDLコレステロール血症）

ネフローゼは高度尿たんぱくとそれに伴う高脂血症，浮腫を主体とする病態である。微少変化型ネフローゼの寛解率は90％を超える。
出所）平成22年度厚生労働省難治性疾患対策進行性腎障害に関する調査研究班（2010）

で20年以上かかるのに対し，超高リスク群では5.1年程度で導入になると予想されている。このように，慢性腎炎は必ずしも単一の病態ではなく，同一疾患であっても，その組織形に応じて進行速度に違いがある。治療は降圧療法や免疫抑制剤・ステロイド治療，抗血小板療法による薬物療法が中心で，食事は主にたんぱく制限（低〜中リスク群；0.8〜1.0g，高〜超高リスク群0.6〜0.8g／kg標準体重／日）や減塩食（6g未満／日）が主体となる。

9.2.2 ネフローゼ症候群

ネフローゼ症候群は多量のたんぱくが尿中に漏出する病態で，臨床症状として浮腫と低Alb血症を呈し高脂血症を合併する。成人ネフローゼ症候群の診断基準を**表9.4**に示す。低Alb血症のために，肝臓ではAlb合成とともに，リポたんぱくの合成も盛んになるため，血清コレステロール増加を含め，脂質異常症が起こる。また，凝固因子の増加も起こるため，血栓症を合併しやすい。

たんぱく尿の原因は徐々に解明されてきている。糸球体基底膜，糸球体内皮細胞および糸球体上皮細胞からなる糸球体濾過障害とよばれる膜のバリアーが破綻した時，多量の尿たんぱくを漏出させる。原疾患として一次性ネフローゼ，二次性ネフローゼに分類され，一次性には微少変化型，膜性腎症，膜性増殖性腎炎，半月体形成性腎炎などがあり，二次性には糖尿病性腎症やアミロイドーシスなどの代謝疾患やループス腎炎などの膠原病に由来するものなどがある。

9.2.3 急性腎不全・慢性腎不全

腎不全とは，腎機能のうち糸球体濾過率（GFR）に代表される，排泄機能の低下を認める病態である。高窒素血症，血清クレアチニン値上昇（約

コラム7 末期腎不全時の尿量は低下していない？

透析直前の患者でも尿量は保たれるものである。糸球体濾過はもちろん極端に低下しているため，排泄できるクレアチニンは極端に低下しているので血清クレアチニン値は高値である。そもそも正常の尿細管再吸収率は99％であり，1日の糸球体濾過量は約150〜200Lなので，尿量は2L以内に維持されるが，末期腎不全で糸球体濾過量が数十L程度まで低下した場合，糸球体濾過量の低下と同等かそれ以上に尿細管再吸収率が低下すれば，尿量は維持されてしまうことになる。もちろん水分の維持だけが腎臓の仕事ではないので，他の機能が低下すれば生命は維持できないが…。患者さんが，透析直前になっても，そのことを実感できないのは，目に見える尿量が維持されるからで，溶質排泄ができない以上，腎としての働きは末期の状態であることにかわりはない。

2.0mg/dL 以上），高 K 血症，代謝性アシドーシスなどを呈し，その発現様式から急性腎不全と慢性腎不全に分類できる。

急性腎不全は腎血流の低下や腎実質の障害により急激な腎機能低下を示すもので，大量出血や下痢，嘔吐，火傷，心不全，敗血症，アナフィラキシーショック，薬剤アレルギーなどが原因となり，乏尿を伴うことが多い。障害部位から腎前性，腎性，腎後性に分類される。

慢性腎不全は，進行性かつ不可逆性の腎機能低下が数ヵ月以上継続し，体液の恒常性維持が不可能になった病態で，原因疾患としては，慢性糸球体腎炎，糖尿病性腎症，腎硬化症などがあり，糖尿病性腎症が透析導入原因の第1位になっている。

慢性腎不全では腎性貧血，腎臓サイズの狭小化などが認められ，急性腎不全と慢性腎不全の区別に用いられる。

慢性腎不全では食事療法が重要視されていて，非たんぱく栄養量として25〜30kcal/kg 標準体重/日程度を与える。非透析症例では0.8g/kg 標準体重/日程度のたんぱく制限を行うが，透析が導入されれば1.5g/kg 標準体重/日程度のたんぱく投与量が必要である。

9.2.4 糖尿病性腎症

糖尿病性腎症は，糖尿病を基礎として発症する三大合併症（腎症，網膜症，神経障害）のひとつである。成因には，高血糖の持続による糸球体内細胞代謝異常と，腎臓内血行動態の変化による糸球体高血圧が関与する。臨床的には，糖尿病発症初期にはほとんど変化を認めないかあるいはGFRの増加を認める程度であるが，続いて微量アルブミン尿，顕性たんぱく尿，そして腎機能低下による腎不全へと進行する。

糖尿病性腎症の病期は，たんぱく尿とGFRの指標により分類される（**表9.5**）。

ごく早期（第1期，腎症前期）では，糸球体過剰濾過による糸球体腫大，早期腎症（第2期）では，軽度のびまん性病変および糸球体基底膜の肥厚，病期の進行とともにびまん性病変の進展や結節性病変を認めるようになり，最終的に完全硬化の糸球体と尿細管間質の萎縮・線維化から腎不全に至る。

糖尿病性腎症の特徴的な病理所見は硬化性病変と滲出性病変である。糸球体以外の特徴的変化は，動脈および細動脈の硝子化，尿細管基底膜の肥厚，尿細管上皮の空胞変性などがある。

糖尿病のコントロールは極めて重要で薬物・食事療法が中心となる。血糖はHbA1c値6.9%（**NGSP値***）未満を治療目標とする。たんぱく制限腎症を有する場合には有効で，軽度（0.8〜1.0g/kg 標準体重/日），顕性腎症以降では比較的強度（0.6〜0.8g/kg 標準体重/日）のたんぱく制限が効果的である。

＊NGSP値 p.90参照。

表9.5　糖尿病性腎症の病期分類

病期	臨床的特徴		病理学的特徴（参考所見）		備考（提唱されている治療法）
	尿たんぱく（アルブミン）	クレアチニン・クリアランス			
第1期（腎症前期）	正常	正常，時に高値	びまん性病変	なし〜軽度	血糖コントロール
第2期（早期腎症）	微量アルブミン尿	正常，時に高値	びまん性病変	軽度〜中等度	厳格な血糖コントロール，降圧治療
			結節性病変	ときに存在	
第3期A（顕性腎症前期）	持続性たんぱく尿	ほぼ正常	びまん性病変	中等度	厳格な血糖コントロール，降圧治療，たんぱく制限食
			結節性病変	多くは存在	
第3期B（顕性腎症後期）	持続性たんぱく尿	低下（60ml/mi以下）	びまん性病変	高度	降圧治療，低たんぱく食
			結節性病変	多くは存在	
第4期（腎不全期）	持続性たんぱく尿	著明低下（血清クレアチニン上昇）	末期腎症	／	降圧治療・低たんぱく食，透析療法導入
第5期（透析療法期）	透析療法中		／	／	透析療法，腎移植

出所）日本腎臓学会編：腎疾患の生活指導・食事療法ガイドライン，東京医学社（1998）一部改変

9.2.5　慢性腎臓病（CKD）

慢性腎臓病（chronic kidney disease：CKD）の概念は2002年にアメリカで提唱され，その後わが国において急速に広がりをみせている。CKDとはGFRで表される腎機能の低下があるか，腎障害を示唆する所見（たんぱく尿をはじめとする尿異常，片腎や多発性嚢胞腎などの画像異常，血液異常，病理所見などの存在）が慢性的に持続するものすべてを包含する。

具体的な診断基準は以下の通りである。

① GFR（glomerular filtration rate〈糸球体濾過量〉）の値にかかわらず，腎障害を示唆する所見（検尿異常，画像異常，血液異常，病理所見など）が3ヵ月以上存在すること。

② GFR 60mL／分／1.73m^{2}未満が3ヵ月以上持続すること。

以上の①と②の，片方または両方を満たす場合にCKDと診断される。

多くの腎疾患は高血圧により悪化することが多く，血圧の厳重なコントロ

コラム8　多臓器連関

ひとつの臓器が障害される過程で，他の臓器も障害を受けることはよくみられる。複数臓器間で障害のメカニズムが共通であったり，障害を受けた臓器に強く依存する臓器の連鎖的なものである場合が多い。腎機能障害が大きく関与していることが明らかになりつつある多臓器連関に，「心腎連関」や「脳腎連関」などがあり，最近では「脳心腎連関」とよばれるようになってきた。これらの臓器はstrain vesselとよばれる圧力血管をもつことが特徴で，いずれの血管も非常に短い血管で圧力減衰を余儀なくされているため，高血圧時に受けるストレスや炎症などを発端に内皮障害が惹起され，臓器障害が進行する。そのために，血圧コントロールは重要で，特に塩分やカロリー摂取制限が最も初歩的ではあるが効果的な予防法である。このような患者を指導する場合，食事の内容からどのような障害を引き起こす可能性があるかなど，具体的な内容を示すことで，マンネリにならない指導を追求してみてはどうであろうか？

ールはCKD進展予防につながる。また，CKDのステージが進むと，腎機能低下から高カリウム血症や高窒素血症，貧血，その他の代謝異常に合併する病態が顕性化する。これらの病態を念頭に置き，治療する必要がある。

表9.6に慢性腎臓病（CKD）のステージ病態と食事療法計画をまとめる。

表9.6 腎疾患の病態と食事療法の基本

病態	食事療法	効果
糸球体過剰濾過	食塩摂取制限（3g/日以上6g/日未満） たんぱく質制限（0.6〜0.8g/kg体重/日）	尿たんぱく量減少 腎代替療法導入の延長
細胞外液量増大	食塩摂取制限（3g/日以上6g/日未満）	浮腫軽減
高血圧	食塩摂取制限（3g/日以上6g/日未満）	降圧，腎障害進展の遅延
高窒素血症	たんぱく質制限（0.6〜0.8g/kg体重/日）	血清尿素窒素低下 尿毒症症状の抑制
高K血症	K制限	血清K低下

慢性腎臓病の病期に応じて治療は変わる。特に，中期〜末期に至る過程では，排泄障害または調節障害に伴う異常に対して，しっかりとした計画が必要である。
出所）日本腎臓学会編：CKD診療ガイド2012, 52, 東京医学社（2012）

9.2.6 尿路結石

尿路結石は腎臓から尿管さらには尿道に至るいわゆる尿路に形成される結石で，多くは腎臓にできる。結石が尿管に詰まるものを「尿管結石」，膀胱の中にあるものを「膀胱結石」，尿道に詰まるものを「尿道結石」という。

また，腎臓結石と尿管結石を「上部尿路結石」，膀胱結石と尿道結石を「下部尿路結石」といい，上部尿路結石が結石の9割以上を占めている。尿酸結石やアミノ酸の代謝異常によるシスチン結石はエックス線を通しレントゲンには描写されないのに対し，臨床的に多いシュウ酸カルシウム結石は描写される。尿路結石の診断では，尿検査，超音波検査，レントゲン検査を用いる。結石患者の9割以上はシュウ酸カルシウム結石で，単純X線写真でも，診断可能となる。

尿路結石の歴史は古く，約7000年前の古代エジプトのミイラの中からも見つかっている。主成分はカルシウムで，シュウ酸カルシウムとリン酸カルシウムがあり，この2つで尿路結石の80％以上を占める。この他には，痛風の原因ともなる尿酸や，ある種のアミノ酸（シスチン）や，尿に細菌が入って感染を起こした時（腎盂腎炎）に結石になりやすいリン酸マグネシウムアンモニウムなどがある。

尿路結石は激しい痛みを伴うことが多い。無症候性に尿路閉塞を来すと，水腎症を来し，不可逆性の腎障害を呈する（図9.5）。

9.2.7 血液透析，腹膜透析

末期腎不全（end-stage renal disease：ESRD）では生体維持のための腎機能はほとんど失われている。透析導入期では機能ネフロン数はほと

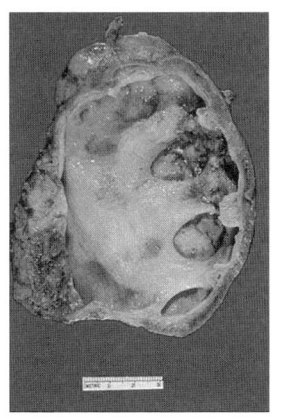

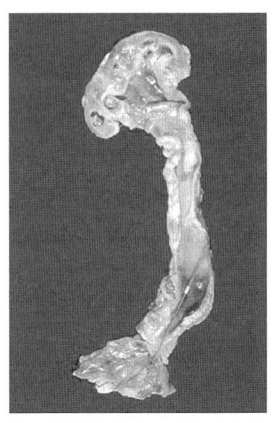

尿路結石の尿管内での嵌頓は尿通過障害を引き起こすが，その最たるものが水腎症である。逆流が強いと，腎盂が拡大し，髄質がかなり強く圧排される。また，尿管も拡張が目立つ。腎機能は，比較的ゆっくりではあるが，確実に悪くなる。

図9.5 水腎症

表 9.7 血液透析と CAPD の比較

	血液透析（HD）	腹膜透析 CAPD
手術	ブラッドアクセス作製術	テンコフカテーテル挿入術
透析場所	医療施設	自宅
施行方法	間欠的 週3回　1回4〜5時間	連続的 毎日　24時間　または間欠的
透析効率	良い	やや悪い
循環動態への影響	大きい場合あり	小さい
抗凝固剤の有無	必要	不要
食事制限	制限が厳しい	制限が緩い
入浴	自由	不自由 シャワーまたは防水パック使用
導入時の状態	血圧の変動，悪心，嘔吐，頭痛	腹満出現
行動の自由	非透析日はまったく自由	透析中も自由に行動できる
短所	穿刺時の疼痛 食事制限が厳しい	毎日のケアが必要 腹膜炎の発生がある

腹膜透析は在宅治療の中で比較的簡便に行われる治療である。わが国では，拡大状況からみると，血液透析が圧倒的に多い。腹膜透析では腹膜炎の危険性があるが，食事制限は血液透析に比べて緩やかである。

んどないにもかかわらず，尿量は比較的保持されるが生命維持は困難である。

末期腎不全患者では塩分，カリウムおよび水分の制限が強くなる。

腎臓の代替療法は大きく分けて，透析療法と腎移植に大別できる。透析療法は血液透析（hemodialysis：HD）と腹膜透析（peritonealdialysis：PD）に分類される。腎移植（renaltransplantation）には生体腎移植と献腎移植がある。

透析療法の選択は特に決まった基準はない。一般的な血液透析のメリットは①透析効率の変更可能，②長期透析が可能，③治療が週3回でよい，などである一方，腹膜透析のメリットは①治療は自宅で通院は月1〜2回，②比較的食事制限が緩徐である，③残腎機能が保持されやすい，④就労・就学が容易，など，それぞれに一長一短の内容である（**表9.7**）。選択は慎重に行い，患者の医学的・社会的背景を考えながら医師，患者，家族およびコメディカルとの十分な情報交換が重要である。

コラム9　管理栄養士・栄養士の仕事

腎臓病や糖尿病に限らず経過の長い疾患の患者の場合，生活・食事療法は長期間に及ぶことが多い。病期が進み，高リスク群になればより厳しい管理が必要である。患者は長年にわたる治療や制限食を続けるにもかかわらず，徐々に進行してゆく病態を眼前にすると，治療・治療食に対して不毛感や限界を感じていることが多い。医師や管理栄養士から多くのことを教育され，本人もそれなりの努力をしているはずだが，結果が出ない現実を突きつけられると，やる気をなくすのも無理はないであろう。そうなると，単なる制限食の教育のみでは医療従事者の自己満足に終わることが多い。もちろん，制限食を続けることが有効であることは患者自身が良く理解しているにもかかわらず，である。特に管理栄養士は，患者が長く続くように，調理が簡便で美味しい食事を提供しながら，苦行に近い生活改善を定期的にサポートするように心がける必要がある。指導をした時点で仕事が終わるのではなく，患者が目的通りの結果を残せるまでは何も役に立つ仕事ができていないことを銘記すべきである。

【演習問題】

問1 腎臓の構造と機能に関する記述である。正しいのはどれか。
(2009年国家試験)
(1) 1本の集合管には，複数の尿細管が合流する。
(2) 糸球体ではアミノ酸は濾過されない。
(3) 糸球体で濾過された水分は，約50％が尿細管で再吸収される。
(4) ヘンレ係蹄は遠位尿細管と集合管の間に存在する。
(5) 腎小体は糸球体と尿細管からなる。

解答 (1)

問2 腎臓の機能に関する記述である。正しいのはどれか。 (2010年国家試験)
(1) 副甲状腺ホルモンは，リンの再吸収を抑制する。
(2) 甲状腺ホルモンはビタミンDの活性化を促進する。
(3) ヘンレ係蹄上行脚で水の再吸収が行われる。
(4) β_2-ミクログロブリンは，糸球体では濾過されない。
(5) 尿素は，主に腎臓で産生される。

解答 (1)

問3 代謝性アシドーシスを示す病態とその機序に関する組合せである。正しいのはどれか。 (2010年国家試験)
(1) 腎不全 ………… 重炭酸イオン（HCO_3^-）の排泄障害
(2) 1型糖尿病 ………… ケトンの体産生低下
(3) 尿細管アシドーシス ………… 水素イオン（H^+）の再吸収障害
(4) 激しい運動 ………… 血中尿酸値の上昇
(5) 飢餓 ………… 血中二酸化炭素分圧の上昇

解答 (4)

問4 透析に関する記述である。正しいのはどれか。 (2011年国家試験)
(1) 物質除去能は腹膜透析が血液透析よりも高い。
(2) たんぱく質喪失量は，血液透析が腹膜透析よりも多い。
(3) 最近の我が国では，腹膜透析患者が，血液透析患者よりも多い。
(4) 腹膜透析では，透析液のブドウ糖が生体に移行する。

解答 (4)

問5 高尿酸血症・痛風に関する記述である。正しいのはどれか。
(1) 尿が酸性になると，尿酸結石が出来やすい。 (2011年国家試験)
(2) 痛風患者の男女比は，ほぼ1：1である。
(3) エストロゲンは，尿酸の排泄を促進する。
(4) アルコールの摂取は，尿酸の排泄を促進する。
(5) 尿酸は尿中よりも糞便中に多く排泄される。

解答 (1)

【参考文献】

向山政志編：病態から学ぶ新腎臓病内科学，診断と治療社（2011）
小出輝，富野康日己：腎臓内科学，文光堂（1995）
石井輝，笠原正登：利尿薬と電解質異常，月刊循環器，**2**(9)（2012）
槇野博史編：CKD診療ガイド2012，東京医学社（2012）

10 内分泌系

10.1 内分泌器官と分泌ホルモン

　古典的なホルモンの定義は，特定の細胞から血液中に分泌され，遠く離れた細胞に作用する物質というものであり，特定の器官がホルモンを産生すると考えられてきた。下垂体，甲状腺，副腎，性腺，副甲状腺が，その特定の器官，内分泌臓器にあたる。しかし最近，心臓，腎，脂肪組織，筋などこれまで内分泌臓器と考えられていなかった器官からホルモンが分泌されることが明らかとなり（もっとも，最初に発見されたホルモンであるセクレチンは消化管由来であり，消化管がホルモンを分泌することに対してはこれまで奇異な感じをもたなかったのは不思議ではあるが），いろいろな臓器はホルモンを使用して互いに情報をやり取りしていることが認識されてきた。本章では，古典的なホルモン産生臓器に限定して述べる。

　ホルモン作用を理解するための鍵は，フィードバック機構の理解である。ホルモンは，体内環境の恒常性維持のために役立っており，そのためにフィードバック機構が存在している。これを理解することにより，ホルモンの分泌調節がわかりやすくなる。

10.1.1 ホルモンの分類・構造・作用機序

　ホルモンを大きく分けると，脂に溶けにくいが水に溶けやすい水溶性ホルモンと，水に溶けにくいが脂に溶けやすい脂溶性ホルモンに分けることができる。

　水溶性のホルモンは，構造的にはアミノ酸が連なったペプチドホルモンやアミンであり，脂質に溶けにくいため細胞膜を通過しない。これらのホルモンは細胞膜にあるそれぞれの**ホルモン受容体**に結合し，細胞内の刺激伝達系を変化させてホルモン作用を発揮させる（**図10.1A**）。

　一方，ステロイド骨格をもつ副腎皮質ホルモン，性ホルモン，ビタミンD，アミノ酸が2つ結合した甲状腺ホルモンは脂溶性ホルモンに分類され，細胞膜を容易に通過し，細胞内でそれぞれの受容体と結合する。ホルモンと結合した受容体は，特定の遺伝子の発現調節領域の特定のDNA配列に結合し，その遺伝子発現を活性化する。このため特定のmRNAが増加し，その結果，特定のたんぱく質産生が増加，ホルモン作用が発揮されることとなる。すなわち，これらのホルモン受容体は**転写因子***として作用しており，ホルモンはその転写因子機能を調節しているわけである（**図10.1B**）。

---

* **転写因子** DNAに結合し遺伝子発現を調節する因子。吉田勉監修，高畑京也ほか編：生化学基礎，学文社（2012）参照。

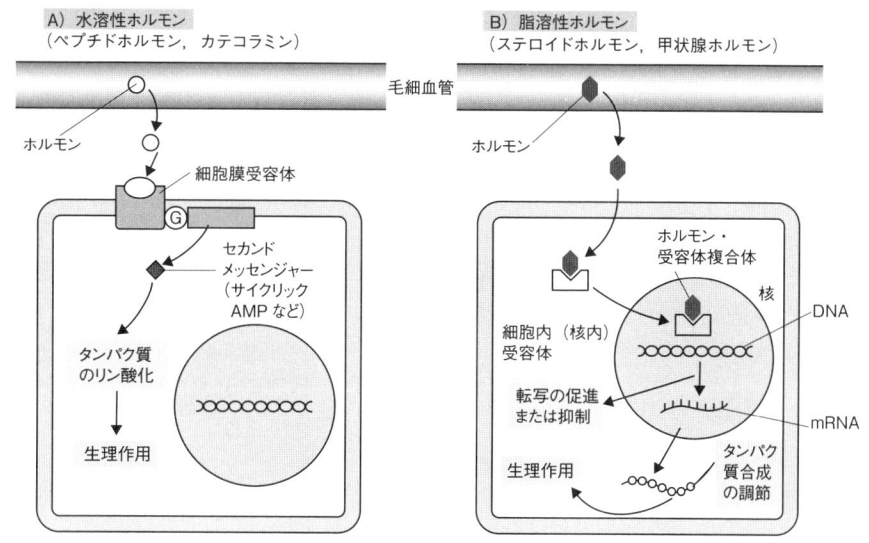

10　内分泌系

図 10.1　ホルモンの構造と作用

A）水溶性ホルモン（ペプチドホルモン，カテコラミン）
B）脂溶性ホルモン（ステロイドホルモン，甲状腺ホルモン）

出所）志村二三夫ほか編：解剖生理学　人体の構造と機能，159，羊土社（2012）

10.1.2　ホルモン分泌の調節機構

ペプチドホルモンは一般のたんぱくと同様に，粗面小胞体で合成された後，ゴルジ装置で分泌顆粒に閉じ込められ，**プロセシング**[*1]を受けながら細胞膜に移動し，**開口放出**[*2]により分泌される。細胞周囲の環境変化，内分泌性，神経性の調節により，この放出は調節されており，調節性分泌とよばれている。

ホルモン分泌で最も重要であるのは，**フィードバック機構**の存在である（図10.2①）。すなわち，ホルモンAはホルモンBの分泌を促進する一方，ホルモンBはホルモンAの分泌を抑制するという仕組みである。このため，血中ホルモンB量が増加したとき，ホルモンA分泌は減少し，その結果ホルモンBの分泌は低下する。逆にホルモンB量が減少したとき，ホルモンBによるホルモンAに対する分泌抑制が解除され，ホルモンA分泌は亢進し，ホルモンBが増加する。フィードバック機構は，ホルモンB分泌が過剰とならないように，ほどほどのレベルで維持するためのシステムである。次に述べる視床下部下垂体系では，このフィードバック機構が2つ重なり，下垂体ホルモンが標的とする副腎皮質ホルモンや甲状腺ホルモンは，下垂体ホルモンだけでなく視床下部ホルモン分泌にも抑制をかける

[*1] プロセシング　機能を有するたんぱく質になるためには，翻訳後正しく折りたたまれ，たんぱく質によっては一部切断されたり，化学修飾を受けたりする必要がある。これらの過程をいう。

[*2] 開口放出　たんぱく質やペプチドホルモンなどは分泌顆粒の中に存在し細胞膜まで運ばれる。そこで，分泌顆粒の膜は細胞膜に融合し，融合点に孔が開いて内容物だけが細胞外に放出される。この分泌様式をいう。

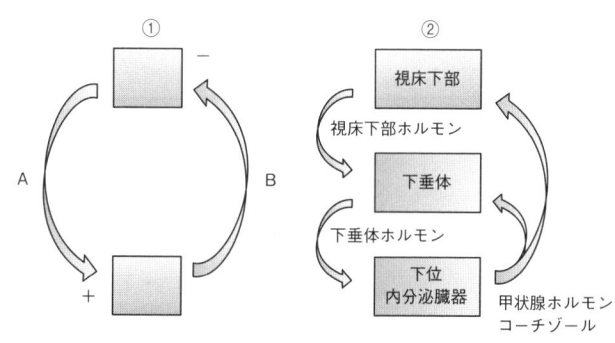

図 10.2　フィードバック機構

表10.1　下垂体ホルモンの作用

ホルモン	作用	欠落症状
成長ホルモン	IGF-I産生増加，たんぱく合成，脂肪分解，骨成長	発育障害，肥満，筋力低下，骨塩量減少
プロラクチン	乳汁分泌	乳汁分泌障害
ACTH	コルチゾール産生分泌	倦怠感，低血圧，低血糖，意識障害
TSH	甲状腺ホルモン分泌	耐寒能低下，皮膚乾燥
ゴナドトロピン	卵胞発育促進，精子形成促進，セルトリ細胞刺激	2次性徴発現不良，性欲低下，無月経，性器萎縮

システムとなっている（図10.2②）。

このフィードバック機構は，副甲状腺ホルモン-Ca系，レニン-アンギオテンシン系，バソプレシン-血漿浸透圧系などでも存在し，フィードバックの理解は内分泌系を理解するうえでたいへん重要である。

10.1.3　視床下部・下垂体ホルモン

(1) 下垂体前葉ホルモン

下垂体は視床下部の下方に位置し，視床下部とは下垂体茎を介して連続している。下垂体は前葉と後葉の2つの部位に分けられる。ラットなどでは中葉があるが，ヒトでは痕跡を残すのみである。

前葉からは，**成長ホルモン**（growth hormone：GH），**プロラクチン**（prolactin：PRL），**副腎皮質刺激ホルモン**（adrenocorticotropic hormone：ACTH），**甲状腺刺激ホルモン**（thyroid stimulating hormone：TSH），**卵胞刺激ホルモン**（follicle stimulating hormone：FSH），**黄体形成ホルモン**（luteinizing hormone：LH）の6つのホルモンが別個の前葉細胞から分泌される。FSHとLHをあわせて，**ゴナドトロピン**＊という。それぞれのホルモンの作用については，**表10.1**に示す。これらのホルモンの分泌が低下した場合，欠落症状が出現する。

GHは名前からわかるように発育に必要であり，小児期に欠けると低身長症となる。大人では代謝調節ホルモンとして重要であり，欠けると体脂肪の増加，筋量，骨塩量の減少など体組成の変化や脂質異常症が生じる。ACTH，TSHは，それぞれ副腎皮質，甲状腺を刺激し，副腎皮質ホルモン，甲状腺ホルモンの分泌を促進する。ACTH，TSHの欠落による症状は，それぞれ副腎皮質ホルモン，甲状腺ホルモンの欠落症状が主体である（10.2参照）。

＊ ゴナドトロピン（gonadotropin）性腺刺激ホルモン。LHとFSHをあわせていう。gonad 性腺，tropとは〜に向かって，という意味で，性腺に向かって作用するものという意味である。tropという語句はACTHでも使用されている（10.1.8 (2) 参照）。

表10.2　視床下部ホルモンの働き

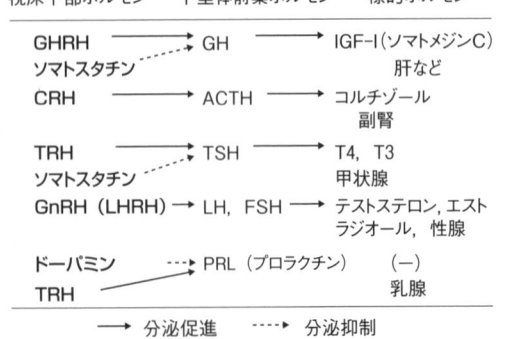

視床下部ホルモン	下垂体前葉ホルモン	標的ホルモン
GHRH ソマトスタチン	→ GH ┄➤	→ IGF-I（ソマトメジンC） 　　肝など
CRH	→ ACTH	→ コルチゾール 　　副腎
TRH ソマトスタチン	→ TSH ┄➤	→ T4，T3 　　甲状腺
GnRH (LHRH)	→ LH，FSH	→ テストステロン，エストラジオール，性腺
ドーパミン TRH	┄➤ PRL（プロラクチン） →	（−） 乳腺

→ 分泌促進　　┄➤ 分泌抑制

(2) 視床下部ホルモン

これらの下垂体ホルモンの合成や分泌を調節するホルモンが視床下部ホルモンである。視床下部ホルモンは，それぞれ特定の視床下部神経細胞で産生される。特定の視床下部ホルモンを産生する細胞は集

団を形成して視床下部内に存在している．視床下部ホルモン産生神経細胞は視床下部の正中隆起にまで軸索を延ばし，そこから下垂体門脈に視床下部ホルモンを放出する．放出された視床下部ホルモンは下垂体門脈を通って下垂体に到達し，下垂体細胞に作用する（**図10.3**）．視床下部ホルモンとそれが調節する下垂体ホルモン，さらに下位の標的ホルモンの対応については，**表10.2**に示す．

GHは，GH分泌を促進するGHRH（GH-releasing hormone：成長ホルモン放出ホルモン）と抑制する**ソマトスタチン**[*1]の2つの視床下部ホルモンにより調節されている．GHはさまざまな臓器に作用し，細胞増殖，代謝調節作用を発揮する．GHが上昇すると血中でIGF-I[*2]が増加するが，血中IGF-Iの

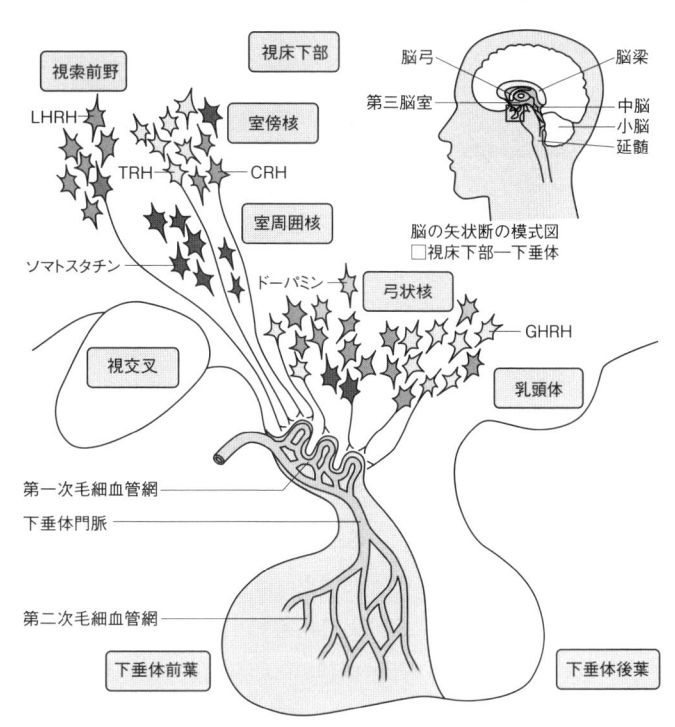

図10.3 視床下部ホルモンの分泌
出所）日野原重明ほか監修：代謝疾患・内分泌疾患（第2版），171，中山書店（2009）

70～80％は肝臓で産生されたものである．IGF-Iは名前のとおり，インスリンと構造が類似しており，弱い血糖低下作用と，細胞増殖作用をもっている．プロラクチン（PRL）も分泌促進に働く**TRH**[*3]と抑制的に働くドパミンの2つのホルモンにより調節されている．TRHの作用に比べドパミン作用のほうが強く，通常PRL分泌は抑制された状態にある．TSH，ACTH，FSH，LHに関してはそれぞれの促進性の視床下部ホルモンの制御下にある（LH，FSH分泌を抑制するホルモンが最近発見されたが，これはこの本の範囲外の内容）．TRHはPRL以外にTSH分泌をも促進する．**GnRH**（gonadotropin-releasing hormone）は，LH分泌を亢進させる因子として見出されたので**LHRH**（LH-releasing hormone）ともよばれる．

（3）下垂体後葉ホルモン

下垂体後葉からは，**バソプレシン**と**オキシトシン**が分泌される．しかし，実際にはこれらのホルモンは，視床下部の神経細胞で産生され，長い神経軸索をとおり，下垂体後葉にまで達し，そこで血液中に放出されるものであり，視床下部ホルモンの仲間である．

バソプレシンは腎の集合管に作用して水の再吸収を促進する．したがって，バソプレシンが欠けると尿の濃縮ができず，多尿となる（尿崩症となる）．一

[*1] ソマトスタチン　視床下部のみならず他の中枢神経系や膵ランゲルハンス島，消化管など末梢にも存在する．興味深いことに他のホルモン分泌を抑制する作用をいずれの部位でも発揮している．

[*2] IGF-I（insulin-like growth factor I，ソマトメジンCともいう）　GHの作用には，GHがGH受容体に作用して生じるものと，IGF-Iを増加させ，そのIGF-Iを介して生じるものとがある．骨の成長には両者が必要である．

[*3] TRH（TSH-releasing hormone）　TSH分泌を促進する視床下部ホルモンとして発見された．後にPRL分泌作用ももつことが明らかとなったが，名称はそのままとなっている．

方，分泌が多すぎると尿量は減少し，低Na血症が生じる。バソプレシンの分泌は血漿浸透圧と循環血液量により調節されている。血漿浸透圧は通常280mOsm／kg程度であるが，1％の上昇に対してもバソプレシン分泌は増加し，浸透圧とバソプレシン値には正の相関がある。循環血液量の減少に対してもバソプレシンは増加する。その感度は低く循環血液量が10〜15％減少して初めて増加する。しかし，この分泌刺激は強力で持続性である。バソプレシンは尿を濃縮するホルモンと覚えずに，体液量を維持するホルモンとしてとらえるとその作用は理解しやすい。

オキシトシンは，乳管平滑筋に作用して乳汁の射出を亢進させる。乳児が母親の乳頭を吸引すると，その刺激が視床下部に伝達され，オキシトシン分泌は亢進する。また，出産時子宮筋を収縮させ，胎児の娩出を促進する役割ももっている。

10.1.4 甲状腺ホルモン（T_3，T_4）

甲状腺は甲状軟骨の下方，気管の前面に位置する蝶のような形をした臓器である。甲状腺の濾胞細胞は血液から無機ヨードを能動的に取り込む能力をもっており，取り込まれたヨードは甲状腺ホルモンの材料となる。無機ヨードは**甲状腺ペルオキシダーゼ**（thyroid peroxidase：**TPO***）により酸化され，甲状腺に特異的なたんぱく質である**サイログロブリン***のチロシン残基に結合し，ヨードが2つ結合したジヨードチロシン（DIT）ができる。DITとDITの縮合によりサイログロブリン上でチロキシン（T_4）ができあがる。TSHによって甲状腺が刺激されると，T_4はサイログロブリンから遊離し，血中に放出される。T_4は末梢組織で脱ヨードされ，ヨードが1つ少ないT_3となる。血中ではT_3に比べてT_4が多いが，ホルモン活性としてはT_3のほうが強い。T_4とT_3をあわせて甲状腺ホルモンという。

甲状腺ホルモン分泌はTSHにより刺激されるが，甲状腺ホルモンはTSH，およびTRH分泌を抑制するため（フィードバック機構），適量の甲状腺ホル

＊TPO，サイログロブリン　甲状腺特異的たんぱく。橋本病ではこれらに対する自己抗体ができやすい。10.2.1（2）参照。

コラム10　GnRHを制御する悩ましい物質 kisspeptin

最近，kisspeptinが注目されている。kiss1遺伝子の産物であるこのペプチドは，GPR54という受容体に結合し腫瘍転移（metastasis）抑制作用をもつ。この事実は日本の研究者によって見出され，腫瘍転移にちなんでこのペプチドはメタスチン（metastin）と命名された。これにやや遅れて，ベルギーのグループによって，やはりGPR54に結合することが見出され，kiss1遺伝子産物であったのでkisspeptinと命名された。ところが，その後，このペプチドは生殖内分泌に関わることがわかった。Metastin(kisspeptin)は，GnRHのさらに上位にあってGnRH分泌を制御し，排卵を起こすLHサージにも関わるペプチドであることが明らかとなってきた。科学では最初に発見した研究者の命名が尊重されるのが通例であるが，このペプチドは今やもっぱらkisspeptinとよばれている。生殖機能制御の中心的なペプチドであるという実験成績が次々と報告され，何かと連想させるkisspeptinの名称は不動のものとなっている。

モンが血中に存在することになる。甲状腺ホルモンの作用は全身および，**表10.3**に示すような作用を示す。

10.1.5 カルシウム代謝調節ホルモン

カルシウム代謝に関連するホルモンとして重要なホルモンは，上皮小体ホルモンともよばれる**副甲状腺ホルモン**（parathyroid hormone：PTH）とビタミンD_3である。

PTHは甲状腺の裏側に存在する4つの副甲状腺（甲状腺左右両葉の上極および下極付近にある上皮小体）から分泌されるホルモンで，血液中のCa値が低下した場合に分泌され，**血清Ca**[*1]を維持する作用をもっている。その作用点は3つある。1つは骨であり，骨からCa，Pを遊離させる。2つめは腎であり，尿細管に作用してCaの再吸収を亢進させ，Pの排泄を促進する。3つめはビタミンD_3の活性化を介する間接作用である。ビタミンD_3は肝臓で25位の炭素が水酸化され，さらに腎臓で1位の炭素が水酸化された後，**活性型ビタミンD_3**[*2]となる。PTHは，腎でビタミンD_3を水酸化する酵素である1α-hydorxylaseを活性化する。その結果ビタミンD_3は活性型となり，腸管からのCaおよびPの吸収を増加させる。

PTHが分泌された場合，その3つの作用が出現するが，尿細管に関する効果が最も明瞭で，血清Caは増加し，Pは低下することになる（図10.4）。

PTHとCaの関係もフィードバック機構が成立している。副甲状腺細胞にはCa sensing receptor[*3]があり，Caと結合しその情報を細胞内に伝達する。これによって甲状腺細胞は血清Ca値を認識し，低値であればPTHを分泌する。血清Caが高値になればPTH分泌は抑制される。

カルシトニンは甲状腺の傍濾胞細胞から分泌されるホルモンであり，大量のカルシトニンを投与すると血清Ca値は低下するが，生理的なカルシトニン量では効果がなく，ヒトでは血清Ca値の制御には関連していない。

表10.3 甲状腺ホルモンの作用と分泌調節

酸素消費増加，代謝亢進 → 熱産生
たんぱく質，核酸合成促進
腸管グルコース吸収促進 → 血糖上昇
交感神経促進 → 心拍増加
グリコーゲン分解
コレステロール分解
成長期においては精神発達に重要

TSHによって分泌促進
甲状腺ホルモンはTSH，TRHを抑制する（feedback）
ヨード自体も甲状腺ホルモン分泌を抑制するが，長期持続しない

[*1] 血清Ca　血清Caは非常に狭い範囲に制御されている。骨粗鬆症患者でも，骨の中のCaは減るが，血清Caに変化はない。

[*2] 活性型ビタミンD_3　腎不全ではビタミンDの活性化障害があるため，Caが低下しやすい。

[*3] Ca sensing receptor　TSHやPTHと同じように7回膜貫通型の受容体である（吉田勉監修，高畑京也ほか編：生化学基礎，学文社（2012）参照）。Caの濃度という情報も受容体を介して細胞内に伝達されている。

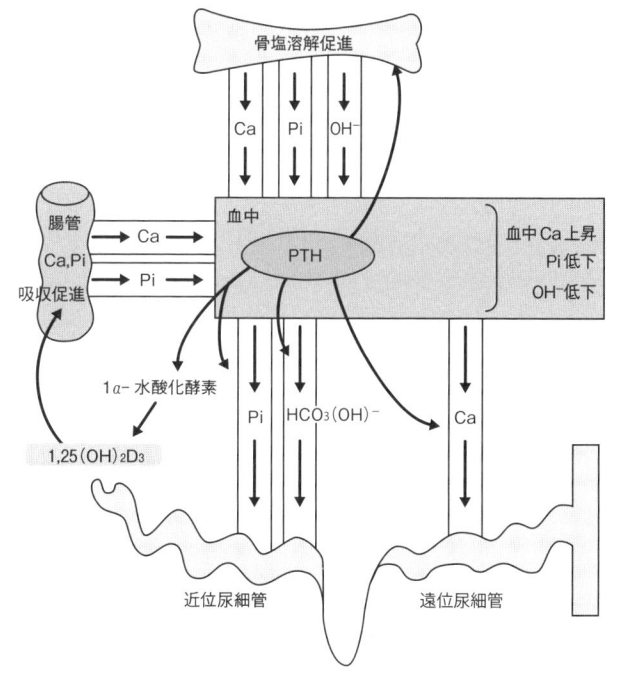

出所）図10.3と同じ

図10.4 PTH，ビタミンDの作用

10.1.6 副腎皮質・髄質ホルモン

(1) 副腎の構造

　副腎は腎上方のやや腹内側にある親指の爪程度の大きさの臓器である。副腎は外側の副腎皮質と内側の副腎髄質に分けられる。副腎皮質を顕微鏡で観察すると3層に分類でき，その形態にちなんで外側から球状層，束状層，網状層と名付けられている。副腎皮質では，コレステロールを材料にさまざまな副腎皮質ホルモンが産生される。球状層では鉱質コルチコイド，束状層では糖質コルチコイド，網状層では副腎アンドロゲン（男性ホルモン）が主に産生される。一方，副腎髄質は副腎皮質とは全く異なった起源をもち，交感神経節に由来するため，アドレナリンを産生する。

(2) 副腎に由来するホルモンの作用

　鉱質コルチコイドは，ミネラル，なかでも Na, K の調節に関与するホルモンで，そのうち最も重要なものが**アルドステロン**である。アルドステロンは腎尿細管に作用して，Na の再吸収を促進し，K の排泄を促進する。Na 再吸収が亢進した結果，体液過剰となり高血圧が発症しやすくなる。

　糖質コルチコイドの代表は**コルチゾール**である。コルチゾールは，肝に作用してグリコーゲン合成酵素活性を高めるとともに糖新生酵素を誘導する。筋や脂肪ではブドウ糖の取り込みを抑制し，さらにカテコラミンやグルカゴンの血糖上昇作用を増強する。脂肪に関しては分解を促進し，血中遊離脂肪酸を高める。また，骨格筋からの糖原性アミノ酸を遊離させる。これらの作用の総合として，脂肪，たんぱく質の異化，血糖上昇が生じる。免疫抑制作用ももっており，薬物として自己免疫疾患などの治療によく使用されている。骨代謝にも影響する。破骨細胞に作用して骨吸収を促進すると同時に，骨芽細胞に作用して骨形成を抑制する。さらに，腸管での Ca 吸収抑制，尿細管における Ca 再吸収を抑制し Ca 代謝を負に制御し，骨粗鬆症を誘発するので，薬物としてコルチゾールを大量に使用する際には注意が必要である。

　副腎皮質球状層からは，DHEA など副腎アンドロゲンが分泌され，陰毛，腋毛の発生に関与する。

　副腎髄質からは，主に**アドレナリン**が分泌される。アドレナリンは，心拍出量増加，皮膚粘膜の血管収縮作用を介して血圧を上昇させる。また，グリコーゲンを分解して血糖を上昇させる。

(3) 副腎皮質ホルモンの分泌調節

　副腎皮質ホルモンの分泌調節因子として，**ストレス**，**フィードバック**，**日内リズム**の3つが重要である。感染，炎症，低血糖などの身体的ストレス，不安，興奮などの精神的ストレスは CRH 分泌を亢進させる。その結果，ACTH は上昇し，コルチゾールが増加する。分泌されたコルチゾールは ACTH，

CRHにフィードバックをかける。一方，アルドステロン，副腎アンドロゲンはACTH，CRHを抑制しない。また，CRH，ACTHは早朝に分泌が最も盛んであり，深夜には低くなるため，コルチゾールは日中高く，深夜に低い日内変動を示す。ネズミのような夜行性動物では，糖質コルチコイド分泌はヒトと昼夜が逆転している。糖質コルチコイドはストレスに負けず活動すべき時間に分泌されるホルモンである。

10.1.7　膵島ホルモン

膵は外分泌腺として機能するだけでなく，内分泌腺としても機能している。外分泌腺を構成する細胞からなる海のなかに，ところどころ内分泌細胞が集団を形成して，島のようにみえる。これを**ランゲルハンス島**というが，ランゲルハンス島は種々の内分泌細胞から成り立っている。そのうち主なものは，インスリンを産生するβ細胞，**グルカゴン**を産生するα細胞，ソマトスタチンを産生するδ細胞である。

インスリンは血糖を下げるホルモンとして有名である。血糖を上げるホルモンとしては糖質コルチコイド，アドレナリン，成長ホルモン，グルカゴンがあるが，低下させるホルモンとして確認されているのはインスリンのみである。

インスリンは血糖上昇に反応してβ細胞から分泌される。高血糖の結果β細胞内に取り込まれたブドウ糖が多くなると，細胞内のATP／ADP比が上昇し，これがきっかけとなりインスリン分泌が引き起こされる。一方，消化管ホルモンである**GLP-1**（glucagon-like peptide1）は食後に分泌が亢進し，β細胞に作用して，高血糖に対して引き起こされたインスリン分泌を増強する。GLP-1以外にGIPも同様の作用をもち，これらは**インクレチン**とよばれている。

血糖を上昇させるホルモンは4つあり，交感神経の作用も含め，低血糖に対して生体は万全の備えをとっている。生物はこれまで栄養豊富な環境で進化してきたのではなく，ブドウ糖が低い環境でなんとか生きながらえてきた。そのため，血糖を上昇させる仕組みは発達しているが，血糖を低下させる仕組みは未発達のようである。ヒトは生物の歴史からみると極めて急に生じた最近の過栄養状態には適応できていないため，最近，糖尿病が多くなっているという考えがある。

10.1.8　性腺ホルモン

(1) 男性ホルモンの分泌と作用

精巣には多数の**精細管***があり，精細胞と**セルトリ細胞**が存在する。精細胞は絶えず分化増殖して精子を形成している。セルトリ細胞は精子形成に必要な物質を供給する支持細胞である。精細管外（間質）には，**ライディッヒ細**

* 精細管　精巣では，直径数百μmの管が蛇行しながらびっしりと詰まっている。その管をいう。その管の内側で精子の元になる精原細胞が減数分裂を経て精子になる。

胞が存在し，男性ホルモンであるテストステロンを産生する。下垂体から分泌されたLHはテストステロンの産生分泌を促進する。思春期にテストステロンが不足すると，二次性徴が障害される。一方，テストステロンはLHに対してフィードバックをかける。FSHはセルトリ細胞を介して精子形成を刺激する。一方，セルトリ細胞はペプチドホルモンであるインヒビンを分泌し，FSHに対してフィードバック抑制している。

(2) 女性ホルモンの分泌と作用（図10.5）

思春期に女性ホルモン分泌が低下すると，乳房，外性器の発育不良など二次性徴の障害が出現する。月経は視床下部・下垂体・性腺系が正常に機能して発来するもので，ホルモンと排卵周期，子宮内膜の変化を併せて理解することが大事である。

卵巣の皮質には，種々の発育状態にある卵胞が存在しているが，通常，そのうちの1つの卵胞が成熟し排卵にいたる。卵胞が成熟するにつれ，卵胞腔を取り巻く顆粒膜細胞が形成される。この顆粒膜細胞から**エストロゲン**（卵胞ホルモン）が分泌される。エストロゲンは子宮内膜を増殖させ（増殖期という），子宮内膜におけるプロゲステロン受容体を増加させ，**プロゲステロン**作用が発揮される準備を行う。成熟卵胞からのエストロゲン分泌の増加によりLH分泌は急激に増加し（**LHサージ**），これが排卵の引き金をひく。卵巣において，この排卵にいたるまでの時期を卵胞期という。排卵後，残った顆粒膜細胞，およびそれを取り巻いていた莢膜細胞から黄体が形成される。これ以降が黄体期である。黄体はエストロゲンも産生するが，プロゲステロン（黄体ホルモン）の産生を増加させる。エストロゲンとプロゲステロンは，子宮内膜を分泌期内膜に変え，着床にふさわしい状況に変えるが，黄体は排卵後14日で退縮し白体となり，プロゲステロン産生は低下してしまう。子宮内膜の維持のためにはプロゲステロンが必要であり，低下することにより維持できなくなり脱落する。これが月経である。

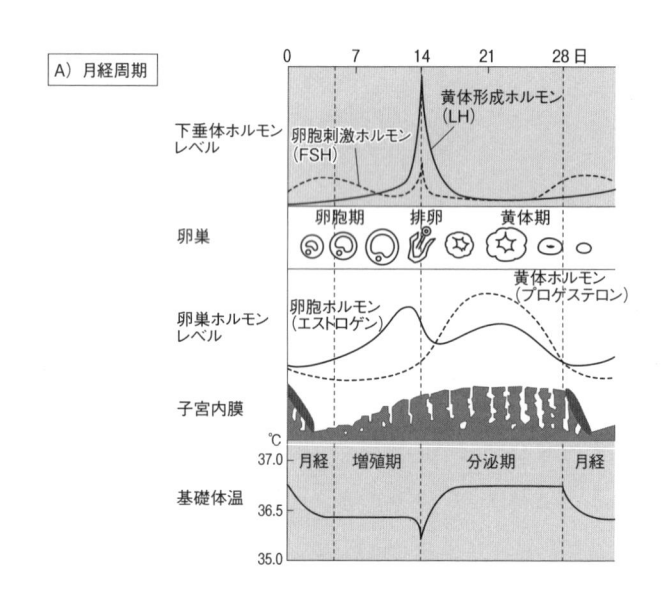

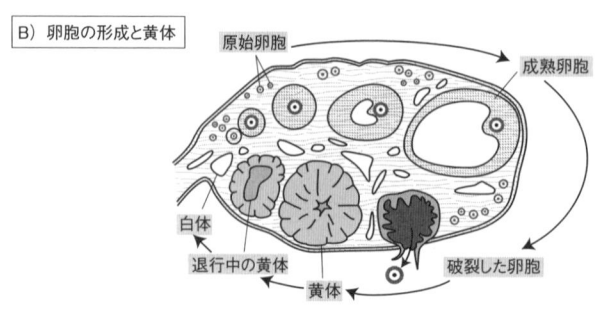

出所）図10.1と同じ

図10.5 ホルモン分泌と月経周期

18歳になっても初経がみられないものを原発性無月経という。月経発来をみた後に無月経となったものを続発性無月経という。精神的ストレス，やせなどが原因であることが多い。50歳前後で閉経することが多いが，その前後の約10年を**更年期**という。動悸，多汗，ほてり，のぼせ，不安，抑うつなどの症状が出現しやすい。これはエストロゲンが急に減少するために生じる。このとき，LH，FSHは上昇しており，フィードバック機構から考えると更年期は性腺に問題があることがわかる。

10.2　内分泌疾患の成因・病態・診断・治療の概要
10.2.1　甲状腺機能亢進症・低下症
(1)　甲状腺機能亢進症

甲状腺機能亢進症のうち，最も多い疾患は**バセドウ病**である。バセドウ病では甲状腺にある**TSH受容体**に対する自己抗体が産生され，それがTSH受容体に結合し，あたかもTSHであるかのように甲状腺を刺激することにより，甲状腺ホルモンの過剰分泌が生じている。甲状腺ホルモンの過剰分泌があるため，またフィードバック機構は正常に作動するため，血中TSHは通常測定できないほどに抑制されている。つまり，TSHは低いにもかかわらず，甲状腺ホルモンは分泌され続けているという病態である。

症状は，甲状腺ホルモン過剰の症状とそれ以外の症状に分けて考えるとよい。甲状腺ホルモン過剰による症状を**表10.4**に示す。代謝が亢進しており，循環器以外に，消化器，精神的にも活発になっているというイメージで症状をとらえるとわかりやすい。甲状腺ホルモン過剰以外の症状として，びまん性甲状腺腫（全体として甲状腺が腫れている状態）がある。バセドウ病というと眼球突出を思い浮かべる人もあるかもしれないが，頻度は高くない。また，粘液水腫（皮下結合組織に粘液が沈着している状態）はむしろ稀である。

血中甲状腺ホルモン値が高いこと，TSHが抑制されていること，TSH受容体抗体が陽性であることが確認できれば，バセドウ病と診断可能である。治療には日本では抗甲状腺薬を服用することが多い。抗甲状腺薬はTPO活性を抑制し，服用後，甲状腺ホルモンは低下し，TSHは上昇する。抗TSH受容体抗体も低下する。和食では昆布などを使用することが多く，ヨードが大量に含まれていることもあるが，特に食事内容に制限を加える必要はない。

(2)　原発性甲状腺機能低下症

甲状腺に問題があって機能低下症に至るものが原発性甲状腺機能低下症である。原因として，自己免疫疾患である**橋本**

表10.4　バセドウ病の症状

・甲状腺ホルモン過剰による症状 　頻脈，動悸 　手指振戦 　発汗過多 　体重減少 　過食 　精神不安 　月経異常 　軟便，下痢 ・自己免疫に関連する症状 　甲状腺腫 　眼球突出 　前頸骨粘液水腫

表10.5 原発性甲状腺機能低下症の症状

- 甲状腺ホルモン減少による症状
    - 徐脈
    - 皮膚乾燥
    - 耐寒能低下
    - 脱毛
    - 浮腫，体重増加
    - 食欲不振
    - 動作緩慢，無気力
    - 便秘
- 自己免疫に関連する症状
    - 甲状腺腫

*1 抗サイログロブリン抗体，抗TPO抗体　橋本病は甲状腺を場とする自己免疫疾患であり，甲状腺たんぱくに対する自己抗体が産生されている。橋本病での陽性率は高いが，バセドウ病でもこれらの自己抗体は検出されることがある。

*2 緻密斑　遠位尿細管の上皮細胞において丈が高く，核が密集して配列する領域。腎小体の血管極に接して位置する。緻密斑細胞は遠位尿細管を流れる原尿のCl濃度を感知して，傍糸球体細胞からのレニン分泌を促進する。

病（慢性甲状腺炎ともいう）によるものが多い。しかし，橋本病であるからといってすべてが原発性甲状腺機能低下症になるわけでなく，一生，甲状腺機能に問題なく経過することも多い。

甲状腺機能低下症の症状の大部分は甲状腺ホルモンの低下で説明できる。症状を表10.5に示すが，甲状腺機能亢進症の症状と対比させながらみてほしい。甲状腺腫も認められるが，バセドウ病より硬い。

症状から甲状腺機能低下症を疑った場合，血中甲状腺ホルモン，TSHを調べる。甲状腺ホルモンが低下していなくても，TSHが上昇しているときは，TSH分泌が亢進してようやく甲状腺ホルモンが保たれている状態と考えられ，潜在性甲状腺機能低下症という。**抗サイログロブリン抗体，抗TPO抗体***1陽性の場合，橋本病の可能性が高い。

甲状腺機能低下症の治療には甲状腺ホルモンの補充が必要である。ホルモン補充は少量から開始し，少しずつ増量することが肝心である。食事中のヨードについては特に注意する必要はない。

10.2.2 原発性アルドステロン症

原発性アルドステロン症は，通常，副腎のアルドステロン産生細胞が腫瘍化して，アルドステロンの過剰分泌により発症するものが多い。この疾患を理解するためには，レニン-アンジオテンシン-アルドステロン系についてしっかり理解しておくことが極めて重要である（**図10.6**）。

レニンは腎の傍糸球体細胞で産生される。レニン分泌は腎輸入細動脈圧の低下，交感神経β受容体刺激，**緻密斑***2における尿中Na, Cl濃度の低下により促進される。レニンは**アンジオテンシノゲン**を切断し，**アンジオテンシンI**を生成する。アンジオテンシンIは，アンジオテンシン変換酵素により切断され，**アンジオテンシンII**となる。アンジオテンシンIIは血管平滑筋を収縮させ，血圧を上昇させる。一方，副腎に作用して**アルドステロン**分泌を亢進させる。アルドステロンは，尿細管におけるNa再吸収を高め，循環血液量を増加させるので，アンジオテンシンIIは2つの作用を介して，血圧を上昇させる。血圧が上昇した場合，腎血流量，輸入細動脈圧は増加することになり，レニンは抑制される。また，血圧上昇時，圧受容体を介して交感神経は抑制され，レニン分泌は低下する。これらのシステムにもフィードバック機構が作動していることに注目してほしい。

症状として，高血圧以外に脱力感や四肢麻痺，アルカローシスがある。脱力感や四肢麻痺は低カリウム血症による症状である。しかし，原発性アルドステロン症では低カリウム血症の頻度は実際には30％程度にすぎない。逆に，

10　内分泌系

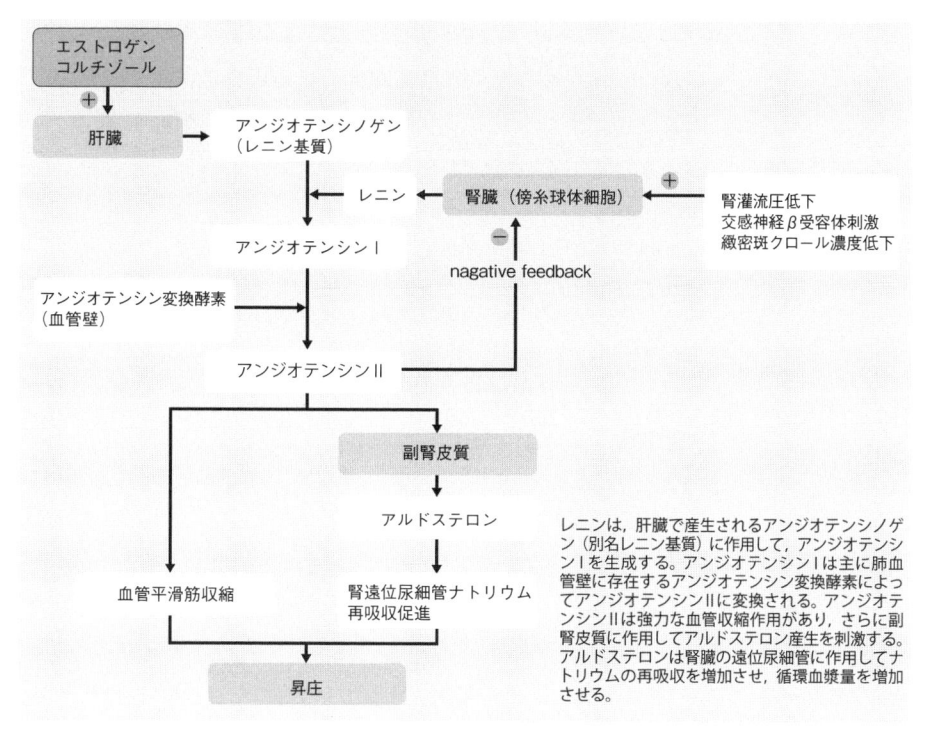

```
エストロゲン
コルチゾール
   │+
   ▼
  肝臓 ────→ アンジオテンシノゲン
              （レニン基質）
                  │      ┌── レニン ── 腎臓（傍糸球体細胞） ←──+── 腎灌流圧低下
                  ▼      │                    ▲                  交感神経β受容体刺激
            アンジオテンシンⅠ                  │─              緻密斑クロール濃度低下
                  │          nagative feedback
アンジオテンシン変換酵素 ─→ │
（血管壁）              ▼
            アンジオテンシンⅡ
              │        │
              │        ▼
              │     副腎皮質
              │        │
              │        ▼
              │    アルドステロン
              ▼        │
         血管平滑筋収縮  腎遠位尿細管ナトリウム
              │        再吸収促進
              │        │
              └───┬────┘
                  ▼
                 昇圧
```

レニンは、肝臓で産生されるアンジオテンシノゲン（別名レニン基質）に作用して、アンジオテンシンⅠを生成する。アンジオテンシンⅠは主に肺血管壁に存在するアンジオテンシン変換酵素によってアンジオテンシンⅡに変換される。アンジオテンシンⅡは強力な血管収縮作用があり、さらに副腎皮質に作用してアルドステロン産生を刺激する。アルドステロンは腎臓の遠位尿細管に作用してナトリウムの再吸収を増加させ、循環血漿量を増加させる。

出所）図10.3と同じ

図10.6　レニン-アンジオテンシン-アルドステロン系

　本態性高血圧と考えられていた患者のなかに、原発性アルドステロン症が隠れていることが、最近注目されており、高血圧患者の10%近くに上るという報告もある。典型的な低カリウム血症を示さない例が多いので、高血圧患者全例を対象としてスクリーニング検査を行うことが望ましい。レニンが低下していることと、レニンに比較してアルドステロンが高いことを明らかにする。アルドステロン濃度／血漿レニン活性比がスクリーニングとして有用である。副腎病変の診断にはCT、MRIなどの画像診断を行い、アルドステロンを産生している副腎腫瘍が見出された場合には、摘出する。

10.2.3　クッシング病・クッシング症候群

　クッシング病は下垂体のACTH産生細胞が腫瘍化したもので、ACTHの過剰分泌のため、副腎の過形成、コルチゾールの分泌亢進が生じたものである。クッシング症候群は、副腎皮質細胞が腫瘍化し、コルチゾールの過剰分泌が生じたものであり、共通点は、コルチゾールの過剰分泌である。両者でみられる症候、合併症（**表10.6**）はコルチゾール過剰に基づくものであり、症状だけでは区別できない。両者を区別するためにも、ホルモンのフィードバックを理解しておくことが大事である。副腎によるコルチゾール過剰分泌の場合、フィードバックがかかり、

表10.6　クッシング症候群の症候、合併症、所見

- 特徴的症候
    中心性肥満
    満月様顔貌
    バッファローハンプ
    赤紫色の皮膚線状
- 合併症、検査所見
    高血圧
    糖尿病
    月経異常
    多毛
    骨粗鬆症

ACTHが抑制され，通常検出感度以下になる。コルチゾール分泌が亢進しているにもかかわらず，ACTHが低くない場合には，下垂体の異常を考える。

副腎腫瘍によるクッシング症候群の場合，副腎腫瘍を摘出する。クッシング病の場合も下垂体腫瘍を摘出する。手術が不可能なときは，副腎皮質ホルモン合成酵素阻害薬を投与し，コルチゾールを正常化させる。この疾患の治療で大事なことは，早く診断し，治療することである。コルチゾールの過剰分泌が持続した場合，免疫不全となることがあり（10.1.6参照），感染症にかかりやすくなり，致命的になることがある。

【演習問題】

問1 副腎皮質から分泌され，体液量・血圧の調節に関わるホルモンである。正しいのはどれか。 （2008年国家試験）
(1) バソプレシン
(2) アルドステロン
(3) レニン
(4) アンギオテンシンⅡ
(5) アドレナリン

解答 (2)

問2 性周期に関する記述である。正しいのはどれか。 （2008年国家試験）
(1) 卵胞刺激ホルモン（FSH）は，下垂体後葉から分泌される。
(2) 卵胞期には，プロゲステロンの分泌が増加する。
(3) 卵胞期は，子宮内膜の分泌期に相当する。
(4) 排卵前には，LHサージ（黄体形成ホルモンの大量分泌）が認められる。
(5) 排卵後の卵胞は，白体を経て黄体へ退縮する。

解答 (4)

問3 原発性アルドステロン症に関する記述である。誤っているのはどれか。 （2009年国家試験）
(1) 代謝性アルカローシス
(2) 低カリウム血症
(3) 筋力の低下
(4) 高血圧
(5) 血漿レニン活性の亢進

解答 (5)

【参考文献】

日野原重明ほか監修：代謝疾患・内分泌疾患（第2版），中山書店（2009）
（教科書的なものはコンパクトに知識を与えようとしており，あまり面白くないかもしれません。次の本は，これまでホルモン発見にかかわった人間が描かれており，面白いと思います。関心をもつきっかけになればいいと思います）。
井村裕夫：生命のメッセンジャーに魅せられた人びと─内分泌学の潮流，羊土社（1992）
ウエイド，N. 著，丸山工作ほか訳：ノーベル賞の決闘，岩波書店（1984）

11　神経系

11.1　神経系の機能と構造

神経系には意識レベル（睡眠／覚醒）の調節，思考，記憶，手足の動き，皮膚の感覚，などの機能がある。神経系は中枢神経系と末梢神経系に分類される。中枢神経系の主な機能は情報の処理（保存，思考，判断，命令など）であり，末梢神経系の主な機能は情報の移動である。中枢神経系の中にも，情報を移動させる役割を果たしているルートがあり伝導路とよばれる（図11.1）。

11.1.1　中枢神経系

中枢神経系は脳と脊髄とに分類される。髄膜（外側から硬膜・クモ膜・軟膜という3重の膜）という膜で全体を覆われている。さらに脳は頭蓋骨で，脊髄は脊椎で，というように骨で囲まれ保護されている。

(1) 脳 (brain)

脳は大脳（皮質・辺縁系・基底核），小脳，間脳（視床・視床下部），脳幹（中脳・橋・延髄）からなる。意識や思考を司るのは大脳である。

(2) 脊髄 (spinal cord)（図11.2）

脊髄は脳の延髄から連なっており，頸髄，胸髄，腰髄，仙髄に分けられる。脊髄横断面の中央には縦に貫く中心管があり，それを囲むように H 字状の灰白質があり灰白質の左右の腹側は**前角**，左右の背側は**後角**とよばれる。灰白質の外側には多くの有髄線維を含んで肉眼的に白く見える白質がある。脊髄には，反射の中枢としての働きと伝導路としての働きがある。

11.1.2　末梢神経系

末梢神経は，機能的には自律神経系と体性神経とに分類され，解剖学的には脳神経と脊髄神経とに分類される。

(1) 自律神経系

自律神経系は自動的（無意識的）に働き，内臓器官の機能調節を行っている。

胸髄・腰髄から出る交感神経と脳・仙髄から出る副交感神経

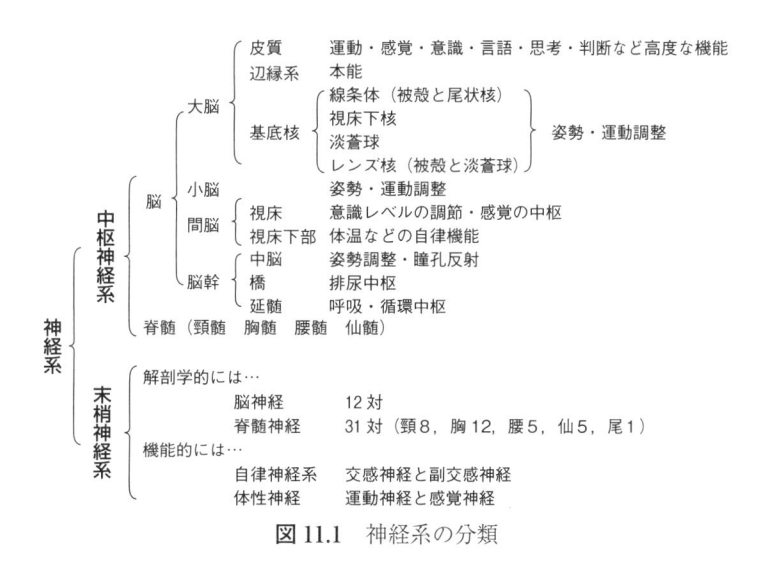

```
                      皮質      運動・感覚・意識・言語・思考・判断など高度な機能
                      辺縁系    本能
              大脳              線条体（被殻と尾状核）
                      基底核    視床下核                  姿勢・運動調整
                                淡蒼球
                                レンズ核（被殻と淡蒼球）
        脳    小脳              姿勢・運動調整
              間脳    視床      意識レベルの調節・感覚の中枢
  中枢                視床下部  体温などの自律機能
  神経                中脳      姿勢調整・瞳孔反射
  系          脳幹    橋        排尿中枢
                      延髄      呼吸・循環中枢
神        脊髄（頸髄　胸髄　腰髄　仙髄）
経
系         解剖学的には…
              脳神経      12対
  末梢        脊髄神経    31対（頸8，胸12，腰5，仙5，尾1）
  神経     機能的には…
  系         自律神経    交感神経と副交感神経
              体性神経    運動神経と感覚神経
```

図 11.1　神経系の分類

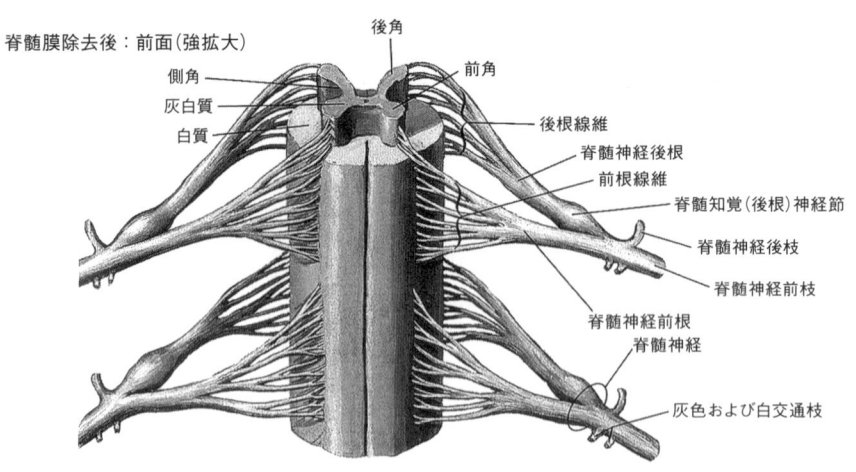

図11.2 脊髄（脊髄膜除去後：前面（強拡大））

出所）ネッター，F. H.著，相磯貞和訳：ネッター解剖学アトラス（原書第4版），南江堂（2007）

*1 ノルアドレナリン（独：noradrenalin，英：noradrenaline，米：Norepinephrine ノルエピネフリン）

*2 二重支配 互いに相反する効果（拮抗支配，相反支配）を及ぼしている。たとえば，心臓の活動（心拍数，心拍出量など）は，交感神経により亢進し，副交感神経により抑制される。一方，消化管，尿管，膀胱などの活動（収縮，蠕動，分泌など）は，副交感神経により亢進し，交感神経により低下する。

*3 脊髄神経 脊髄神経の脊髄への出入りに関しては，求心性線維は後根から入り，遠心性線維は前根から出る（ベル・マジャンディーの法則）。

に分けられる。交感神経は緊張時や運動時に働き**ノルアドレナリン**[*1]を神経伝達物質としている。副交感神経は安静時に働いておりアセチルコリンを神経伝達物質としている。臓器には両系統の支配（**二重支配**[*2]）がある。

(2) 体性神経

体性神経は中枢神経から末梢器官へ情報を伝える遠心性神経（運動神経：motor nerve）と，末梢器官から中枢神経へ情報を伝える求心性神経（感覚神経：sensory nerve）に分けられる。手を挙げる，触れたことを感じる，などは体性神経系の機能である。

(3) 脳神経（図11.3，表11.1）

脳神経は12対ある。眼球や顔面・咽喉頭などの運動，顔面・咽喉頭などの一般体性知覚，視覚・嗅覚・味覚・聴覚などの特殊体性知覚，自律神経に関するものに分けられる。

(4) 脊髄神経[*3]

頸髄からは頸神経が8対，胸髄からは胸神経が12対，腰髄からは腰神経が5対，仙髄からは仙骨神経が5対，尾髄からは尾骨神経が1対出入りする。つまり脊髄全体では31対の脊髄神経が出入りしている。

出所）アガー，A. M. R.ほか著，坂井建雄監訳：グラント解剖学図譜（第5版），医学書院（2007）

図11.3 脳神経

表 11.1 脳神経

| | 各名称 | 機能 | 部位 | 求心性（感覚性）情報 | | 遠心性（運動性）情報 | |
				体性	自律	体性	自律（副交感）
I	嗅神経	嗅覚	大脳半球	鼻粘膜嗅部			
II	視神経	視覚	間脳，大脳半球	眼球網膜			
III	動眼神経	眼球運動 眼瞼運動	中脳			外転筋 上斜筋以外の動眼筋 上眼瞼挙筋	縮瞳筋 毛様体（遠近調節）
IV	滑車神経	眼球運動	中脳			上斜筋	
V	三叉神経	咀嚼 顔面感覚	橋	結膜，角膜，鼻腔，口腔，顔面 それぞれの感覚		咀嚼筋	
VI	外転神経	眼球運動	橋			外転筋	
VII	顔面神経	顔面運動 味覚	橋	舌（前3分の2）の味覚		（眼輪筋を含む）表情筋	唾液腺，涙腺
VIII	内耳神経	聴覚 平衡感覚	橋，延髄	姿勢の感覚 加速度の感覚 聴覚			
IX	舌咽神経	嚥下 味覚	延髄	舌（後3分の1）の味覚 咽頭の感覚	頸動脈洞 頸動脈小体	嚥下の筋	唾液腺
X	迷走神経	運動 内臓覚	延髄	舌根部の味覚 喉頭の感覚	胸腹部臓器	嚥下の筋 発声の筋	胸腹部臓器
XI	副神経	運動	延髄，脊髄			頸部の筋	
XII	舌下神経	運動	延髄			舌の筋	

注）I～XIIは図11.3に対応。

11.1.3　神経系における情報

(1) 伝導と伝達

神経系における情報は，主に電気信号の形をしている。神経系における電気信号は活動電位とよばれる。ある神経細胞に活動電位が生じ，その活動電位がその神経細胞内で移動した場合この移動を伝導という。また，他の細胞への移動を伝達という。神経細胞間での伝達は**シナプス**[*1]で起こる。大部分のシナプスは化学的な**神経伝達物質**[*2]を媒介としている（図11.4）。

[*1] シナプス　神経線維の末端部分（神経終末）と次の神経細胞が接するところ。シナプスの働きは神経細胞から神経細胞へと情報を伝えることである。

[*2] 神経伝達物質　神経終末（シナプス）のシナプス小胞内に貯蔵されている。神経興奮が神経終末に達すると，シナプス小胞はシナプス前膜と癒合し，シナプス小胞内の神経伝達物質がシナプス間隙に放出される。シナプス後膜にはその神経伝達物質専用の受容体（レセプター）があり，ここに物質が到達するとシナプス後レセプターに電気的興奮が起こり，これによりシナプス後の神経細胞に神経情報が伝達される（馬場元毅：絵でみる脳と神経，医学書院 (1991) より。図9.3参照）。神経伝達物質としては「ドーパミン」「アドレナリン」「ノルアドレナリン」「セロトニン」など数多くのものが知られている。神経伝達物質が不足するとさまざまな神経疾患が生じる（例：ドーパミン不足→パーキンソン病）。

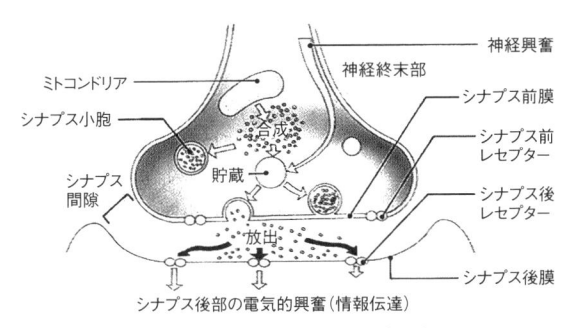

出所）馬場元毅：絵でみる脳と神経，医学書院 (1991)

図11.4 シナプスでの化学的神経伝達のしくみ

*1 受容器 たとえば，目（網膜）は光の受容器であり，目に光が入ると，目からの神経（視神経）に活動電位が発生する。

*2 効果器 たとえば，筋肉は効果器であり神経から活動電位が筋肉へ届くと筋肉は収縮する。

*3 感覚伝導路 感覚性（求心性）活動電位は3本の神経（第1次，第2次，第3次）を経由して受容器から大脳皮質に上行する。第1次感覚神経の神経細胞体は後根の脊髄神経節にあり，後角で第2次感覚神経にシナプスを形成する。第2次感覚神経は左右の正中線を交叉して対側の脳へ上行し視床で第3次感覚神経にシナプスを形成する。第3次感覚神経線維は内包という場所を通過して大脳皮質感覚野（頭頂葉の中心後回）に投射する。

*4 運動伝導路 随意運動の下行路である錐体路は大脳皮質運動野（前頭葉の中心前回）にある上位運動神経細胞体から発し，上位運動神経線維は内包を通過して延髄の錐体で左右交叉し，脊髄の側索を下行し，脊髄前角で下位運動神経とシナプスを形成する。下位運動神経線維は前根を通って脊髄を離れて骨格筋に至り骨格筋を支配する。

*5 片麻痺（hemiplegia） 左右どちらかの半身麻痺。

*6 一過性脳虚血発作（transient ischemic attack：TIA） 脳での一過性の血流障害により運動麻痺・感覚障害などの症状が現れるが，24時間以内にその症状が完全に消失するものをいう。多くは数分以内に消失する。繰り返すことで脳梗塞を併発する恐れがあり，脳梗塞の危険信号と考えられている。

*7 ラクナ梗塞 脳梗塞のうち頻度の最も高いタイプで，脳深部の穿通枝という1 mm以下の非常に細い血管が閉塞することで生じる脳梗塞である。梗塞の範囲は1.5cm以下と小さく，症状は他のタイプの脳梗塞に比較して軽いことが多い。治療は抗血小板剤の内服や点滴治療が中心になる。

(2) 受容器と効果器

受容器[*1]は刺激を神経系の活動電位に変換する。**効果器**[*2]は神経系の活動電位により活動が変化する。

(3) 感覚伝導路と運動伝導路

受容器からの活動電位を中枢神経系に届けるのは**感覚伝導路**[*3]であり，中枢神経系からの活動電位を効果器に届けるのは**運動伝導路**[*4]である。鉄道列車の上り線と下り線にたとえると理解しやすい。

11.1.4 感 覚

感覚の種類は，次のように分類される。

(1) 内臓感覚 自律神経によって伝えられる感覚であり，臓器感覚，内臓痛，関連痛に分類される。

(2) 体性感覚 体性神経によって伝えられる感覚のうち，上記以外のもの。受容器がひとつの臓器を形成するほど発達してはおらず，皮膚や筋などの中にある。次の3つに分類される。

① 皮膚感覚：皮膚にある受容器によって引き起こされる感覚。
② 深部感覚：筋，腱，関節にある受容器によって引き起こされる感覚。
③ 特殊感覚：体性神経系によって伝えられる感覚のうち，受容器がひとつの臓器（目や耳など）にまで発達しているものをいう。味覚（味蕾），嗅覚（嗅細胞），聴覚（蝸牛），平衡感覚（前庭器，三半規管），視覚（網膜）の5種類がある。

11.2 神経疾患の成因・病態・診断・治療の概要

11.2.1 脳血管障害（脳卒中）

脳血管障害とは，血管の狭窄や閉塞によって起こる虚血性脳血管障害と，血管が破れて生じる出血性脳血管障害の総称である。障害部位により症状は異なるが，意識障害や気分不良や吐気，**片麻痺**[*5]などの運動麻痺，感覚障害や言語障害を起こすことが多く，重症の場合には生命にかかわる。また，回復後も後遺症を残すことが少なくない。

(1) 虚血性脳血管障害（脳梗塞および一過性脳虚血発作）

脳梗塞とその前兆と考えられる**一過性脳虚血発作**[*6]がある。脳梗塞は詰まる血管の太さや原因により，**ラクナ梗塞**[*7]，**アテローム血栓性脳梗塞**[*8]，心源

*8 アテローム血栓性脳梗塞 アテローム血栓性脳梗塞は，頸部や頭蓋内の太い血管に起こった動脈硬化により血管が狭窄や閉塞することで脳梗塞が生じる。血管狭窄部には粥腫（プラーク）が形成されている。治療は部位によって異なる。頸動脈狭窄症の場合，頸動脈内膜剥離術という外科的治療を行うことにより，薬による治療よりも脳梗塞の発症を少なくできるとされる。外科的手術が危険と考えられる場合には，カテーテルを使って狭窄部に金属の筒（ステント）を置いて血管を広げる頸動脈ステント留置術（2008年4月より保険適応）が行われることもある。頭蓋内血管狭窄に対する治療は，抗血小板剤の内服がまず行われる。抗血小板剤投与で治療抵抗性の場合には脳血管内治療にて血管を広げる治療（経皮的血管形成術）が行われることもある。

性脳塞栓症*1 の 3 つに大きく分けられる。いずれも脳に血液が送られなくなり脳の障害が起こるが，その症状は障害を受けた脳の場所や範囲によって異なる。

診断：CT*2 や MRI 等の画像検査を用いて脳虚血や脳血管病変を評価して診断する。

治療：発症から時間が短く（少なくとも 3 時間以内），条件が揃う場合には速やかに血栓溶解薬による血栓溶解療法を行う。脳梗塞のタイプによって治療内容は異なるため，速やかに専門医への受診が勧められる。生じた麻痺や言語障害などに対しては，早期にリハビリテーションを行うことが重要である。

(2) 出血性脳血管障害

脳を貫いている細い血管が破綻して生じる**脳内出血**と，脳の表面を覆っているクモ膜の内側に走る血管が出血をきたす**クモ膜下出血**に大別される。急性期の治療と共に，全身状態に応じてできるだけ早期からのリハビリテーションが重要である。

1）脳内出血
原因の約 6 割が高血圧性脳内出血。高血圧症や動脈硬化が起こりやすくなる 50～60 歳代に好発。高血圧の状態が続くと，脳実質内を貫通する穿通枝とよばれる細い動脈枝などにストレスがかかり，動脈硬化が進行して，もろくなったり微小な動脈瘤を形成したりし，破綻することで脳内出血をきたす。治療は，出血量が少量の場合には止血剤や抗浮腫剤を用いた点滴治療が中心となる。血腫が大きな場合には，頭蓋骨に小さな穴を開けて血腫を吸引する定位的血腫吸引術を行うことがある。血腫を除去することで，リハビリテーションの効果が出やすくなる。出血量が多量で生命の危険がある場合は，緊急で開頭血腫除去術を行う。この場合は救命が目的であり，障害を回復させるものではない。重症の場合には，術後も強い意識障害が遷延することがある。

2）クモ膜下出血
クモ膜下出血は脳とクモ膜との間に出血が生じた状態。出血の原因の 9 割は脳動脈瘤破裂。出血に伴い頭蓋内の圧が瞬時に上昇し，突発性の激しい頭痛や髄膜刺激症状（項部硬直，ケルニッヒ徴候，ブルジンスキー徴候）や意識障害を生じる。クモ膜下出血は，発症時または発症 1 ヵ月以内に約 4 割が死亡し，救命できても後遺症が残ることが多い。一度破裂した動脈瘤は再出血の危険が高いため，再出血を防止することが重要となる。診断には CT が有効。原因が脳動脈瘤破裂と考えられる場合には，再出血防止のため手術が必要となる。手術には**開頭手術***3 と**脳血管内治療***4 があり，病状，動脈瘤の形状，部位により最善と考えられる治療法が選択される。手術によって再出血が防止された後，本格的な治療が可能となる。出血にさら

*1 心源性脳塞栓症　脳塞栓症は，多くは心臓内で形成された血栓が，血流に乗って脳血管に運ばれ閉塞することで生じる（心源性脳塞栓症）。原因としては心房細動という不整脈によることが多い。他では心臓の先天性奇形（心房中隔欠損など）や，大血管の粥腫が原因になることもある。3 つの脳梗塞のタイプの中では最も重症なことが多い。発症の超急性期（3 時間以内）には，前述の血栓線溶剤（tPA）の適応となることがある。また，カテーテル治療により，血栓を回収できる器材を使用したり，血管の閉塞した部位で風船を膨らまして血栓を破砕したり，動脈内から血栓線溶剤（ウロキナーゼ）を投与することで閉塞した血管を再開通させる治療法もある。時間が経過して脳梗塞が完成してしまうとこれらの治療はできなくなるので，速やかに専門病院へ搬送する必要がある。再発予防には，不整脈が原因の場合には抗凝固療法を行う（ワーファリン®など）。

*2 CT（computed tomography）コンピューター断層撮影法

*3 開頭手術　頭蓋骨を開けて顕微鏡を用いて直接に脳動脈瘤を観察しチタン製や合金のクリップを用いて動脈瘤への血流を遮断する方法で，クリッピングとよばれる。

*4 脳血管内治療　やわらかい金属製（多くはプラチナ製）のコイルとよばれる塞栓材料を動脈瘤内に充填（じゅうてん）させて本来の脳血管から血流を遮断する方法で，コイル塞栓術とよばれる。

された脳血管は，クモ膜下出血発症から4日から14日には脳血管攣縮とよばれる現象が生じて脳梗塞を起こす原因となるので，血管攣縮が生じないように薬物治療を行う。また，クモ膜下出血では脳で作られる髄液の流れや吸収が障害されて，脳室という髄液の通り道に髄液が過剰に貯留し，水頭症という状態を生じる可能性がある。その場合シャント術という手術で治療可能である。

11.2.2　認知症

認知症とは，いろいろな原因で脳の細胞が壊死したりして働きが悪くなったためにさまざまな障害が起こり，生活するうえで支障が出ている状態（約6ヵ月以上継続）を指す。

(1) 病因

認知症を引き起こす病気のうち，最も多いのは脳の神経細胞がゆっくりと死んでいく「変性疾患」であり，アルツハイマー病・前頭側頭型認知症・レビー小体型認知症などがある（本シリーズ[1]，公衆衛生学，6.6「精神疾患」参照）。

ついで血管性認知症が多い。脳血管障害のために，神経の細胞に栄養や酸素が行き渡らなくなり，その結果その部分の神経細胞が壊死して神経のネットワークが壊れてしまうことによる。

(2) 病態

脳の細胞が壊死することで直接起こる症状が記憶障害，見当識障害，理解・判断力の低下，実行機能の低下などの中核症状とよばれるものである。これらの中核症状のため周囲で起こっている現実を正しく認識できなくなる。

本人がもともともっている性格，環境，人間関係などさまざまな要因がからみ合って，うつ状態や妄想のような精神症状や，日常生活への適応を困難にする行動上の問題が起こる。これらを周辺症状とよぶことがある。

このほか，認知症にはその原因となる病気によって多少の違いはあるものの，さまざまな身体的な症状もみられる。特に血管性認知症の一部では，早い時期から麻痺などの身体症状が合併することもある。アルツハイマー病でも，進行すると歩行が拙くなり，終末期まで進行すれば寝たきりになってしまう人も少なくない。

(3) 診断

病歴，現症，身体所見，神経心理検査，血液検査，画像検査などで鑑別診断を行う。単純CTまたはMRIによる形態画像検査が推奨される。治療可能な認知症の発見に努め，せん妄，うつ病，妄想性障害，薬剤誘起性障害を除外することとされている。認知症のスクリーニング検査＊を複数組み合わせて行うことも推奨されている。

＊ スクリーニング検査として，国際的にはMini-Mental State Examination（MMSE）が最も広く用いられ推奨されている。総得点30点で，見当識，記銘力，注意・計算，言語機能，口頭命令動作，図形模写など複数の認知機能を簡便に評価でき，一般に23点以下を認知症疑いとする判定が用いられる。わが国では改訂版長谷川式簡易知能評価スケール（HDS-R）が広く用いられている。21点以上を正常域，20点以下を認知症疑いとみなした場合，感度は0.93，特異性は0.86と報告されている。MMSEとHDS-Rはいくつかの検査項目を共有しており，相関性は非常に高い。いずれにせよ診断には複数の検査を組み合わせることが推奨されている。

(4) 治療

医学的には薬物療法が行われるが，ケアの面では認知症者がその人らしく暮らせるように支援することが基本である。リハビリテーションは認知機能や生活能力，生活の質（QOL）の向上を目的とする。薬物療法を開始する前に，適切なケアやリハビリテーションの介入を考慮する。薬物療法開始後は有害事象のチェックを含めた定期的な再評価が重要である。

11.2.3 パーキンソン病・症候群

(1) 概念・定義

中脳黒質のドーパミン神経細胞の変性を主体とする進行性変成疾患である。四大症状として①安静時振戦，②筋強剛（筋固縮），③無動・寡動，④姿勢反射障害を特徴とする。近年では運動症状のみならず，精神症状などの非運動症状も注目されている。パーキンソン症候群とは，パーキンソン症状を呈するパーキンソン病以外の疾患の総称であって，薬剤性パーキンソニズム，脳血管性パーキンソニズム，進行性核上性麻痺，多系統萎縮症のパーキンソン型，大脳皮質基底核変性症，特発性正常圧水頭症などが含まれる。

(2) 病因

中脳黒質の神経細胞が減ることはわかっている。この神経細胞はドーパミンという神経伝達物質を作っている。通常ドーパミンは線条体という部分に運ばれて必要に応じて利用される。従ってパーキンソン病では線条体のドーパミンが減少する。中脳黒質のドーパミンを作る細胞がなぜ減るのか真相はわかっていない。

(3) 病態

四肢の振戦やこわばり，歩行が小刻みで，バランスがとれず転びやすい。会話が小声で早口，書字が小さい，嚥下障害，表情が乏しい（仮面様顔貌）などの症状がみられる。不随意運動などの**錐体外路症状***を呈すが，意欲低下や睡眠障害や自律神経障害など，多彩な非運動症状が認められることからパーキンソン病は単に錐体外路疾患ではなく，パーキンソン複合病態として認識すべきとの考えも提唱されている。

(4) 治療

病勢の進行そのものを止める根本治療はなく，治療は対症療法である。症状の程度に応じて，不足しているドーパミンを補い症状を緩和する補充療法薬（L-dopaやドパミンアゴニストなど）の薬物療法を行う。非薬物療法では，リハビリテーションとして運動療法が身体機能，健康関連QOL，筋力，バランス，歩行速度の改善に有効であり，転倒の頻度が減少する。また，熟練した専門医による手術療法が行われることもある。

---

* **錐体外路症状** 大脳基底核が主として関与する神経学的症状であり，筋緊張，姿勢，協調運動の異常が現れ，不随意運動を呈することも多い。錐体外路系は錐体路系以外の運動性伝導路の総称であり，無意識的に筋の緊張などを調節している。

―――― コラム 11 麻痺とパラリンピック Paralympics ――――

　単麻痺（monoplegia）は四肢のうち一肢のみの麻痺であり一肢の末梢神経損傷（腕神経叢や腰神経叢の病変）で生じることが多い。片麻痺（hemiplegia）は左右どちらかの半身麻痺であり，その多くは脳の病変による。対麻痺（paraplegia）は下半身の麻痺であり胸髄以下の脊髄損傷に多い。四肢麻痺（quadriplegia or tetraplegia）は両側上下肢の麻痺であり頸髄損傷に多い。両麻痺（diplegia）は四肢麻痺の一種であり上肢麻痺が比較的軽度の場合をいい，脳性麻痺の臨床で用いられる用語である。パラリンピック Paralympics は当初 Paraplegic Olympic（対麻痺者のオリンピック）として始まった。その後，対麻痺者以外も参加するようになり，Parallel（並列した，類似した）＋ Olympic ＝ Paralympics（もうひとつのオリンピック）と解釈されるようになった。

【演習問題】

問1 神経の構造・機能に関する記述である。正しいのはどれか。

（2011 年国家試験追試）

(1) 顔面神経は，味覚を脳に伝える。
(2) 脊髄は，末梢神経に分類される。
(3) 脳神経は，左右 16 対からなる。
(4) 痛覚は，脊髄の前角細胞を通って脳に伝えられる。
(5) 交感神経の節前線維末端から分泌される神経伝達物質は，アドレナリンである。

解答 (1)

問2 脳血管障害に関する記述である。正しいのはどれか。（2009 年国家試験）

(1) 一過性脳虚血発作は，脳局所症状が 48 時間持続する。
(2) ラクナ梗塞（穿通枝梗塞）は，脳動脈瘤破裂の結果として出現する。
(3) クモ膜下出血では，髄膜刺激症状が認められない。
(4) 脳塞栓の成因には，心臓内の血栓剥離がある。
(5) 脳出血の前には，一過性脳虚血発作の反復を認める。

解答 (4)

【参考文献】

中村隆一，齋藤宏，長崎浩：基礎運動学（第 6 版），医歯薬出版（2003）

認知症疾患治療ガイドライン作成合同委員会編，日本神経学会監修：認知症疾患治療ガイドライン 2010，医学書院（2010）

パーキンソン病治療ガイドライン作成委員会編，日本神経学会監修：パーキンソン病治療ガイドライン 2011，医学書院（2011）

日本脳卒中学会：脳卒中治療ガイドライン 2009，http://www.jsts.gr.jp/jss08.html

12 呼吸器系

12.1 呼吸器系の構造と機能
12.1.1 気道の構造と機能

気道は上気道と下気道に分けられる。上気道は鼻から鼻腔，鼻咽腔，咽頭，喉頭までをいう。これに対して下気道（気管より末梢の気道）は，喉頭よりも肺側の気管，気管支，細気管支，肺をいう（**図12.1，2**参照）。肺をはじめとする呼吸器官としての気道は口や鼻から空気を取り込み，気管を通じて肺に送り込み，必要な酸素だけを肺胞に蓄えて二酸化炭素などの不要な気体を体外に排気するという行為を自動的に行っている。気道の機能は換気の他に，加温・加湿・防御なども重要である。発声に関与する声帯は喉頭に位置し，咽頭と気管の間にある。

12.1.2 肺の構造と機能
(1) 肺の構造

肺はヒトの胸部の大部分を占める器官で，左右1対の構造になっている。ただし，心臓のある左肺よりも右肺の方が大きく左右非対称である。基本的に左肺は上葉と下葉の2つの肺葉，右肺は上葉・中葉・下葉の3つの肺葉に分かれる。肺組織は肺胞という球状の組織がブドウのように寄り集まり，無数に枝分かれしながら気管に繋がっている。肺胞は単層扁平上皮でおおわれている（**図12.3**参照）。

(2) 肺の機能

この肺胞は，酸素を蓄積する機能と血中の二酸化炭素と酸素を交換する機能をもつ組織から成り，肺胞に接する無数の毛細血管との間で酸素と二酸化炭素の交換を行う。肺の主な機能は，心臓から送られてきた肺動脈（ただし，静脈血）中の二酸化炭素を酸素と交換するガス交換機能である。

スパイログラムにより換気量を測定することができる。分時最大換気量は加齢によって減少する（**図12.4**参照）。

ダグラスバッグ法による呼気ガス分析は，エネルギー消費量を算出できる。エネルギー消費量は最近では簡便な自動間接熱量計の開発普及により病床で測定可能となった。これは，呼気

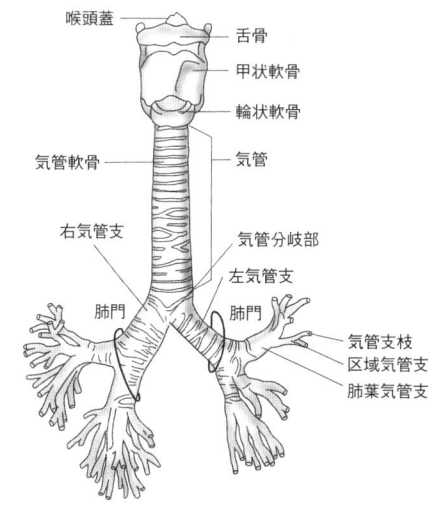

出所）三井但夫：入門解剖図譜，31，建帛社（2002）
図12.1 気管と気管支　前面

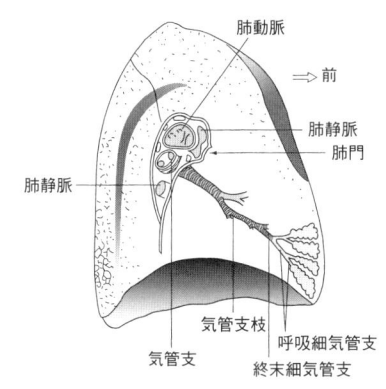

出所）図12.1と同じ
図12.2 肺と肺門（左）

ガス分析により酸素消費量と二酸化炭素産出量を測定し、これにより呼吸商と安静時エネルギー消費量を間接的に算出する方法である。酸素消費量は運動負荷により増加する。脂肪の燃焼では、消費する酸素モル数は発生する二酸化炭素のモル数より多いため脂質の呼吸商より糖質の呼吸商は大きい。

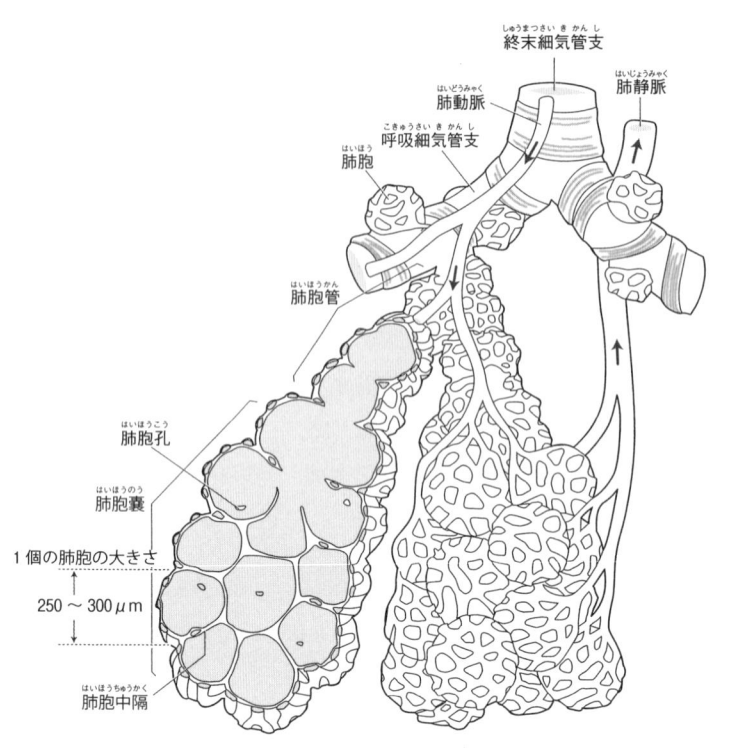

12.1.3 血液による酸素・二酸化炭素運搬の仕組み

血液中の赤血球によって全身に送られた酸素は、細胞内でエネルギーを作るための燃料として使用され、二酸化炭素となって肺に戻される。

酸素に結合しているヘモグロビンの割合（％）は、酸素分圧（mmHg）の上昇とともに上昇す

出所）坂井建雄：解剖学の基本としくみ，136，秀和システム（2006）

図12.3 肺胞

るが、その関係をあらわす曲線を酸素解離曲線（あるいは酸素飽和曲線）という。このグラフはS字状である。これは、酸素分圧がある一定の基準を超えると、急速にヘモグロビンの飽和が進むことを示している。1つのヘモグロビン分子は4つの酸素分子を結合できるが、1つの酸素が結合することによりヘモグロビン分子の形（コンフォメーション）が少し変わり、残りの鉄の酸素結合能が促進されるため、わずかな酸素分圧の変化により、酸素飽和度を大きく変化させることができる。酸素解離曲線に影響する因子は温度、二酸化炭素およびpHである（図12.5参照）。温度が低下し、二酸化炭素濃度が低下し、pHが上昇すると酸素解離曲線が左に移動する。その結果、より低い酸素分圧で酸素とヘモグロビンが結合できるようになる。反対に、温度が上昇し、二酸化炭素濃度が上昇し、pHが低下すると酸素解離曲線が右に移動する。その結果、同じ酸素分圧であればヘモグロビンから酸素が放出される。

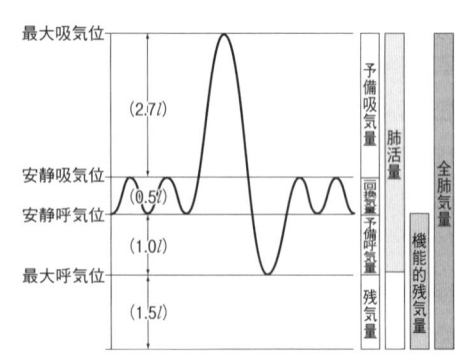

肺は外気を吸気として取り入れるので温度が低い。また二酸化炭素が呼気から体外に放出されるので二酸化炭

出所）牛木辰男，小林弘祐：カラー図解 人体の正常構造と機能Ⅰ 呼吸器，72，日本医事新報社（2002）

図12.4 肺気量の分画

素濃度は低い。二酸化炭素濃度が低ければ、血液中の炭酸の濃度も低くなるのでpHは上昇する。そのため肺では、ヘモグロビンは酸素と結合しやすいので酸素解離曲線は左に移動する。一方、深部組織は深部体温の影響で温度が高い。代謝により酸素が消費され二酸化炭素が放出されるので、二酸化炭素濃度が高くなり血液中の炭酸の濃度も高くなってpHは低下する。そのような組織ではヘモグロ

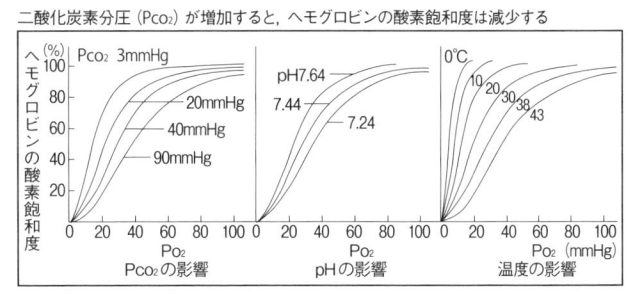

出所）医歯薬出版編：管理栄養士国家試験必修ポイント2011, 127, 医歯薬出版（2010）

図 12.5 ヘモグロビンの酸素解離曲線

ビンは酸素を放出しやすいため酸素解離曲線は右に移動する。

二酸化炭素の大部分は赤血球中のヘモグロビン（Hb，血色素）によって運搬されている。赤血球中の炭酸脱水酵素は、組織で生成した二酸化炭素の輸送系に関与している。CO_2 の90％以上は赤血球内の炭酸脱水酵素によって重炭酸イオンに変化して運搬される（そのままの形で血液に溶解して運搬されるのはわずか5％にすぎない）。

12.1.4　呼吸性アシドーシス・アルカローシス

(1) 呼吸性アシドーシス

一次性の P_{CO_2} 上昇で、pHは通常低いが、基準範囲に近いこともある。呼吸性アシドーシスではpH低値、P_{CO_2} 上昇、体温上昇、2,3-DPG上昇などによりHb酸素解離曲線は右にシフトし、Hbの酸素親和性は低下し、末梢組織への酸素供給が容易になる。これをBohr効果とよぶ。

病因　中枢神経系疾患、肺疾患、または医原性疾患に起因する呼吸数および／または呼吸量の減少（低換気）である。低換気の原因は呼吸不全および換気不全である。この低換気により CO_2 の蓄積（高炭酸ガス血症）をもたらす。

病態　症状と徴候は P_{CO_2} 上昇の速度および程度に依存する。CO_2 は血液脳関門を横断して急速に拡散する；症状および徴候は、中枢神経系中の CO_2 濃度上昇（中枢神経系のpH低値）ならびに付随する低酸素血症の結果である。呼吸性アシドーシスには急性（CO_2 が十分に緩衝されていない初期の段階であり、代償性の HCO_3^- 増加を伴わない）と慢性（腎臓での HCO_3^- 再吸収が有意に増加して、代償性の HCO_3^- 増加を伴う）がある。急性型もしくは増悪型のものは頭痛、錯乱、不安、嗜眠、昏迷（CO_2 ナルコーシス）を引き起こす。徴候は振戦、ミオクローヌス反射、羽ばたき振戦である。慢性のものは無症候性である。

(2) 呼吸性アルカローシス

呼吸性アルカローシスは P_{CO_2} の一次性の低下で（低炭酸ガス血症）である。pH は高値または基準範囲に近い。代償性の HCO_3^- 減少を伴うときと伴わないときがある。

病因 呼吸数・呼吸量の増加（過換気）である。換気の増加は，低酸素症，代謝性アシドーシス，および増加した代謝需要の亢進に対する生理反応として生じやすい。

病態 多くは重篤な全身性疾患にみられる。呼吸性アルカローシスには代謝性代償の程度に基づいて，急性（過剰な HCO_3^- は細胞外の H^+ によって数分以内に緩衝される）と慢性（より有意な代償は 2〜3 日かけて腎臓での H^+ 排泄が減少するにつれて生じる）が区別される。慢性型は無症候性であるが，急性型では浮遊感，錯乱，感覚異常，痙攣，失神が生じる。徴候は過呼吸または頻呼吸および手足の痙縮である。機序は脳血流および pH の変化であると考えられる。

診断 臨床的に行い，動脈血流ガス（ABG：arterial blood gas）や血清電解質も用いる。

治療 原因に応じて行われる。

(3) 偽性呼吸性アルカローシス

病因 重度代謝性アシドーシス患者における全身灌流不良（例，心原性ショック，心肺蘇生中）に起因する。機械的人工換気（しばしば過換気）によって正常よりも大量の肺胞 CO_2 が除去されるときにも生じる。

病態 重度代謝性アシドーシス患者における動脈血 P_{CO_2} 低値および pH 高値である。偽性呼吸性アルカローシスは，大量の肺胞 CO_2 は ABG 上明らかな呼吸性アルカローシスをもたらすが，全身灌流不良および細胞虚血は細胞性アシドーシスを引き起こし，静脈血のアシドーシスにつながる。

診断 P_{CO_2} および pH の著明な動静脈差，乳酸濃度上昇。

治療 全身血液動態の改善。

12.2 呼吸器疾患の病因・病態・診断・治療の概要

12.2.1 慢性閉塞性肺疾患（COPD）

病因 喫煙が主たる原因である。これらの有害物質の曝露により生じる気道や肺に慢性炎症によりもたらされる末梢気道の狭窄病変や肺気腫病変をもたらす。炎症反応が異常に増幅していて，遺伝的素因も関与する。近年，アポトーシスや加齢など炎症以外の成因も指摘されている。

病態 気道の過分泌，気管支粘膜の浮腫，気管支平滑筋の収縮などにより気道が狭窄し，換気血流比不均などが増強して，低酸素血症が進行するこ

と，これに伴って漸進的な異化が亢進し，血漿分枝アミノ酸濃度は低下し，また呼吸困難となる。やせた男性に多い。気管支喘息の病態と重なる側面がある。重症の慢性閉塞性肺疾患（COPD）では，高炭酸ガス（高 CO_2）血症がみられる。慢性呼吸不全になるとエネルギー代謝は増加する。急性増悪することがあり，患者の呼吸機能，QOL を急激に悪化させ，生命予後にも著しく影響する。最初の1秒間で呼出できる気量，すなわち1秒量が減少する。急性増悪の主たる原因は，ウイルス・細菌感染，大気汚染である（炎症の中心的細胞とされる好中球のエラスターゼをはじめとするプロテアーゼやオキシダントによる組織障害が重要。急性増悪期には気道粘膜組織や喀痰中に好酸球が増加して，気道傷害・狭窄に関与すると考えられる）。

診断 40歳以上で咳・痰・息切れがあることが多い，あるいは，喫煙歴がある者で，気管支拡張薬吸入後の1秒率が70％未満，他の閉塞性疾患（喘息，気管支拡張症など）でないことを確認する。

治療 軽症・中等症の COPD に対する管理は，① 禁煙支援，② インフルエンザワクチン接種，③ 気管支拡張薬の吸入，④ 呼吸リハビリ：呼吸調整（口すぼめ呼吸と腹式呼吸）と運動療法（歩行）。

重症例では酸素療法の他，換気補助療法や外科療法が行われる。栄養障害を伴う全身性疾患であるため高エネルギー・高たんぱく食，頻回食など栄養管理は必要であるが，疾患の治療としての手法や有効性に関するエビデンスは確立されていない。

12.2.2 気管支喘息

病因 アレルギー反応や細菌・ウイルス感染などが発端となった気管支の炎症が慢性化することではじまる。

病態 好酸球・リンパ球・肥満細胞を中心とした慢性の気道炎症と気道過敏性亢進がみられる。また可逆性の気道狭窄を起こし，発作的な喘鳴，咳などの症状をきたす呼吸器を含む気道の疾患である。鼻炎合併例が大多数を占める。喘息発作時にはこれらの症状が特に激しく発現し，死（喘息死）に至ることもある。気道炎症に引き続き，気道上皮の杯細胞化生，基底膜肥厚，平滑筋の肥大や過形成，血管新生，粘膜下腺の増生などの気道リモデリングが生じると非可逆性の気道狭窄をもたらす。発作性の呼吸困難は夜間から早朝に多くみられる。アトピー型気管支喘息（Ⅰ型アレルギー反応）と非アトピー型気管支喘息に分類される。

診断 繰り返す発作性の呼吸困難・喘鳴・咳などの症状がある者に対して呼吸機能検査（可逆性の閉塞性障害パターン，気道過敏性：気道過敏性の亢進はヒスタミンなどに対して認められる）および検体検査（末梢血中好酸球，喀痰中好酸球，血清 IgE：アトピー型では IgE が関与する）を行う。運動によって

発作が誘発されることがあり，運動誘発性喘息として知られている。COPDや心不全など他疾患を鑑別する。

治療 維持療法として吸入ステロイド，発作時には短時間作用性吸入β2刺激薬とステロイド（全身投与）が使用される。喘息の悪化要因の回避を含めた生活指導も不可欠である。治療により1秒率の改善が期待される。

12.2.3 肺 炎

病因 成因によって感染性肺炎（肺炎球菌による肺炎，ウイルスによる肺炎，真菌であるニューモシスチス・カリニやマイコプラズマによる間質性肺炎など），機械的肺炎（嚥下障害による肺炎，不顕性誤嚥である誤嚥性肺炎など），薬剤性肺炎（抗がん剤，インターフェロン，漢方薬など），症候性肺炎（膠原病性肺炎など），その他に分類される。いずれも肺の急性感染症となる。

病態 肺炎は，感染環境によって，市中肺炎と院内肺炎の2つに分類される。市中肺炎は日常生活のなかで発症した肺炎，院内感染は入院した患者に48時間以降に発症した肺炎，なお，退院後2週間までに起こった肺炎は院内肺炎と見なす。

診断 肺炎とは肺実質の，急性の，感染性の，炎症である。呼吸器感染症状（咳嗽、膿性痰，胸痛，呼吸困難などの局所症状，発熱，全身倦怠感などの全身症状）に加え，血液検査で炎症反応陽性，胸部X線写真で異常陰影を確認する。細菌性肺炎か非定型肺炎かを鑑別する。

治療 原因菌を推定して広域の抗菌薬で初期治療を開始し，原因菌と薬剤感受性が判明してから抗菌剤を再検討する。安静にし，水分補給と栄養管理を行う。なお，**肺炎球菌ワクチン**＊は予防に有効である。また誤嚥性肺炎の対策として口腔ケアが実施される。

12.2.4 呼吸器系の悪性腫瘍

呼吸器がんのほとんどは肺がんと悪性中皮腫である。

病因 肺がんの最大の原因は喫煙である。これには受動喫煙も含まれる。

＊**肺炎球菌ワクチン** 23価の肺炎球菌莢膜たんぱくを含み，23価で臨床分離株の80%をカバーする。肺炎の予防効果持続期間は5年程度である。
　65歳以上の高齢者，COPDなどの呼吸器疾患，糖尿病，慢性心不全，肝炎・肝硬変などの慢性肝疾患，免疫機能低下例に接種が推奨されている。

コラム 12 喫煙とPM2.5

たばこの有害物質には，ニコチン，タール，一酸化炭素や200種以上の発がん物質が含まれている。たばこ煙の有害物質は体内に吸収されると活性酸素をつくり，ビタミンC，Eを消費する。また最近話題の微小粒子状物質PM2.5も発生する。これは大気中に浮遊する2.5μm以下の微小粒子（髪の毛の太さの1/30程度）で，肺の奥深くから血液にも移行するため呼吸系および循環器系への影響が懸念されている。たばこ煙は，気道炎症と気道過敏性のいずれをも悪化させ，喘息やCOPDを重症化させ治療抵抗性となり難治化に至る。また受動喫煙でも喘息症状の悪化や治療効果を弱めてしまう。小児では成人以上に受動喫煙の影響を受けやすく，特に保護者が喫煙すれば喘息を顕著に悪化させる。また，妊婦の喫煙は，生後小児期の気道過敏性の亢進や肺機能障害をきたすとの研究報告もある。

特殊な職業や環境にかかわる人ではアスベスト，クロムなどによる肺がんに罹患することがある。

病態 肺に発生する上皮細胞由来の悪性腫瘍。悪性新生物の現状において，男性の部位別死亡数で肺が第1位である。90％以上が気管支原性がん，つまり気管支，細気管支あるいは末梢肺由来のがんである。また肺がんの80％を占めるのは非小細胞肺がん（腺がん，扁平上皮がん，大細胞がん）である。肺や気管支など呼吸器から出血した血液が口腔から排出されることがあり，これを喀血という。

診断 確定診断が重要であり，気管支鏡検査，超音波ガイド下生検，胸腔鏡下生検で行う。

治療 外科的切除。放射線療法。非小細胞肺がんの標準的薬物療法はプラチナ製剤と第三世代抗がん薬の併用である。

【演習問題】
問1 呼吸器系の構造と機能に関する記述である。正しいのはどれか。1つ選べ。
(2011年国家試験)
(1) 肺胞膜を介してのガス拡散能は，酸素より二酸化炭素が高い。
(2) 全肺気量は，最大呼気位における肺内ガス量である。
(3) 肺のコンプライアンスが小さいほど，肺は膨らみやすい。
(4) 横隔膜が収縮すると，胸腔内は腸圧となる。
(5) 解剖学的死腔量は，約500mLである。
解答 (1)

問2 呼吸器疾患の病態に関する記述である。正しいものの組合せはどれか。
(2010年国家試験)
a 未熟児の呼吸窮迫（促迫）症候群では，肺サーファクタントの欠乏がみられる。
b 過換気症候群の発作時には，動脈血炭酸ガス分圧が上昇している。
c 肺気腫では，最初の1秒間で呼出できる気量が増加している。
d 一酸化炭素中毒では，ヘモグロビンの酸素運搬能力が低下している。
(1) aとb (2) aとc (3) aとd (4) bとc (5) cとd
解答 (3)

13 運動器（筋・骨格）系

13.1 運動器系の構造と機能

骨はその形状から長管骨・扁平骨・短骨・不規則骨・種子骨に分類される。

長管骨は四肢骨に代表される骨で，両端の関節を構成する表面は硝子軟骨からなる関節軟骨で覆われている。両端の骨端は海綿骨より形成されている。長管骨の中央部は骨幹といい，皮質骨が管状になって骨髄腔を形成する。骨端と骨幹の間を骨幹端とよび海綿骨が骨髄腔を満たしている。

13.1.1 骨・軟骨・関節・靱帯の構造と機能

(1) 骨

骨の基本構造は骨膜，骨質，**骨髄**，関節軟骨の4つの組織からなり，これに血管，神経，リンパ管が加わる。骨は外郭をつくる皮質骨と骨髄内に存在する海綿骨からなる。骨幹部では中央に骨髄腔がある。骨の構成成分は有機成分と無機成分[*1]に大別される。有機成分は細胞成分（**骨芽細胞・骨細胞・破骨細胞**），**コラーゲン**[*2]，**プロテオグリカン**[*3]からなる。細胞成分以外は無機成分を含めて細胞外基質という。骨の機能には①運動（筋付着部としての四肢骨，体幹骨），②保護（内臓を保護する肋骨や頭蓋骨），③支持（姿勢保持のための脊椎，下肢の骨），④無機塩類（カルシウム，リンなど）の貯蔵，⑤造血，などがある。

(2) 軟骨

組織学的に線維軟骨・弾性軟骨・硝子軟骨に分けられる。関節軟骨は硝子軟骨である。表面は平滑で弾力性に富んでおり荷重緩衝作用をもつ。成人の関節軟骨には血管・神経・リンパ管はなく，軟骨細胞と細胞外基質（主にコラーゲンとプロテオグリカン）から構成される。大部分は細胞外基質であり軟骨基質ともよばれる。関節軟骨の弾性や荷重緩衝作用の機能的特性は細胞外基質によってもたらされる。主成分は水であり，水以外ではコラーゲン，プロテオグリカン，非コラーゲン性たんぱく，糖たんぱくなどで高分子である。水はこれら高分子の中で一部は結合し，残りの大部分は自由水として保持され軟骨に弾性をもたらし，潤滑に重要な役割を果たしている。また電解質や低分子物質の軟骨内での移動にも重要な役割を担っている。軟骨の栄養は荷重と非荷重が周期的に適度に加わることによって保たれている。関節軟骨の厚さは膝関節や股関節のような大関節でも2～4 mmほどの厚さである。加齢に伴ってその厚みは減少し弾力性も乏しくなる。

[*1] 骨の無機成分　カルシウム，リン，炭酸などが主体で，少量のマグネシウム，ナトリウム，亜鉛などが含まれる。骨ミネラルの結晶部分の分子構造は複雑であり，ハイドロキシアパタイトの構造が主体である。

[*2] コラーゲン　骨の有機成分の主体をなすたんぱく質で，長軸方向への張力に対してきわめて強靱な構造をもっている。

[*3] プロテオグリカン　たんぱくと多糖類の複合体である糖たんぱく質 glycoprotein。コラーゲン線維の間を埋めて，骨の粘弾性を維持している。コンドロイチンなどが材料となって作られており，軟骨の中ではヒアルロン酸と結合している。

(3) 関節

関節とは，結合する2つ以上の骨の骨端間に一定の間隙が存在し両端が可動的に結合したものである。関節を形成する両骨端は，多くは一方が凸面，他方が凹面となっている。前者を関節頭，後者を関節窩という。可動性に応じて可動関節（滑膜関節）と不動関節に分類される。四肢の関節の大部分は可動関節であり，骨・関節軟骨・**関節包**[*1]・滑膜・靱帯などから構成されている。相対する骨端の両端は関節軟骨で覆われ，関節包とよばれる線維性の袋に包まれている。骨端の関節包外には筋肉と骨を結ぶ腱が付着し，筋肉の収縮にともなって**関節運動**[*2]をもたらす。膝・肩鎖・胸鎖・手関節などには相対する関節軟骨面の間に半月板もしくは関節円板が存在する。可動関節は滑膜関節ともよばれ狭義での"関節"を意味することもある。可動関節の機能は可動性と支持性である。

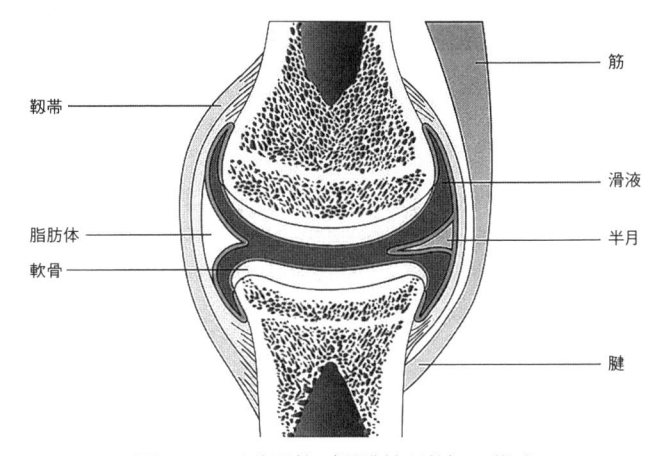

図13.1 可動関節（滑膜性関節）の構造
出所）越智隆弘総編集：最新整形外科大系1　運動器の生物学と生体力学（第1版），中山書店（2008）

(4) 靱帯

腱や靱帯のような結合組織は細胞成分，コラーゲン線維，弾性線維（エラスチン）からなる。生理的な関節の運動を正しく誘導する誘導機能や生理的な限度を超えた異常な方向への関節運動を阻止する抑制機能の役割を果たしている。細胞成分や線維成分の性質・量・配列は牽引・圧迫・伸展などの機械的機能と密接に関連している。靱帯の線維の配列は部位によって異なる。

13.1.2　骨の成長

骨は胎生期に中胚葉性の結合組織系の細胞から発生する。未分化間葉系細胞が直接，骨芽細胞に分化して骨基質を形成する**膜性骨化**[*3]と既存の軟骨原基が骨に変化する**軟骨内骨化**[*4]がある。胎生期における長管骨軟骨原基の骨幹の骨化（一次骨化中心），出生後の骨端骨化（二次骨化中心），成長期の骨端と骨幹端の間にある骨端成長軟骨板が行う骨の長軸方向の成長はいずれも軟骨内骨化である。また，骨は骨に加えられる力の方向に適合するように合目的的に構築される（Wolffの法則）。

13.1.3　骨のリモデリング

骨成長が完了した成人においても絶えず骨吸収と骨形成が行われ，生涯継続する。このように骨は新陳代謝を繰り返しており，これを生理的な骨の改変（remodeling）という。骨芽細胞が骨の建設を受けもち，骨細胞はその保守，

*1 関節包　関節を包む線維性の袋であり，関節包内は関節腔とよばれ滑液が存在する。関節包の内側は滑膜に覆われている。滑膜は滑液の産生・代謝を司る。関節包の外側は強靭な靱帯様構造を呈し関節の安定性に寄与している。関節包内に靱帯をもつ関節もある。

*2 関節運動　関節を伸ばす動きを伸展，曲げる動きを屈曲，捻じる動きを回旋とよぶ。

*3 膜性骨化　未分化間葉系細胞が直接，骨芽細胞に分化して骨基質を形成する。頭蓋，顔面骨，鎖骨，肩甲骨などの形成や長管骨の横径成長での骨膜による骨形成がこれに当たる。

*4 軟骨内骨化　胎生期のほとんどの骨形成や骨端軟骨板などで観察される骨化様式である。

*1 上皮小体ホルモン 上皮小体は副甲状腺ともよばれるため、副甲状腺ホルモン（PTH：パラトルモン）と同じである。10.1.5参照。

*2 カルシトニン（calcitonin）10.1.5参照。

*3 ビタミンD 10.1.5参照。

*4 成長ホルモン（growth hormone：GH） 下垂体前葉から分泌されるホルモンで、骨端成長軟骨の形成に作用して骨の長径の発育を促進する。

*5 エストロゲン ステロイドホルモンの一種であり卵胞ホルモンおよび女性ホルモンともよばれる。主に、卵胞や黄体から分泌される。女性らしい体つきを促進するほか、骨芽細胞の活動を高める作用もある。閉経後にはその産出量が低下するため、閉経後は骨粗鬆症へと進みやすい。

*6 横紋筋 顕微鏡でみると筋線維に横に走る細かい横縞がみえる筋。この横縞を横紋という。横紋構造をもつ部分が筋線維内に蓄えられた化学的エネルギー（アデノシン三リン酸（ATP））を機械的エネルギーに変換させて仕事をする役割を果たしている。骨格筋はすべて横紋筋であるが、内臓の筋でも心筋は横紋筋である。

*7 平滑筋 血管、気管、腸管、胃、膀胱、子宮などの臓器壁を構成している筋肉の一種で不随意筋（自分の意思で筋肉収縮をコントロールできない筋肉）である。横紋構造は存在しない。主に自律神経および各種ホルモンによりコントロールされている。

*8 骨格筋 組織学的には横紋筋であり、意思によって運動可能な随意筋である。筋収縮によって関節運動を生じる付着部を停止とよび、固定されたままの付着部を起始とよぶ。筋の両端は腱あるいは腱膜となって骨・軟骨・靭帯に付着する。筋収縮は筋線維の収縮によって生じるが、個々の筋線維の収縮力は常に一定であり、筋全体の収縮力は筋線維の数に比例する。上腕二頭筋（肘関節屈曲）、上腕三頭筋（肘関節伸展）。大腿四頭筋（膝関節伸展）、ハムストリングス（膝関節屈曲・股関節伸展）。ハムストリングスとは大腿二頭筋・半膜様筋・半腱様筋を合わせた総称である。他の骨格筋の詳細などは解剖学専門書などを参照されたい。

破骨細胞はその解体の役割を果たす。骨の改変と同時に骨の無機成分の変動が生体のミネラル恒常性（特に血中カルシウム濃度）を保つうえで重要な働きをする。生体内でのカルシウムは、小腸で摂取され、骨で貯蔵され、腎で排泄される。カルシウム濃度を一定に保つために骨に貯蔵されたカルシウムが出納される。このときに、主に**上皮小体ホルモン**[*1]、**カルシトニン**[*2]、**ビタミンD**[*3]、**成長ホルモン**[*4]などが複雑に関与する。その他、甲状腺ホルモン、**エストロゲン**[*5]、アンドロゲン、副腎皮質ホルモンなども骨代謝に関与する。

13.1.4 筋肉の構造と機能

筋組織は収縮性のある細胞からなり、刺激されると収縮して張力を発生する。組織学的に、**横紋筋**[*6]、心筋、**平滑筋**[*7]に分けられる。また、意識して動かすことができる筋を随意筋（骨格筋のみ）、動かせない筋を不随意筋（心筋・平滑筋）とよぶこともある。骨格に付着し関節に動きをもたらす筋を**骨格筋**[*8]という。

筋線維は形態学的および組織学的にⅠ型、ⅡA型、ⅡB型に分類される。ヒトではⅡA型線維の比率は少ない。Ⅰ型線維を多く含む筋は赤筋とよばれ、体幹背部の筋のように長時間の姿勢保持のための収縮に適している。ⅡB型線維を多く含んでいる白筋は速い動きや精巧な運動に適している。Ⅰ型線維を多く含む筋を遅筋、Ⅱ型線維を多く含む筋を速筋とよぶ（**表13.1**）。

表13.1 骨格筋の線維：速筋と遅筋

	遅筋	速筋	
	Ⅰ型	ⅡA型	ⅡB型
色調	赤	ピンク	白
代謝の速度	遅	速	速
単収縮の速度	遅	速	速
疲労	遅	中間	速
ミオシンイソ酵素ATPase反応速度	遅	速	速
酸化力（ミトコンドリア含有量、毛細血管密度、ミオグロビン含有量）	高い	高い	低い

出所）中村利孝：標準整形外科学（第11版）、医学書院（2011）より一部改変

13.2 運動器疾患の病因・病態・診断・治療の概要

13.2.1 骨粗鬆症

1991年の国際骨粗鬆症会議において、「骨粗鬆症は低骨量と骨組織の微細構造の破綻によって特徴づけられる疾患であり、骨の脆弱性亢進と骨折危険率の増大に結びつく疾患」と定義された。一般に原疾患の有無により原発性骨粗鬆症および続発性骨粗鬆症の2つに分類される。

病因 多因子疾患であり，遺伝要因と生活習慣（食事，運動，喫煙，アルコールなど）が発症に大きく影響する。閉経後にはエストロゲンの産出量が低下するため骨粗鬆症へと進みやすい。続発性骨粗鬆症，とりわけステロイド性骨粗鬆症には，固有の病態生理メカニズムがある。

病態 症状としては腰背部の重感，易疲労感，さらには腰背部痛を訴える。わずかな外力でも容易に椎体の骨折を生じ，多椎体で生じると脊柱の後弯が起こり身長は短縮する。軽微な外力で大腿骨頸部骨折や橈骨遠位端骨折を生じやすく，ADL*能力の低下につながり，寝たきりになる要因にもなる。骨強度が低下し骨折危険性が増加しただけでは臨床症状は生じない。骨粗鬆症は，合併症である骨折により，骨格の身体支持機能が低下することが問題なのである。

*ADL (Activities of Daily Living) 日常生活活動（動作）のこと。人間が毎日の生活を送るうえで必要な基本的な身体動作のことであり，食事，排泄，更衣，整容（身だしなみ），入浴，坐位，歩行などが含まれる。

診断 原発性骨粗鬆症の診断の出発点は，骨量低下をきたす骨粗鬆症以外の疾患や続発性骨粗鬆症の除外である。まず，骨軟化症・悪性腫瘍骨転移・脊椎血管腫・脊椎カリエス・化膿性脊椎炎などが疑われる場合は画像検査，血液尿検査などにて鑑別する。

脆弱性骨折（低骨量が原因で軽微な外力によって発生した非外傷性骨折）を認める場合は骨粗鬆症と診断する。脆弱性骨折がなくても骨密度値がYAM（young adult mean：20～44歳の若年成人平均値）の70%未満または脊椎X線像での骨粗鬆症化が見られる場合に骨粗鬆症と診断する。このように日本の原発性骨粗鬆症の診断基準は，骨密度値のみでなく脆弱性骨折の既往の有無を加えて判定され，骨折リスク予知にいっそう優れたものとなっている。

治療 治療は栄養療法，運動療法が基本となる。必要に応じて薬物療法を行う。薬物療法としては破骨細胞による骨吸収を抑制するもの（骨吸収抑制薬）と骨芽細胞活性を促して骨形成を促進させるもの（骨形成促進薬）に大別される。疼痛が続く場合，骨の癒合が不良な場合，神経が圧迫されて障害がある場合などにおいては手術療法が行われることもある。

骨粗鬆症の予防と治療の目的は骨折の予防であり，骨格の健康を保ち身体の健全な形態と運動性を維持することが挙げられる。骨格の健康とは，形態と運動機能の面で個人の能力が十分に発揮される状態のことである。骨格の健康は成長・発達・維持という生涯のすべての過程で骨の代謝に影響を受ける。男女とも年齢が増加するにしたがい骨量は減少するが，骨粗鬆症がつねに骨量の過剰な減少によって生じるというわけではない。小児期から青壮年期にかけて骨強度が十分に増加しないと，閉経期からの骨量減少が著明でなくても，骨粗鬆症になる。社会全体における骨折発生の予防には，高齢者の骨量減少緩和による骨強度低下の防止とともに，若年者における骨格の発育不良を防止することも重要である。

13.2.2 骨軟化症, くる病

くる病・骨軟化症は, カルシウム沈着吸収の阻害で, 骨が軟らかくなって変形するものである。

病因 ビタミンD不足, カルシウム・リン不足などが原因となる。

病態 子どもの発症をくる病, 成人の発症を骨軟化症とよぶことが多いが, 骨端線閉鎖以前の石灰化障害がくる病, 閉鎖以降が骨軟化症である。くる病・骨軟化症の病態を呈する疾患は多数あり, くる病・骨軟化症は貧血や黄疸と同じく一種の症候群であるといえる。

診断 進行した例では骨のX線所見などから比較的容易に診断される。この病態が一種の症候群であることから, その基礎疾患となっている病因を確定させることが重要となる。

治療 食事療法を行い, 薬物療法として活性型ビタミンD薬を投与し, 必要に応じてカルシウム製剤や中性リン製剤を用いる。ビタミンD過剰投与による高カルシウム血症に注意が必要であり, 定期的に血清カルシウムのチェックを行う。自家矯正が不十分な骨格変形（下肢での著しいX脚やO脚など）に対しては手術療法が行われることもある。

13.2.3 変形性関節症

「関節軟骨の変性・摩耗とその後の軟骨・骨の新生増殖, および二次性滑膜炎などに基づく進行性の変性関節疾患」と定義される。

病因 関節に加わる機械的ストレスの異常は重要な要因である。機械的圧迫や摩擦が異常に増加すると軟骨は傷害される。肥満は股関節や膝関節などに大きな負荷がかかるため変形性関節症が起こりやすくなる。職業的に特定の関節を長い間繰り返し使うことも, 変形性関節症が起こりやすくなる。スポーツ選手や肉体労働者, ピアニスト, タイピストなどは, よく使う部位の関節に変形性関節症を起こすことがある。

病態 少しずつ軟骨が傷つき, コラーゲン線維の骨組みが壊れプロテオグリカンが失われ軟骨細胞が減っていくため, 軟骨はすり減っていき, 関節のクッションとしての役割を果たせなくなる。また, 滑らかな表面が失われ摩擦が大きくなり関節を動かしにくくなる。軟骨がすり減ると, 骨同士が直接ぶつかり小さな骨折や骨が硬くなるなどの骨の異常が起こり, こうした骨の異常を修復する働きが過剰に起こってしまい「骨棘」といわれるトゲができることもある。関節の変形は, どの関節にも起こるが, 体重がかかり酷使される機会が多い膝関節や股関節に発症しやすい傾向にある。加齢とともに発生頻度は増加する。初期症状は歩きはじめや立ち上がり時など動作開始時に痛みを訴える程度のことが多いが, 病期が進行するにしたがって動作中にも痛みを訴え, 末期では歩行困難となることもある。原疾患のないものを1

次性関節症とよび，リウマチや血友病や先天性奇形など原疾患に続発して発症するものを2次性関節症とよぶ。

診断 臨床症状とX線所見によって診断する。

治療

1）日常生活上の注意：長時間の歩行や階段昇降，正座など関節に負担のかかる動作をなるべく避け，歩行には杖を使用する。ハイヒールや，底の硬い靴は避け，なるべくクッション性のある靴を履く。肥満者は食生活を含めた減量に努める。

2）運動療法：大腿四頭筋などの大腿の筋肉や，股関節周囲筋の筋力強化を，関節に体重をかけない臥位や座位で行う。水中歩行も効果的である。

3）温熱療法：関節や筋肉の痛みを和らげ，血液の流れをよくする。ホットパックや極超短波のほか，温泉や家庭での入浴も効果的である。

4）薬物療法：関節内注射（ヒアルロン酸など），消炎鎮痛剤，外用薬などがある。

5）装具療法：内反（O脚）型の変形性膝関節症では，外側を楔状に高くした足底板装具を用いる。膝関節の不安定性がある場合には，支柱やバンド付きの膝装具を用いることがある。

6）手術療法：関節鏡視下手術，各種の骨切り術，人工関節置換術などがある。

13.2.4 サルコペニア

進行性および全身性の骨格筋量および骨格筋力の低下を特徴とする症候群。

病因 ①加齢のみが原因の場合を原発性サルコペニア（＝狭義のサルコペニア）とよび，②活動関連（**廃用**＊・無重力），③栄養関連（エネルギー摂取不足・飢餓），④疾患（侵襲・神経筋疾患など）などが原因の場合，2次性サルコペニアとよぶ。

病態 骨格筋・筋肉（sarco）が減少（penia）している状態である。身体機能障害，QOL低下，死のリスクを伴う。

診断 「筋肉量の低下（例：平均マイナス2標準偏差以下）を認め，筋力の低下（例：握力が男性30kg未満，女性20kg未満）もしくは身体機能の低下（例：歩行速度が0.8m/s以下）を認める場合」という診断基準がある。

治療 原因の有無をそれぞれ判断したうえで，原因に見合った治療を行う。原発性サルコペニアの場合，筋力トレーニングが最も有効である。分岐鎖アミノ酸やビタミンDが有効な可能性がある。活動関連に起因するサルコペニアでは，不要な安静や禁食を避け，少しでも早く離床や経口摂取を行うことが大切である。栄養関連に起因するサルコペニアの治療では適切な栄養管理が最も必要である。疾患関連に起因するサルコペニアにおいては，まず疾患の

＊ 廃用 動かさないこと・使わないこと。廃用が原因で生じる筋萎縮を廃用性筋萎縮とよぶ。

表 13.2　7つのロコチェック

① 家の中でつまずいたり滑ったりする
② 階段を上るのに手すりが必要である
③ 15分くらい続けて歩けない
④ 横断歩道を青信号で渡りきれない
⑤ 片脚立ちで靴下がはけない
⑥ 2kg程度の買い物をして持ち帰るのが困難である（1リットルの牛乳パック2個程度）
⑦ 家のやや重い仕事が困難である（掃除機の使用，布団の上げ下ろしなど）

治療が必要である。同時に適切な栄養管理とリハビリテーションを併用する。

　実際には4つの成因をすべて認める場合も少なくない。その場合，まず原疾患の治療と適切な栄養管理を優先し，リハビリテーションの内容としては筋力トレーニングを控えめにして，機能維持を目標とした関節可動域訓練や座位訓練などを行う。その後，原疾患がある程度落ち着いて栄養管理が適切であれば，筋力トレーニングへと進む。

13.2.5　ロコモティブシンドローム（locomotive syndrome）

運動器[*1]の衰えにより，日常生活での自立度が低下し，要介護になる可能性の高い状態をさす。

病因　原因としては「運動器自体の疾患」と「加齢による運動器機能不全」がある。

病態　バランス能力，体力，移動能力の低下をきたし，ついには最低限の日常生活動作（ADL）さえも自立して行えなくなり，**廃用症候群**[*2]や寝たきりなどになっていく危険が高い。メタボリックシンドローム（メタボ）が，心臓や脳血管など内臓疾患により「健康寿命の短縮」や「要介護状態」になるのに対し，ロコモティブシンドローム（ロコモ）では，「運動器の障害」が原因で「健康寿命の短縮」や「要介護状態」につながる危険がある。メタボと同様に予防・早期発見・早期治療が重要である。

診断　日本整形外科学会が**「7つのロコチェック」**[*3]を発表しており，ひとつでも当てはまれば，"ロコモ"である可能性がある（**表 13.2**）。

治療　ロコチェックで"ロコモ"の心配がある人は，日本整形外科学会では「ロコトレ」（ロコモティブシンドロームの予防や改善のための運動）として，その人の状態に合った安全な方法で「開眼片脚立ち」と「スクワット」を行うことを推奨している。

【演習問題】

問1　骨，関節疾患とその原因・病態に関する組合せである。正しいのはどれか。
　　　　　　　　　　　　　　　　　　　　　　　　　　　　　　　　　（2011年国家試験）

　（1）関節リウマチ ……………骨量増加

[*1] 運動器　身体運動に関わる骨，筋肉，関節，神経などの総称。

[*2] 廃用症候群　長期の安静状態によって廃用性筋萎縮以外にも，関節拘縮，褥瘡，骨粗鬆症，起立性低血圧，精神的合併症，括約筋障害（便秘・尿便失禁）など，さまざまな心身の機能低下を起こしている状態である。

[*3] 運動器や介護予防に関する研究の進歩に合わせて，今後項目が変更されることがある。

（2）骨粗鬆症 ……………… 関節滑膜増殖
（3）くる病 …………………… 亜鉛欠乏
（4）骨軟化症 ……………… ビタミンK欠乏
（5）変形性関節症 ………… 関節軟骨変性

解答　（5）

【参考文献】

内田淳正監修：標準整形外科学（第11版），医学書院（2011）

骨粗鬆症の予防と治療ガイドライン作成委員会編：骨粗鬆症の予防と治療ガイドライン2011年版，ライフサイエンス出版（2011）

日本整形外科学会編：ロコモパンフレット2010年度版，
http://www.joa.or.jp/jp/public/locomo/locomo_pamphlet_2012.pdf

若林秀隆：サルコペニアを知ろう，週刊医学界新聞，**2920**，医学書院（2011），http://www.igaku-shoin.co.jp/paperDetail.do?id=PA02920_02

14　生殖器系

14.1　生殖器系の構造と機能
14.1.1　男性生殖器の発育過程・形態・機能

男性生殖器は，外生殖器の陰茎と陰囊，内生殖器の精巣，精巣上体，精管，精囊，前立腺，尿道から構成される（図14.1）。**精巣**は低温を好むため精索により陰囊内につり下げられており，女性の卵巣に相当する。精巣は白膜に包まれ，200～300の精巣小葉に分けられる。各精巣小葉には1～4本の太さ2mmほどの著しく蛇行した**精細管**がある。精細管で精子が作られる。精細管周囲の結合組織に**ライディッヒ（leydig cell）細胞**という間質細胞があり，それらは思春期以降に男性ホルモンのテストステロンを分泌する。精細管は，集合して精巣網を形成し，精巣輸出管を経由して1本の精巣上体管になる。**精巣上体**は，長さ6mになる蛇行した1本の精巣上体管であり，精巣の上部を覆い，後面を下降する。精巣上体は精巣から送られてきた成熟過程の精子を一時的に貯蔵する。

精管は精巣上体から鼠径管を経て腹腔内へ入り，精管膨大部を作ったのち，前立腺の内部で精囊からの導管と合流し射精管となり，最終的に尿道へ合流する。精管はさらに血管や神経と合わさって，絡み合った構造の精索を形成している。

精囊は射精時に収縮することによりアルカリ性の分泌物の精囊液を排出する。精囊液は精液の液体成分の60％を占め精子に栄養を与えている。**前立腺**は膀胱の下で，恥骨結合と直腸の間にあり，射精管と尿道起始部を取り囲むくるみ大の大きさと形をした1個の腺であるが，年齢とともに肥大する。前立腺は**精子**を活性化する作用がある乳白色のアルカリ性の液体を分泌する。前立腺液は精液の30％以上を占め，**精液**に乳様感を与えている。精液特有の臭いは，前立腺分泌物の臭いである。通常射精される精液量は2～3mL，精子数は6,000万から1億／mLである。精子内では，ミトコンドリアが非常に発達し，精子のべ

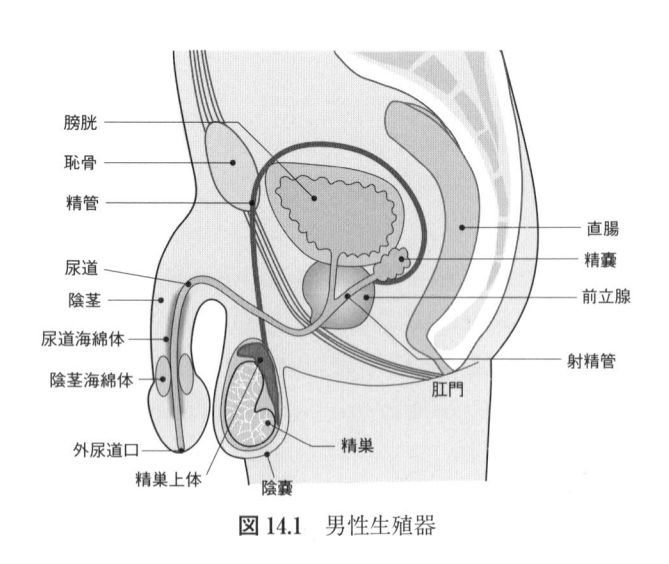

図14.1　男性生殖器

ん毛運動に関与している。

　陰茎は腹壁へつながった陰茎根，中間部の陰茎体，陰茎先端の円錐形をした亀頭から構成されている。亀頭の先端には，精液と尿の放出口となる外尿道口がある。陰茎体は尿道を囲っており，3本の円筒形の勃起組織と不随意筋から構成されている。そのうち2本の側面の組織を陰茎海綿体といい，左右に並んで位置している。もう1本は陰茎下部の尿道を包んでいる組織で尿道海綿体という。これらの海綿体が血液で満たされると，陰茎は大きく硬くなる。これを勃起という。陰茎の皮膚は亀頭との移行部でたるみ，包皮を形成する。

　10歳頃より二次性徴がみられ，精巣容積が増大し男性ホルモン量が増え，陰嚢，陰茎，陰毛，ひげ，声変わりの順で進行する。その後老年期まで精子形成は，精巣内の精細管で行われる。精粗細胞から精子が形成されるまで約2ヵ月かかる。

14.1.2　女性生殖器の発育過程・形態・機能

　女性の生殖器は，卵巣，卵管，子宮，膣，外陰部から構成される（図14.2）。

　卵巣は骨盤腔内で子宮の両側に位置し，くるみ大で卵円形の生殖腺である。卵巣は中心部の髄質と周囲の皮質からなり，髄質には血管と神経が存在して血管網が発達し，皮質には種々の発達段階の卵胞が散在している。

　卵管は子宮から卵巣へ走る長さ約10cmの細い管で，左右1対存在し，先端は漏斗状に腹腔内へ開口している（図14.2 A）。卵管腹腔口の漏斗状構造は**卵管采**とよばれ，微細な突起をもち部分的に卵巣を取り囲んでいる。卵管壁の粘膜には線毛があり，卵子，精子，受精卵を送る役割を担っている。**卵子**は**卵管膨大部**で受精すると，分裂を繰り返しながら子

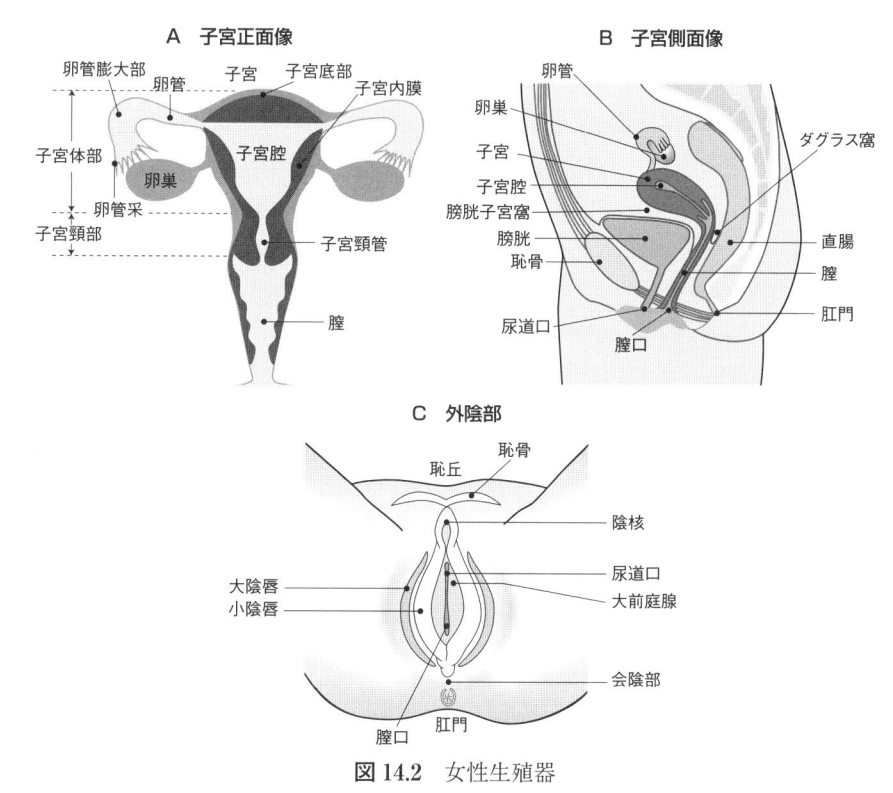

図14.2　女性生殖器

宮に移動して着床する。

　子宮は骨盤腔内で膀胱と直腸の間にあり，それぞれとの間に膀胱子宮窩，ダグラス窩という空間を形成している（図14.2 B）。ダグラス窩は腹腔内で最も低い場所で，腹腔液が貯留する。子宮は底辺が上になる二等辺三角形状で，子宮底部，子宮体部，子宮頸部に区分されている。子宮の中は子宮腔とよばれる空間で，胎児はその中で発達する。子宮壁は厚く，子宮内膜（粘膜），子宮筋層（平滑筋），子宮外膜の3層からなっている。子宮内膜は表層の機能層と深層の基底層から成り，受精卵の着床がないときは，肥厚充血した上層部の機能層だけが剥離し，**月経**となる。

　膣は，長さ7cmほどの管腔器官で，膀胱の後ろ，直腸の前にあり，外部から上方へ伸びて子宮頸部へ至る。膣は交接器であると同時に，産道でもある。膣内には乳酸桿菌が常在しているために，乳酸が分泌されpHが弱酸性に保たれている。

　大陰唇は外生殖器の外郭をつくる皮膚のふくらみで，前方の交連部を恥丘という。大陰唇の内側には左右1対の小陰唇があり，膣前庭を取り囲んでいる。膣前庭の前方にある突起物を陰核といい，男性の陰茎に相当する。膣前庭には，膣口と外尿道口，大前庭腺が開口している（図14.2 C）。

　女性生殖器の発育過程において，乳幼児期・小児期は準備期でダイナミックな変化はみられない。8歳頃より乳房の発達，恥毛の出現，12歳頃になると初経が見られ，性機能の発現が生じる。下垂体から**卵胞刺激ホルモン**（FSH：follicle stimulating hormone），**黄体化ホルモン**（LH：luteinizing hormone）が分泌され，それに伴い卵巣から**エストロゲン**，**プロゲステロン**が分泌される。18歳頃までには卵巣から排卵するようになり月経周期が安定して来る。成熟期には妊娠，分娩が可能となり，45から55歳までの**更年期**では，卵巣機能が低下し閉経に至る。老年期では，生殖機能を失い，生殖器の萎縮，退行が進む。

14.1.3　性周期，排卵の機序

　性周期は卵巣に注目すると卵胞期，黄体期となり，同時に子宮内膜では増殖期，分泌期となる*（図14.3 A）。

　性周期，**排卵**は視床下部—下垂体—卵巣基軸により支配される（図14.3 B）。視床下部より**性腺刺激ホルモン放出ホルモン**（GnRH：gonadotropin releasing hormone）がパルス状に分泌される。GnRHは下垂体門脈を経て下垂体前葉を刺激し，LHとFSHが下垂体前葉で合成され律動的に分泌される。LHは卵巣の莢膜細胞に作用し，コレステロールからアンドロゲンを合成する。FSHは**顆粒膜細胞**でアンドロゲンからアロマターゼ酵素の作用でエストロゲンを合成する。これをtwo cell theoryという（図14.3 C）。顆粒膜細胞から分泌され

＊ 田口誠，麻生武志：子宮内膜機能と形態，新女性医学大系，12，345-356，中山書店（1998）

14 生殖器系

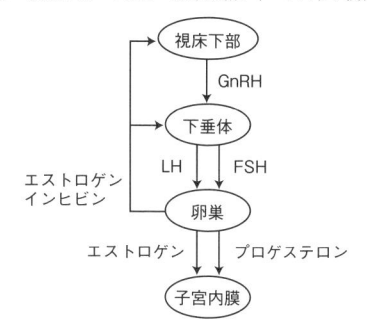

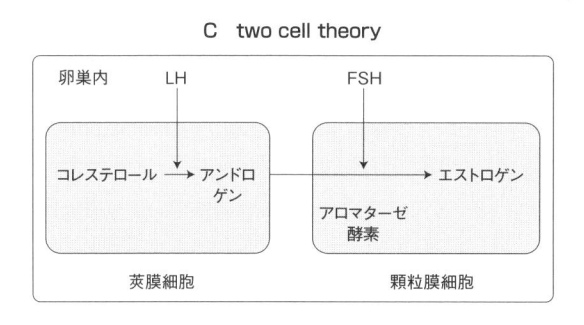

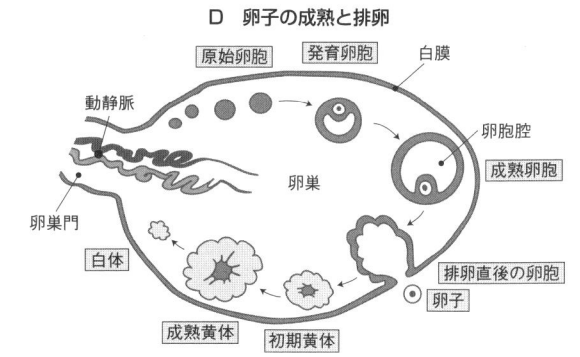

図14.3 性周期・排卵の概要

　るエストロゲンは，視床下部と下垂体へ作用し**ネガティブフィードバック**[*1]をしている。顆粒膜細胞からは同時にインヒビンが分泌され，視床下部および下垂体へネガティブフィードバックしている。更年期に卵胞発育が停止しエストロゲンが低下すると，このフィードバック機構によりFSHが上昇する。

　卵胞期には，卵胞発育によりエストロゲンの分泌が増加し，子宮内膜の増殖が促進される。卵胞発育が一定の成熟度に達する（長径20mm，血中エストロゲン濃度が150pg／mL）と，この時だけエストロゲンの**ポジティブフィードバック**[*2]が中枢にかかり，下垂体よりLH，FSHの急激な上昇（LH, FSH surge）が起こり，ピークの10～12時間後に卵胞から卵が排出される。排卵後に卵胞は黄体となりLHによりプロゲステロンを分泌する。排卵後7日後

*1 ネガティブフィードバック
3.2.1，10.1.2参照。

*2 ポジティブフィードバック
3.2.1，10.1.2参照。

197

前後にプロゲステロンはピークとなり**着床**の時期と一致し，受精卵の着床に重要な役割を果たす。着床に成功（妊娠）するとエストロゲンおよびプロゲステロンは上昇し続ける。黄体期は子宮内膜の分泌期に一致し，子宮内膜ではらせん動脈が発達し，子宮腺は屈曲し内腔が拡張し分泌活動が盛んとなり，増殖から分化傾向へ移行する。妊娠でなければ排卵後14日目頃にエストロゲン，プロゲステロンは消退し子宮内膜は基底層を残し機能層のみ剥脱し月経となり次の周期へ移る（図14.3 A）。この時，卵巣内の**黄体**は退縮し**白体**となり，やがて消失する。

14.2 妊娠と分娩・妊娠合併症
14.2.1 生殖, 発生

男性はXY染色体，女性はXX染色体をもつ。男性生殖器の形成にはY染色体短腕上に存在する精巣決定遺伝子SRY（sex determining region Y）が**男性への性分化**[*1]のスイッチを最初にオンし，大きな役割を果たしている。SRYが機能しないと表現型は女性となる。生殖器の分化は，ミュラー管（中腎傍管・中胚葉）の発達による女性化が基本となる。すなわち，分化の過程でこれら男性化を誘導する因子に異常があれば，生殖器の表現型は，さまざまなレベルで女性化してしまう。胎生8週頃より男性ではミュラー管が退縮し，ウォルフ管が発育し，胎生12週までに精巣上体，精管，精囊を形成する。女性では，ウォルフ管の発育がないため，性腺原基は卵巣へ分化し，ミュラー管は胎生10週から発達し，卵管，子宮，膣上部の3分の1を形成する。膣下部3分の2は尿生殖洞に由来する。ウォルフ管は痕跡として遺残する（図14.4 A）。

男性では思春期前に，**原始生殖細胞**（2n）から精祖細胞（2n）が分化する。これが**体細胞分裂**を行って増え，成長すると1次精母細胞（2n）となる。ついで第一減数分裂に入り，これにより生じた2次精母細胞（n）[*2]が第2減数分裂を行うことで**減数分裂**を完了し，精子細胞（n）が生じる。女性では出生前に原始生殖細胞（2n）から卵祖細胞（2n）が分化する。大多数の卵祖細胞は体細胞分裂を続けて増えるが，一部は1次減数分裂の前期で停止し，1次卵母細胞（2n）となる。思春期に到るまでの間，1次卵母細胞は1次減数分裂の前期のままで成熟する。ついで1次減数分裂を完了し，2次卵母細胞（2n）と極体が形成される。そして2次卵母細胞は2次減数分裂に入るが，これは中期で停止して卵子（n）となり，受精まで減数分裂は完成しない。卵子に特有のこの長い停止期は，卵細胞に栄養やRNAを蓄えるための待機期間とみられている（図14.4 B）。

受精のために精子は女性生殖器内で受精能を獲得し，卵子を取り巻く放線

[*1] 男性への性分化 胎児精巣セルトリ細胞から分泌される抗ミュラー管ホルモンやライディッヒ細胞由来のテストステロンが作用した場合には，ミュラー管の退行とウォルフ管（中腎管・中胚葉）の発達により男性化が誘導される。

[*2] nは生存に必要な最小限の1組の染色体DNA量を意味する。

A 性管の分化

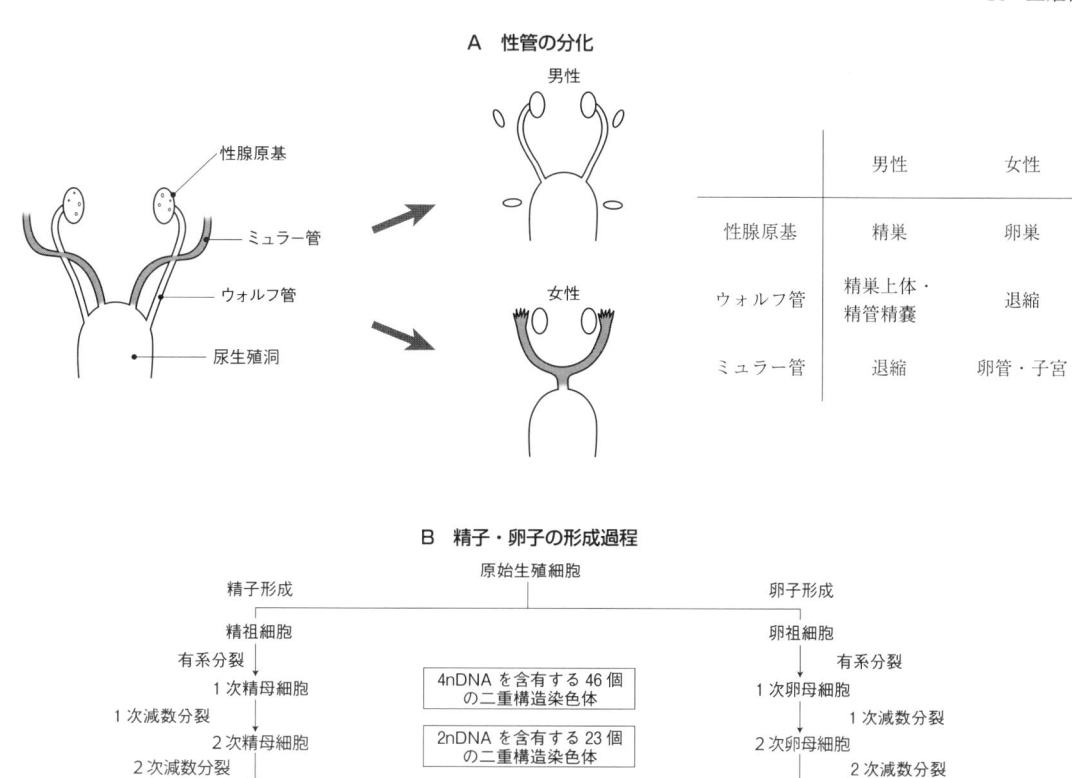

	男性	女性
性腺原基	精巣	卵巣
ウォルフ管	精巣上体・精管精囊	退縮
ミュラー管	退縮	卵管・子宮

性腺原基
ミュラー管
ウォルフ管
尿生殖洞

B 精子・卵子の形成過程

原始生殖細胞

精子形成
- 精祖細胞
- 有系分裂
- 1次精母細胞
- 1次減数分裂
- 2次精母細胞
- 2次減数分裂
- 23, X 精子細胞（2個）
- 23, Y 精子細胞（2個）
- 23, X 精子（2個）
- 23, Y 精子（2個）

卵子形成
- 卵祖細胞
- 有系分裂
- 1次卵母細胞
- 1次減数分裂
- 2次卵母細胞
- 2次減数分裂
- 23, X 成熟卵子（1個）
- 23, X 極体（3個）

- 4nDNAを含有する46個の二重構造染色体
- 2nDNAを含有する23個の二重構造染色体
- 1nDNAを含有する23個の二重構造染色体

C 受精

a 排卵
第1極体放出と
第2減数分裂中期の卵子

b 精子の侵入
第2減数分裂が進み
第2極体を放出

c 前核期
卵子および精子の染色体の周囲に
核膜が形成され前核期となる

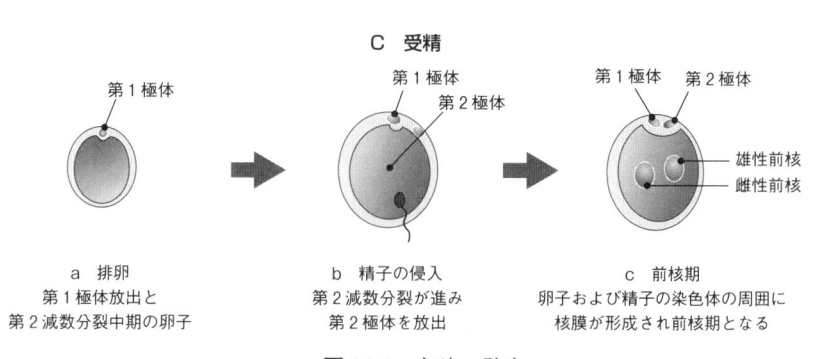

図14.4 生殖・発生

冠細胞（顆粒膜細胞）の間を通り抜け卵子の透明帯へ結合する。この時，精子の先端部（先体）から酵素が分泌され精子が透明帯を通過できるようになる（先体反応）。精子が進入した直後に卵子はその2次減数分裂を完了し，卵子は第2極体を放出し，**雌性前核**，**雄性前核**を形成する（図14.4 C）。その後，両前核は結合し卵割を開始する。卵割8細胞期から16細胞期の間に，緩やかな結合をしていた割球が，外側で密着結合（コンパクション）し，16細胞

の**桑実胚**となる。内部にある細胞は内細胞塊を，その周囲を取り巻く細胞は外細胞塊を構成するようになる。コンパクションはこのような分化に重要であると考えられる。やがて内細胞塊の細胞間隙は融合してひとつの腔，すなわち胚胞腔を形づくる。このときの胚を**胚盤胞**とよび，また内細胞塊の細胞は胚結節ともよばれるようになる。この内細胞塊（胚結節）の細胞は全能性を有するため，これを処理して培養した胚性幹細胞（ES細胞）は医療への応用が期待されている。内細胞塊からは，外胚葉，中胚葉，内胚葉が形成され，外細胞塊からは，のちに胎盤を形成する栄養膜が生じる。

受精後6〜8日目頃に受精卵は子宮内膜に接着し，これを**着床**という。栄養膜の絨毛細胞から**ヒト絨毛性ゴナドトロピン**（hCG）が分泌されて妊娠黄体の維持を促す。着床を以って**妊娠の成立**という。

14.2.2　妊娠高血圧症候群

定義　高血圧（血圧140／90mmHg以上）を主体としたんぱく尿をきたす妊娠に伴う疾患である[*1]。

妊娠20週以降，分娩後12週までに高血圧がみられる場合，または高血圧にたんぱく尿を伴う場合のいずれかで，かつこれらの症状が単なる妊娠の偶発合併症によるものではないものをいう。妊娠高血圧腎症，妊娠高血圧，加重型妊娠高血圧腎症，**子癇**に病型分類されている。以前は妊娠中毒症とよばれていたが，2005（平成17）年4月より**妊娠高血圧症候群**と名称変更された。

病因　不明な点が多いが，病態としてエンドセリン産生増加などによるスパスム（血管攣縮），血管内皮障害，過凝固状態が関連している可能性が指摘されている[*2]。

病態　発症頻度は全妊婦の4〜7％を占め，重症化（血圧160／110mmHg以上）により，肝機能障害，凝固線溶系の異常，呼吸循環障害，中枢神経系の異常を引き起こし，母児双方に致死的な変化を引き起こすことがある。

脳血管のスパスムにより子癇発作（痙攣発作でてんかんとは違う）が発生し，肝臓血管のスパスムで**HELLP症候群**（Hemolytic anemia，溶血性貧血；Elevated Liver enzymes，肝逸脱酵素上昇；Low Platelet count，血小板低下）が引き起こされ，胎盤の血管のスパスムで子宮内胎児発育不全，胎児仮死，**常位胎盤**早期剥離が発生し，腎血管のスパスムでたんぱく尿，腎血流量低下が起こるとされる。検査所見としては，血液濃縮のためヘマトクリット値の増加，慢性DICによる血小板数の低下，血液凝固能の亢進，血管透過性亢進による水分やNa貯留，腎機能低下による尿酸値上昇，脂質増加，アシドーシスなどの所見を示す。初産婦に比較的多くみられ，双胎妊娠，糖尿病合併妊娠，甲状腺機能亢進症合併妊娠などで起きやすい。

治療　安静により交感神経の緊張低下，下大静脈圧迫の解除により血圧

[*1] 日本産科婦人科学会・日本産婦人科医会編集・監修：産婦人科診療ガイドライン—産科編2011，日本産科婦人科学会（2011）

[*2] 田口誠，久保田俊郎，麻生武志ほか：妊娠中および分娩中における母体血中および臍帯血中のEndothelin-1濃度について，日本産科婦人科学会雑誌，43（4），405-409（1991）

の低下が期待できる。極端な塩分制限は，循環血液量低下を引き起こし，状態を悪くする可能性が指摘されている。1998（平成10）年の日本産科婦人科学会栄養代謝問題委員会では，以前では軽症で塩分7g以下，重症で3g未満としていたところを，予防で10g以下，発症後は重症度にかかわらず7～8g程度と変更された。水分摂取については妊娠高血圧症候群妊婦では循環血液量の減少を認めるため，極端な制限は行わない。薬物療法としては，血管拡張剤，抗凝固剤などが用いられる。状況によりターミネーション（人工早産）が考慮されることもある。

14.2.3　妊娠糖尿病

定義　2009（平成21）年9月に世界統一妊娠糖尿病診断基準が提唱され，わが国においても診断基準が改訂された*。**妊娠糖尿病**（gestational diabetes mellitus, GDM）は妊娠中に初めて発見，または発症した糖代謝異常をいう。しかし，妊娠時に診断された明らかな糖尿病（overt diabetes in pregnancy）はGDMに含めないと定義された。

* 日本産科婦人科学会編：産婦人科研修の必修知識2011，日本産科婦人科学会（2011）

病態　糖代謝異常合併妊娠のリスクを考える場合に，①妊娠中に糖尿病性合併症である網膜症や腎症の悪化，ケトアシドーシスの増加，②妊娠高血圧症候群発症や帝王切開の増加や巨大児に基づく分娩遷延，分娩誘発率の増加，③妊娠初期の高血糖による胎児奇形，巨大児や胎児発育制限，新生児合併症（低血糖，多血症，高ビリルビン血症）の可能性，④妊娠糖尿病の場合，母体の2型糖尿病発症のリスクの上昇，⑤将来の児の生活習慣病発症率が増加することなどが指摘されている。

診断　GDMの診断基準は，75gOGTTにおいて次の基準の1点以上を満たした場合で「妊娠時に診断された明らかな糖尿病」でない場合に診断する。①空腹時血糖値≧92mg／dL，②1時間値≧180mg／dL，③2時間値≧153／dL。「妊娠時に診断された明らかな糖尿病」は以下のいずれかを満たした場合に診断する。①空腹時血糖値≧126mg／dL，②HbA1c（NGSP）≧6.5％，③確実な糖尿病網膜症が存在する場合，④随時血糖値＞200mg／dL あるいは75gOGTTで2時間値＞200mg／dLで上記①～④のいずれかがある場合とされた。今回の改訂のポイントは，75gOGTTのカットオフ値が変更され，1ポイント陽性でもGDMと診断されるようになったことと，妊娠時に診断された明らかな糖尿病を新設し，これをGDM中に含めないことである。すなわち，妊娠中に診断される耐糖能異常には，GDMと妊娠時に診断された明らかな糖尿病の2つがあることになる。

GDMのスクリーニングに関する注意点として，尿糖陽性，糖尿病家族歴，肥満，過度の体重増加，巨大児出産の既往，加齢などのリスク因子だけでは見逃される症例が多いので，血糖検査によるスクリーニング法を併用するこ

とが望ましい。また，妊娠経過中，尿糖強陽性が持続する場合，血糖検査あるいは糖負荷試験を考慮する。

治療 妊婦の摂取カロリーは，妊娠前半においては標準体重×30kcal＋150kcalとし，妊娠後半においては標準体重×30kcal＋350kcalとする。管理目標として食前血糖値100mg／dL以下，食後2時間血糖値120mg／dL以下とする。高血糖自体が妊婦と胎児にとって危険なことなので，妊娠糖尿病は**インスリン**により厳格にコントロールすることが原則である。**経口血糖降下薬**は胎盤を通過して新生児低血糖を助長するので使用しない。また，経口血糖降下薬の胎児，新生児に対する安全性も確立されていないので，妊娠を希望する糖尿病患者は2型糖尿病であっても，妊娠前からインスリン療法に切り替えるのが原則である。

14.3 生殖器系の悪性腫瘍
14.3.1 子宮頸部がん[*1]

病因 子宮頸部がんは子宮がんの約半数を占め，性交渉による**ヒトパピローマウイルス感染**が原因であり，30代など比較的若年者にも好発する。子宮体部がんはエストロゲン依存性が強いがんとされ，子宮がんの約半数を占め更年期前後に好発する。いずれも，不正出血が重要な症状である。

わが国では生涯において，80％近くの女性がヒトパピローマウイルスに暴露し，正常な免疫機序によりウイルスは消失する。ウイルス感染が持続した場合に，正常組織が，軽度，中度，高度異形成となり，約5年以上の経過で上皮内がん，浸潤がんへ進行するとされる。

診断 細胞診，組織診が重要である。浸潤がんへ至ると，不正出血，嫌気性菌による悪臭帯下，転移・浸潤による泌尿器症状，直腸症状，呼吸器症状をみることがある。病理診断のほか，超音波検査やMRI検査などの画像診断が有効で，**腫瘍マーカー**[*2]は扁平上皮がんでSCC（Squamous cell carcinoma antigen），腺がんでCEA（carcinoembryonic antigen）が上昇することがある。

2011（平成23）年度より，12〜14歳を対象にヒトパピローマウイルスに対する予防接種事業が開始された。高リスク型ヒトパピローマウイルス16型，18型に対するワクチンで，60〜70％の予防効果が期待でき，日本産婦人科学会では，10〜26歳の女性に強く推奨し，27〜45歳にも接種することを勧めている。定期的子宮頸部がん検診は，死亡率を有意に低下させる検診として意義がある。

治療 軽度，中度異形成の場合は原則として経過観察，高度異形成，上皮内がんでは子宮頸部円錐切除術，浸潤がんでは進行度により子宮全摘出術，または広汎性子宮全摘出術が行われる。放射線療法，抗がん剤による化学療

[*1] 日本産科婦人科学会・日本産婦人科医会編集・監修：産婦人科診療ガイドライン—婦人科外来編2011，日本産科婦人科学会（2011）
子宮頸部がんは，膣から連続する子宮膣部扁平上皮細胞と，子宮内膜へ連続する子宮頸管腺細胞との移行帯に好発する。組織学的には扁平上皮がんが約85％，腺がんが約15％であるが，いずれもヒトパピローマウイルス感染が原因である。

[*2] 腫瘍マーカー がんの増殖とともに増加する生体因子。

法が有効な場合もある。

14.3.2 子宮体部がん

病因 子宮体部がんは子宮内膜組織の腺上皮細胞より発生し、90％の症例で不正出血が観察される。子宮頸部がんと違い明らかな原因は不明であるが、エストロゲン依存性と考えられている。肥満、脂質異常症、高血圧、未産婦であることがリスクファクターとされる。

病態 組織学的には正常子宮内膜が、**子宮内膜増殖症**を経過し、子宮体部がんに進展し、90％が腺がんである。高分化、中分化、低分化型になるほど予後は悪い。

診断 子宮体部がん検診の有効性については現在のところ、有意な研究結果は得られていないが、更年期前後の不正出血のある場合に子宮体部細胞診は重要な検査である。超音波検査、MRIなどの画像検査、子宮内膜細胞診、子宮内膜掻爬による組織診断をする。

治療 子宮全摘もしくは広汎性子宮全摘および両側卵巣切除術、妊孕性希望がある場合は、初期に限りエストロゲンに拮抗作用のある黄体ホルモンによるホルモン療法も可能である。放射線療法、化学療法は子宮頸部がんに比べ効果は低い。

14.3.3 乳がん*

＊ 田口誠：乳腺，よくわかる病態生理12 婦人科疾患，268，日本医事新報社（2009）

病因 わが国において近年、乳がんは増加傾向にあり、女性の14人に1人の割合で乳がんになる（2013年国立がん研究センター発表）。40代で発症し50代で死亡するパターンが最も多く認められ、他のがんと比較し若年齢の悪性腫瘍であるといえる。欧米の年齢分布におけるpeakは10歳ほど高齢となるが原因はわかっていない。

病態 組織学的には非浸潤性と浸潤性に分けられるが、マンモグラフィー検診の普及などにともない早期に発見されるため、非浸潤性乳がんが増加し30％を占める。乳がんは、小葉と終末細乳管からなるTUMD（terminal

---

コラム13 乳がん検診

乳がん検診においてマンモグラフィー写真を読影するためには認定試験に合格する必要がある。マンモグラフィー検診精度管理中央委員会（精中委）が認定試験を約10年前から実施している。暗く広い部屋の中で、100人のマンモグラフィー写真をカテゴリー1～5でマークシート上に解答し、感度、特異度が一定以上で合格となる。外科医、放射線科医、産婦人科医が多い。合格した読影医は精中委のホームページに公開され、実際の検診では読影医2人による二重読影が必要とされる。5年ごとに認定は更新されるため、5年ごとに試験を受けなければならない。東京の会場が満席の時は、札幌や名古屋の会場まで受験に出かける。精中委が厳しいシステムを構築しているので、わが国の乳がん検診はレベルの高いものといえよう。

表14.1 最近の乳がん病型分類

	エストロゲン受容体	プロゲステロン受容体	HER2	増殖因子
Luminal A	○	○	×	×
Luminal B	△	△	×～○	○
HER2-enriched	×	×	○	○
Basal-like	×	×	×	○

注）luminal → 乳管上皮細胞
　　HER2 → Human Epidermal Growth Factor Receptor Type 2
　　basal-like → 基底細胞・筋上皮細胞

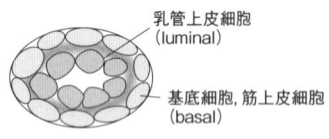

図14.5 乳腺の構造

unit of mammary duct）より発生する。浸潤がんの約50％は硬がん，約20％が充実腺管がん，約20％が乳頭腺管がんであり，残りの10％が粘液がんなどの特殊型である。浸潤がんの転移先は，肺，骨，肝の順番で認められる。

診断 画像診断のモダリティーとしては，マンモグラフィー，超音波検査，MRIがあり，疑わしい病変部位に細胞診，組織診が施行される。腫瘍マーカーはCH150，CEA，NTC-140などがあるが，感度は高くない。50歳以上のマンモグラフィー検診は，有意差をもって死亡率を低下させることが示され，触診のみの乳がん検診は否定されている。マンモグラフィーでは濃度の高い腫瘍像，石灰化像，構築の乱れなどの所見により乳がんを捉えることができる。50歳未満では，乳腺濃度が高いことが多く，マンモグラフィーでは濃度の高い腫瘍像が隠れ，がん発見率が低下するため，乳腺濃度に左右されない超音波検査が有用なことも多い。

治療 進行がんを除き手術療法が基本で，部分切除，全摘術などが施行される。ホルモン療法，化学療法，放射線療法などが併用される。乳房再建術も以前に比べ盛んに施行される。近年，乳がんの分類に遺伝子解析に基づいた分類が汎用され，治療方法の選択に重要な役割を果たしている。Luminal Aタイプでは，エストロゲン，プロゲステロン受容体が陽性でホルモン療法が有効である。Luminal Bタイプではエストロゲン，プロゲステロン受容体以外にHER2たんぱくが陽性で，ハーセプチン，ホルモン療法が有効である。HER2-enrichedタイプではホルモン受容体は陰性でハーセプチンが有効である。Basal-likeタイプではtripple negativeといわれ，予後は最も不良で，ホルモン療法，ハーセプチン療法は無効なため化学療法となる。

乳がんの一部にはBRCA[*1]遺伝子が関与しており，BRCA変異陽性の場合，家族内に高率に乳がん，卵巣がんを発生する。

14.3.4　前立腺がん[*2]

病因 前立腺がんの大部分は腺がんであり，男性ホルモンによりがん発育が促進される。

[*1] BRCA（breast cancer susceptibility）がん抑制遺伝子の一種であり，その変異により乳がん，卵巣がんを引き起こす。

[*2] Kurahashi, N., Inoue, M., Iwasaki, M. et al.: Dairy product, saturated fatty acid, and calcium intake and prostate cancer in a prospective cohort of Japanese men, *Cancer Epidemiol Biomarkers Prev.*, **17**, 930-937 (2008)

病態 がんの中では予後は比較的良好である。50歳以下での罹患は家族性以外まれで，60歳以降に発症する場合が多く，年齢とともに増加する。元来は欧米人に多いがんで，近年食生活の欧米化により罹患率が急増している。国立がん研究センターが4万3,000人を追跡した大規模調査において，乳製品の摂取が前立腺がんのリスクを上げ，カルシウムや飽和脂肪酸の摂取がリスクをやや上げることが示された*。人種としては黒人，白人，アジア人の順に頻度が高い。遺伝的には若年例では家族性の前立腺がんが存在する。近年ではPSA（prostate specific antigen，**前立腺特異抗原**）検診の普及などにより，早期に発見されることが多くなった。

前立腺がんは前立腺の外腺に多く発生し，初期は自覚症状がほとんどない。進行するとPSAが高値になり，排尿困難などの症状を生じ，リンパ節や骨，実質臓器に転移する。転移性骨腫瘍のうち，多くは骨硬化性を示すことが特徴的である。一方**前立腺肥大症**は粘膜下，粘膜下腺から発生し，前立腺がんのリスクではなく前がん状態でもない。

診断 血液検査（PSA検査）によるスクリーニングを行い，問診，直腸診，エコー検査を行ったうえで，がんが疑わしい場合には，針生検による病理組織診断が行われる。一般に70歳以上ではPSAが4.0ng／mLをカットオフ値とし，これ以上ならば生検を行う場合が多い。4.0ng／mL＜PSA＜10.0ng／mLでは前立腺がんのみつかる可能性は25〜30％，10.0ng／mL以上で50〜80％といわれている。生検でがん細胞がみつかった場合には，造影CT，MRI，骨シンチにより精嚢浸潤などの前立腺被膜外へのがん浸潤やリンパ節，骨，他臓器転移の有無が検査される。

治療 ホルモン療法，外科手術による除去，放射線療法，化学療法，経過観察療法（PSA監視療法）などがある。ホルモン療法には，アンドロゲン拮抗剤，LH-RHアナログ，エストロゲン製剤などがある。場合によっては精巣摘出手術が併用される。

＊ 国立がん研究センター がん対策情報センター編：全国がん罹患モニタリング集計（Monitoring of Cancer Incidence in Japan：MCIJ）2007年罹患数・率報告，229-234（2012）

【演習問題】

問1 生殖器の発育過程についての記述である。正しいのはどれか。
（2009年国家試験）
(1) 男性の性染色体は，2本のX染色体より構成される。
(2) X染色体には，性を決定する遺伝子が存在する。
(3) ウォルフ管は子宮へと分化する。
(4) 女性ではミュラー管が退縮する。
(5) テストステロンは，ライディッヒ（Leydig）細胞から分泌される。
　解答 (5)

問2 生殖系の構造と機能に関する記述である。正しいのはどれか。

(2006 年国家試験)

(1) 更年期には，卵胞刺激ホルモンの分泌が停止する。
(2) ダグラス窩は，膀胱と子宮の間にある。
(3) 排卵後にプロゲステロンの分泌は低下する。
(4) 卵巣には，種々の発達段階の卵胞が散在している。
(5) 黄体形成ホルモンは，卵胞から分泌される。

解答 （4）

問3 妊娠高血圧症候群に関する病態である。正しいものの組合せはどれか。

(2011 年国家試験)

a 血圧　150／100mmHg
b 尿量　3,000mL／日
c 尿たんぱく質　1g／日
d てんかん

(1) a と b　　(2) a と c　　(3) a と d　　(4) b と c　　(5) c と d

解答 （2）

問4 妊娠糖尿病に関する記述である。正しいのはどれか。1つ選べ。

(2011 年国家試験)

(1) 薬物療法には，インスリンを用いる。
(2) 妊娠前から診断されている糖尿病をいう。
(3) 血糖コントロール目標は，朝食前血糖値を 150mg／dL とする。
(4) ケトン体産生を亢進させる食事とする。
(5) 妊娠に伴うエネルギー付加は，行わない。

解答 （1）

問5 生殖器系の疾患に関する記述である。正しいのはどれか。1つ選べ。

(2011 年国家試験)

(1) 子宮筋腫には，エストロゲン依存性が認められる。
(2) PSA は，子宮頸がんの腫瘍マーカーである。
(3) 子宮体がんは，扁平上皮がんの頻度が高い。
(4) ヒトパピローマウイルス感染は，子宮体がん発生と関連性が深い。
(5) 子宮内膜症は，閉経後に好発する。

解答 （1）

15 血液・造血器・リンパ系

15.1 血液・造血器・リンパ系の構造と機能
15.1.1 血球の分化・成熟

血液は血球と血漿からなる。血球は細胞（固形成分）であり、血漿は液体成分である。

(1) 造血

胎生期では卵黄嚢により造血が始められるが、その後、肝臓や脾臓が造血組織となる。そして、出生後は正常であれば骨髄が造血組織となる。骨髄にはすべての血球を作るもとになっている**造血幹細胞**[*1]が存在する（図15.1）。

(2) 血球の分化・成熟

血球にはそれぞれに寿命があるが、正常であれば、生体内の血球数は一定に保たれており、絶えず血球を産生する必要がある。そのため、造血幹細胞には終生、造血を続けるために自己を分裂・増殖させる能力（**自己複製能**）と生体内の必要に応じてそれぞれの血球へ分化する能力（**多能性**）を有している。また、これらの造血幹細胞による働きを発揮するためには、**造血微小環境**[*2]と**造血因子**[*3]による刺激が必要である。まず、造血幹細胞は骨髄系幹細胞かリンパ系幹細胞のいずれかに分化する。次に、それぞれの血球に相当する前駆細胞や芽球を経て、成熟した細胞へと分化する。

*1 造血幹細胞　ヒトの場合、骨髄細胞の10万個に1個程度含まれ、すべての血液細胞のもととなる細胞である。多くは細胞周期の休止期（G_0）にあり、ゆっくりと自己複製を行っている。

*2 造血微小環境　通常、細胞の分化・増殖はそれぞれの細胞がもっている遺伝子とそれをとりまく環境により進められる。造血の場合、造血を支持するストローマ細胞が各々の造血因子を分泌することにより、造血微小環境を作っている。

*3 造血因子　特定の細胞に働きかけ、細胞の分化・増殖・生理活性をもたらすたんぱく質をサイトカインという。そのうち、造血に関与するサイトカインを造血因子といい、必要に応じた血球の分化・増殖を促進するため、種々の細胞から多種多様なサイトカインが分泌される。

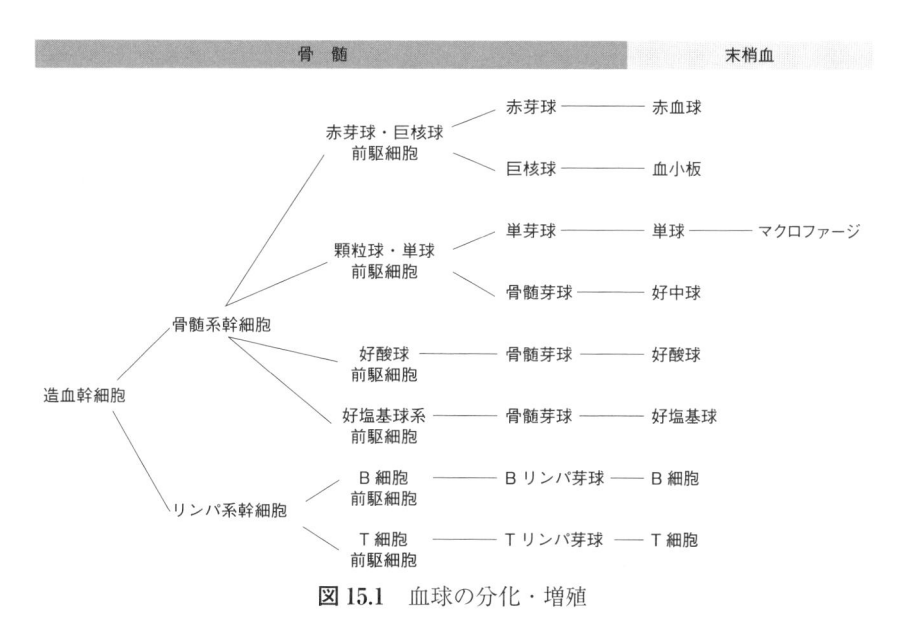

図15.1　血球の分化・増殖

15.1.2 赤血球・白血球・血小板

ヒトの血液量は 60kg の成人で体重の約 13 分の 1（4～5L 程度），比重は 1.055～1.065，pH は 7.4 である。全血液量の 3 分の 1 の血液を失うと生命に危険を及ぼす。抗凝固剤（ヘパリンなど）を入れて採血し遠心分離すると，液体成分である血漿と固形成分である血球とに分かれる。これらの容積比は約 55％：45％であり，全容積に対する固形成分の割合をヘマトクリット（Ht）値という。血球は赤血球，白血球，血小板からなり，これらはすべて，造血幹細胞から作られる。血漿の成分は主に水であるが，その他，電解質や血漿たんぱく質が含まれており，血液浸透圧の維持にかかわっている（図 15.2）。血液の機能としては，ガスや栄養素などの運搬，体内 pH の維持，体液量の維持，防御作用，止血作用がある。

（1） 赤血球

赤血球は直径が 7～8μm で分化の過程で脱核するため，核をもたない。形態は中央部がくぼんだ円盤状であるため，球体のままに比べて，表面積を広げることができる。また，折れ曲がり変形しやすく，狭い毛細血管内も通過することができる。血液 1μL 中に男性では，400 万～500 万個，女性では 350 万～400 万個含まれており，寿命はおよそ 120 日である。

赤血球の主な役割は酸素の運搬であるが，これは細胞内に含まれるヘモグロビンにより行われる。酸素は血中で物理的に溶解できるのは微量であるため，肺胞でヘモグロビンと結びつき酸化ヘモグロビンとなって運ばれ，各末梢組織でその酸素が放出される。ヘモグロビンは酸素が豊富な肺などの組織では酸素と離れにくく，酸素が少ない組織では酸素を放出しやすい性質がある。そのため，効率良く酸素を運搬することができる（12.1.3 参照）。また，赤血球はミトコンドリアをもたず，解糖系によりエネルギーを産生している。

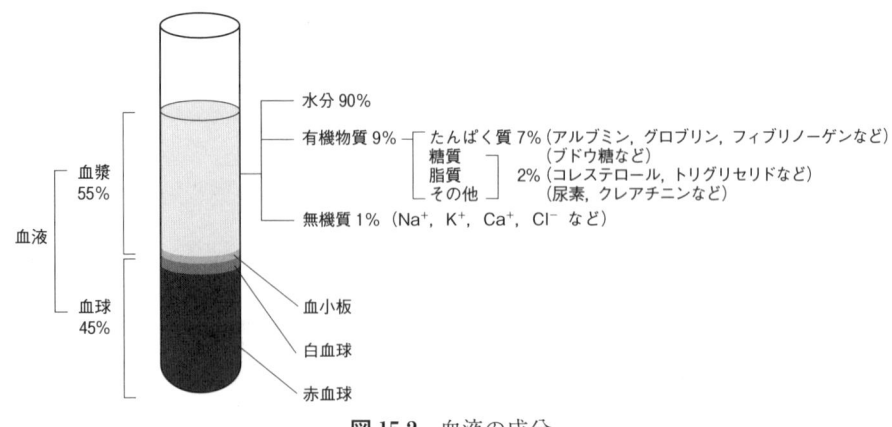

図 15.2 血液の成分

血液
- 血漿 55％
  - 水分 90％
  - 有機物質 9％
    - たんぱく質 7％（アルブミン, グロブリン, フィブリノーゲンなど）
    - 糖質（ブドウ糖など）
    - 脂質 2％（コレステロール, トリグリセリドなど）
    - その他（尿素, クレアチニンなど）
  - 無機質 1％（Na^+, K^+, Ca^+, Cl^- など）
- 血球 45％
  - 血小板
  - 白血球
  - 赤血球

(2) 白血球

白血球は赤血球よりもやや大きく，核をもつ。白血球は顆粒球（好中球，好酸球，好塩基球）と無顆粒球（単球，リンパ球）に分類され顆粒球は細胞質内にある顆粒のギムザ染色による染色の違いによる分類である。これら白血球の大きさ，形態，働きはそれぞれに異なっている。

好中球は末梢血中では白血球全体の50～60％を占め，顆粒球中では大半を占めている。生体内に侵入してきた異物（細菌や真菌類）を処理することによる**生体防御**[*1]の役割を担っている。

好酸球は細胞内に特殊顆粒である major basic protein（MBP）とよばれるたんぱく質を含んでいる。寄生虫の分泌により好酸球は遊走し，このMBPが分泌されることにより，寄生虫を除去する。また，好酸球はアレルギー反応にも関与し，アレルギー検査の指標としてもよく用いられている。

好塩基球はその細胞表面に結合している免疫グロブリンE（IgE）に抗原が結合すると脱顆粒が起こり，顆粒内からヒスタミンなどの炎症性メディエーターを放出し，即時型アレルギーを引き起こす。

単球は直径10～15μm あり，白血球細胞内で最も大きい。血液中では単球の形で存在するが，各組織に移行すると組織内でマクロファージに成熟・分化し固有の機能と名称をもつ。これも**生体防御**[*2]の役割を担っている。

リンパ球はそれぞれに異なった免疫機能を発揮する B 細胞，T 細胞，NK 細胞に分類される（16.1.3 参照）。

(3) 血小板

血小板は巨核細胞の細胞質からちぎれて分離したものである。トロンボポエチンにより産生が促進されるといわれている。直径2～4μmで，健常者の末梢血には血液1μL中に約20万～40万ある。核をもたないが，濃厚顆粒（ADP，ATP，Caなどを含む）とα顆粒（血小板由来因子などを含む）をもち，役割としては，一次止血を担っている（15.1.4 参照）。

15.1.3 血漿たんぱく質

血漿は血液の約55％を占める。その内の約90％が水分であり，約7％が血漿たんぱく質，約2％が糖質，脂質などの非たんぱく質成分，約1％がNa，Caなどの無機質である。

血漿たんぱく質の種類は100種類以上存在するといわれているが，主なものとして，**アルブミン，グロブリン，フィブリノーゲン**[*3]がある。アルブミンとグロブリンの比を **A／G 比**[*4]という。アルブミンは**膠質浸透圧**[*5]をつくり，血液や体液量の調節に関与する。グロブリンは免疫応答のほか，血液凝固因子を含み血液凝固に関与する。この他，血漿たんぱく質は，血圧の維持，ホルモンや金属類の体内の運搬にも関与している。

---

*1 **好中球による生体防御** まず，好中球が骨髄内から炎症巣に移行するため，血管内皮に接着する（接着）。そして，遊走因子による刺激をうけて，血管内から血管外へ出て，異物に向かって移動する（遊走）。異物に到達した好中球は細胞内にそれを取り込み（貪食），食胞を形成し，好中球中のリソソームと融合する。さらに，リソソーム内の分解酵素が食胞内に放出されることと細胞膜表面での活性酸素による破壊により，異物が無害化される（殺菌）。この際，好中球は死滅し，壊れた組織やその残骸が膿となる。

*2 **単球による生体防御** 探究から分化して生じるマクロファージの貪食能は好中球に比べはるかに強い。また，単球は T 細胞へ抗原を提示する作用（抗原提示）や免疫の情報伝達にかかわるサイトカインを産生する作用ももつ。

*3 アルブミン，グロブリン，フィブリノーゲン 血漿中でアルブミンは4.5g／dL前後（50～70％），グロブリンは2.5g／dL前後（21～50％），フィブリノーゲンは0.5g／dL前後（4～10％）を占める。

*4 A／G 比 健常人では1.2～2.0である。肝硬変や肝炎など，アルブミンを作る肝臓に障害が起こった場合や栄養不良，糖尿病，ネフローゼ症候群などの場合，アルブミン濃度が低下し，A／G 比も低下する。一方，多発性骨髄腫，悪性腫瘍，関節リウマチなどの場合，グロブリンが増加することでA／G 比が低下する場合もある。

*5 **膠質浸透圧** 水を血管内に保つ力であり，アルブミンがその中心的役割を担う。アルブミンは分子量が多く半透膜を通過できないため，血管外に水分を逃さないように働く。通常は約28mmHgに保たれている。

*1 一次止血 血管が破れると血管内皮下のコラーゲン繊維が露出する。血管内皮細胞が産生したヴォン・ウィレブランド因子（vWF）を介して血小板が粘着し，活性化される。血小板の内部ではホスホリパーゼの活性化によりアラキドン酸カスケードが進行し，トロンボキサンA_2（TXA_2）の産生上昇が血小板凝集作用と血管収縮作用をもたらす。さらに血小板の活性化により，さまざまな血液凝固にかかわる因子を含む濃厚顆粒とα顆粒が放出され，血液凝固と相互にかかわりながら，血小板同士を凝集させて血栓（一次血栓）が形成される。

*2 二次止血 凝固因子が連続的に変化をし，最終的にフィブリンが形成されることにより凝固が起こるが，反応の起こり方の違いにより内因性と外因性の経路がある。内因性の凝固反応では血液が異物と接触することにより生じ，血液中に含まれる凝固因子（第XII，XI，IX，VIII因子）がCa^{2+}の存在下で反応して第X因子を活性化する。外因性の凝固反応は，組織障害により組織因子が血管に入り込むことにより生じ，第VII因子がCa^{2+}の存在下で反応して第X因子を活性化する。外因性の凝固は数秒で起こるが，内因性の凝固は数分を要する。

血液凝固反応の過程は3層に分類されるが，第X因子によりプロトロンビナーゼ複合体が形成されるまでが第1層である。第2層では肝臓で作られたプロトロンビンがプロトロンビナーゼ複合体の働きにより，トロンビンに変わる。そして，第3層として，トロンビンがフィブリノーゲンをフィブリン（モノマー）に変えるとともに，第XIII因子を活性化し，Ca^{2+}の存在下で，フィブリンが重合して不溶性ポリマーとなり，網状の構造となり安定する。

*3 線溶 損傷を受けた血管が修復されると，作られた止血血栓が不要となるため，血漿中のプラスミノーゲンが活性化されてプラスミンとなる。このプラスミンがフィブリンを分解することで血栓が溶解される。

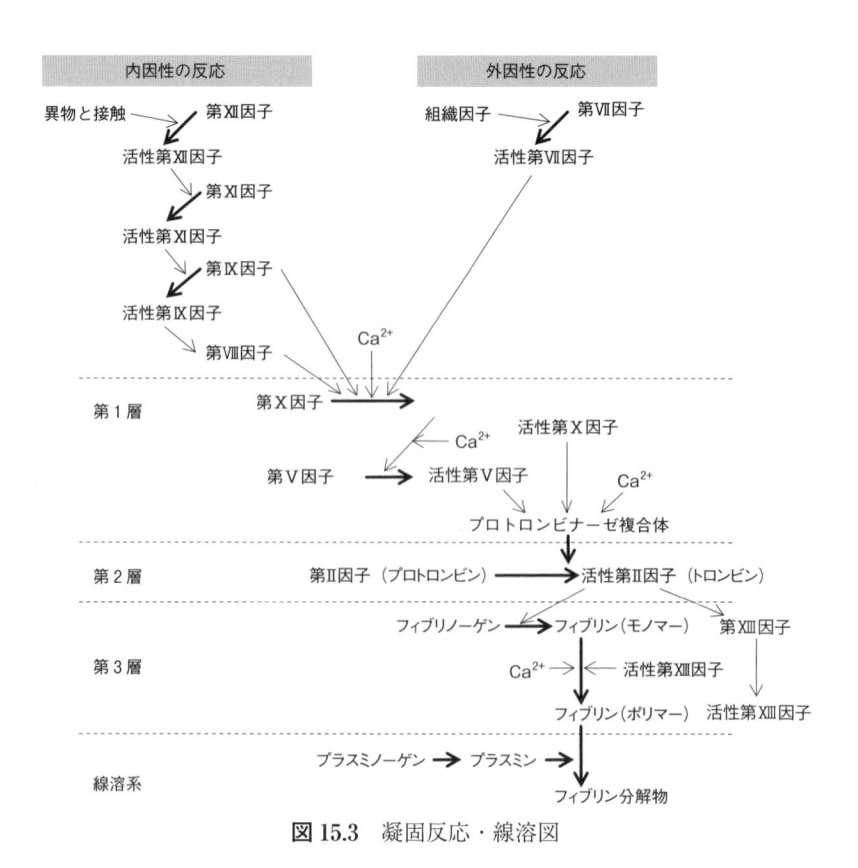

図15.3 凝固反応・線溶図

15.1.4 凝固・線溶系

正常な血管内では血管内皮細胞により血流が滞らないよう，また血栓ができないように保たれている。しかし，血管が破れ血液が血管外へ流出する（出血）と，その損傷部分に血栓が作られ血液の流出を防ぐ。これを**止血機構**という。止血機構は血小板が凝集して起こる**一次止血**[*1]と多数の凝固因子が関与してフィブリンを重合させて作る**二次止血**[*2]とに大別される。また，作られた血栓を溶かし，血管をもとの状態に戻すための機構を**線溶**[*3]という（**図15.3**）。

15.2 血液系疾患の病因・病態・診断・治療の概要

15.2.1 貧血

貧血とは血液中のヘモグロビン濃度が低下している状態と定義され，WHOによる基準値は，成人男子は13g／dL未満，成人女子や小児は12g／dL未満，妊婦や幼児は11g／dL未満とされている。貧血の鑑別として**赤血球指数**を用いた分類がある（**表15.1**）。共通した貧血の症状として，頭痛やめまい・たちくらみ，皮膚・爪・眼瞼結膜の蒼白，易疲労感などがある。

(1) **鉄欠乏性貧血**

病因 鉄欠乏により，骨髄中の赤芽球のヘモグロビン合成が低下し生じ

表 15.1 赤血球指数による貧血の分類

	MCV	MCHC	貧血の種類
① 小球性低色素性貧血	≦80	≦30	鉄欠乏性貧血，鉄芽球性貧血，サラセミア，慢性疾患による貧血
② 正球性正色素性貧血	81～100	31～35	溶血性貧血，再生不良性貧血，腎性貧血
③ 大球性正色素性貧血	100≦	31～35	巨赤芽球性貧血

注）平均赤血球容積（MCV）＝ $\dfrac{\text{ヘマトクリット（\%）} \times 10}{\text{赤血球数}（10^6/\mu L）}$　　平均赤血球ヘモグロビン量（MCH）＝ $\dfrac{\text{ヘモグロビン濃度（g／dL）} \times 10}{\text{赤血球数}（10^6/\mu L）}$

平均赤血球ヘモグロビン濃度（MCHC）＝ $\dfrac{\text{ヘモグロビン濃度（g／dL）} \times 10}{\text{ヘマトクリット数（\%）}}$

る小球性低色素性貧血である。鉄欠乏の原因には，①胃切除後などの吸収の低下，②妊婦などによる需要の増大，③慢性的な出血による喪失の増大，がある。

病態　特有な症状として，症状の進行に伴い，舌炎や口角炎，嚥下障害という**プラマービンソン症候群**が現れる。また組織鉄の欠乏が進むと爪がスプーン状になったり，氷や土などを好んで食べるようになる異食症になることがある。

診断　上記の症状に加え，貯蔵鉄（フェリチン）と血清フェリチンが低下し，トランスフェリン，総鉄結合能（TIBC），不飽和鉄結合能（UIBC）が上昇することから診断を行う。

治療　原因疾患に対する治療と鉄剤の投与が原則である。鉄剤投与には経口投与と非経口投与がある。経口投与の場合，鉄剤を服用し鉄を多く含む食品と鉄の吸収を促進させるビタミンCや良質なたんぱく質を多く含む食品とを組み合わせて摂取することが重要である。非経口投与では静脈内注射が行われるが，過剰投与によるアナフィラキシーショックに注意する必要がある。

(2) 巨赤芽球性貧血

病因　赤芽球をつくる上でDNAの合成障害が起こり，無効造血をきたし，骨髄内では通常よりも大きい巨赤芽球ができる大球性正色素性貧血である。このDNAの障害は①ビタミンB_{12}欠乏や②葉酸欠乏により起こる。ビタミンB_{12}欠乏の原因としては，摂取不足，胃全摘による胃粘膜の萎縮や内因子の欠乏による吸収障害が挙げられる。特に，胃の内因子分泌低下が原因となっているものを**悪性貧血**という。葉酸の欠乏の原因は摂取不足，妊娠などによる需要拡大，吸収障害が挙げられる。

病態　ビタミンB_{12}欠乏では，貧血症状とともに，ハンター舌炎などの消化器症状と四肢の末梢のしびれといった神経症状をもきたす。葉酸の欠乏では貧血症状と消化器症状をきたすが，神経症状はみられない。

診断　末梢血MCVが100以上であることと，血清ビタミンB_{12}または葉酸が低値，無効造血による間接ビリルビン・LDH高値を確認する。また胃

表15.2 主要な出血性疾患

原因	疾患
血小板の異常	血栓性血小板減少性紫斑病（TTP） 特発性血小板減少性紫斑病（ITP） 続発性血小板減少性紫斑病 血小板無力症 再生不良性貧血 溶血性尿毒素症候群（HUS） 急性白血病
凝固系の異常	血友病 播種性血管内凝固症候群（DIC） VonWillebrand病 ビタミンK欠乏症 無フィブリノゲン血症
線溶系の異常	播種性血管内凝固症候群（DIC） t-PA投与
血管の異常	先天性紫斑病 アレルギー性紫斑病 壊血病

の内視鏡検査による萎縮性胃炎も診断の助けとなる。このほか，ビタミンB_{12}欠乏の場合，免疫異常により，抗壁細胞抗体と抗内因子抗体が陽性となる。

治療 原因疾患の治療を行う。また，ビタミンB_{12}欠乏ではビタミンB_{12}製剤を筋肉注射して投与するが，葉酸欠乏では神経症状の悪化を招く恐れがあるため葉酸製剤の投与は禁忌である。食物からの葉酸摂取を増やすことにより症状が改善することが多い。

15.2.2 出血性疾患（表15.2）

出血がしやすい状態，またはいったん出血すると血が止まらない状態を**出血傾向**という。この原因としては，血小板の異常，凝固系の異常，線溶系の異常，血管の異常に大別される。また，これらの原因には遺伝的・先天的なものと後天的なもの（疾患により出現するもの）とがある。出血した場合，その場所により，皮下出血（紫斑），粘膜出血（歯肉や鼻，消化管からの出血），深部出血（関節内出血，脳出血）とよばれる。

(1) 特発性血小板減少性紫斑病（ITP）

病因 抗血小板自己抗体が作られ，血小板数の破壊が亢進し，出血傾向をきたす疾患である。原因として，小児期（10歳以下）ではウイルス感染後に急激に発症する場合が多く（急性型），成人女性（20～50歳）では明らかな誘因はなく緩慢に発症する場合が多い（慢性型）。

病態・診断 症状としては，鼻出血，歯肉出血，紫斑，月経過多がみられる。末梢血で血小板数が減少（10万/μl以下）するが，赤血球，白血球，凝固時間については正常値を示す。血小板抗体を表す血小板関連IgG（PAIgG）が高値となり，骨髄巨核球数は正常または増加となる。さらに，血小板減少をきたす疾患の除外診断を行うことでITPの診断となる。

治療 まずは副腎皮質ステロイドの投与を考え，効果が得られない場合は，脾摘を行う。さらに，効果が得られない場合は免疫抑制療法を行い，緊急時には血小板輸血を行う。

(2) 血友病

病因 血友病Aでは血液凝固因子である第VIII因子活性が，血友病Bでは第IX因子活性が低下することにより，出血傾向をきたす遺伝性の疾患である。遺伝形式は伴性劣性遺伝で，ほとんどの患者は男性であり，約10万人出生に1人の確率で発症している。

病態 特徴的な症状として，関節内血腫，筋肉内血腫などの体の深部で起こる出血がある。1歳以下より発症する場合もあるが，軽症の場合，抜歯

や手術後になかなか止血されないことで発症が確認されることもある。また，幼少期から打ち身や青あざがあり，自然出血もみられる。

診断 血小板数，出血時間，プロトロンビン時間（PT）は正常であるが，活性化部分トロンボプラスチン時間（APTT）だけが延長する。血友病A・Bともに臨床症状は同じであるため，血友病Aでは第Ⅷ因子活性の不全を認め，ヴォン・ヴィレブランド因子の異常がないかを調べた後に診断し，血友病Bでは第Ⅸ因子活性の不全を調べることで鑑別する。

治療 血友病Aでは第Ⅷ因子製剤，血友病Bでは第Ⅸ因子製剤を定期的に投与する。また血友病患者に手術を行う場合には，術前，術中に必要に応じて凝固因子を補充する必要がある。

(3) 播種性血管内凝固症候群（DIC）

病因・病態 さまざまな基礎疾患（白血病，敗血症，自己免疫疾患など）により，全身の血管内で凝固が活性化され，微小血栓ができる。そのため，血小板や凝固因子が大量に消費され，出血傾向をきたす。また，血栓による臓器障害をもきたす疾患である。症状としては，紫斑や血尿，下血，吐血などがあり，血栓により虚血を起こし，多臓器不全をきたす。

診断 凝固系因子の亢進に関して血小板数の減少，フィブリノーゲン延長，APTT・PTの延長がみられ，線溶系の亢進に関して，FDP・D-ダイマーの増加，プラスミノーゲンの減少がみられる。

治療 まずは原因疾患の治療を優先する。また，血液凝固をさせないようにするため，ヘパリンの投与やアンチトロンビン製剤の投与を行う。出血が著しい場合は抗凝固製剤の投与のもと，新凍結血漿や血小板製剤を補充する。

15.2.3 白血病

白血病は血液細胞ががん化し増殖する疾患で，造血器腫瘍（**表15.3**）の一種である。白血病には骨髄内でがん化した細胞が増える急性白血病と，全身をめぐる血管や血液中にもがん細胞が増える慢性白血病がある。造血器腫瘍には白血病のほか，血管と同様に全身にはりめぐらされたリンパ管へがん化したリンパ球が侵入し，リンパ節やリンパ組織でがん細胞が増える悪性リンパ腫が

表15.3 造血器腫瘍の分類

白血病	急性骨髄性白血病（AML）		M0（最未分化型）
			M1（未分化型）
			M2（分化型）
			M3（前骨髄性）
			M4（骨髄単球性）
			M5（単球性）
			M6（赤白血病）
			M7（巨核芽球性）
	急性リンパ球性白血病（ALL）		L1
			L2
			L3
	慢性骨髄性白血病（CML）		
	慢性リンパ球性白血病（CLL）		
	成人T細胞白血病（ATL）		
悪性リンパ腫	非ホジキンリンパ腫	B細胞腫瘍	前駆B細胞腫瘍
			成熟B細胞腫瘍
			B細胞増殖疾患
		T細胞・NK細胞腫瘍	前駆T細胞腫瘍
			成熟T細胞・NK細胞腫瘍
			T細胞増殖疾患
	ホジキンリンパ腫		

注）WHO分類をもとに作成。ただし，急性白血病の分類は，France-America-British（FAB）分類による。

ある。造血器腫瘍はいずれも遺伝子の変異が原因であり，細菌，ウイルス，薬剤，放射線などの関与が疑われている。

　正常の場合，骨髄内で造血幹細胞が分化・成熟を経て，血管内に血液細胞として送り込まれる。しかしながら急性白血病ではこの造血幹細胞が分化せずに，骨髄内で未熟な血液細胞（芽球）のまま，急激に増殖する（白血病細胞という）。そのため，正常な血液細胞の分化・成熟が抑制され，末梢血中の赤血球，好中球，血小板などの血液細胞が減少する。また未熟な芽球が骨髄外にあふれ，その他の臓器にも浸潤し，影響を及ぼす。この芽球が骨髄性分化を示すものを急性骨髄性白血病，リンパ系分化を示すものを急性リンパ球性白血病という。一方，慢性白血病では造血幹細胞は分化能を有しており，未熟な細胞から正常な成熟細胞まで各段階での細胞が増殖する。

　治療としては，化学療法，造血幹細胞移植などが行われる。悪性リンパ腫に対しては，放射線療法も行われる。かつては，若干の例外を除き，いずれも非常に予後不良であったが，近年治療法が目を見張る進歩を遂げた結果，種類によっては5年生存率が50％を超えるケースが数多くみられるようになってきた。

【演習問題】

問1　ビタミンK依存性凝固因子である。正しいのはどれか。2つ選べ。

（2012年国家試験）

(1) 第V因子
(2) 第VII因子
(3) 第VIII因子
(4) 第X因子
(5) 第XIII因子

解答　(2), (4)

問2　貧血とその血液検査所見に関する組合せである。正しいのはどれか。1つ選べ。

（2012年国家試験）

(1) 鉄欠乏性貧血 ――――― 不飽和鉄結合能（UIBC）低値
(2) 溶血性貧血 ――――― ハプトグロビン低値
(3) 再生不良性貧血 ――――― 葉酸低値
(4) 巨赤芽球性貧血 ――――― ビタミンB_{12}高値
(5) 腎性貧血 ――――― エリスロポエチン高値

解答　(2)

【参考文献】

医療情報科学研究所編：病気がみえる5　血液，メディックメディア（2008）

Bunn, H. F. & J. C. Aster 著, 奈良信雄訳：ハーバード大学テキスト　血液疾患の病態生理，メディカルサイエンスインターナショナル（2012）

16 免疫, アレルギー

16.1 免疫と生体防御

生体内に異質のものが侵入したとき,生体にとって有利に異物を排除しようとする場合を免疫反応といい,不利となるような現象を総括してアレルギー反応とよぶ。異物（ウィルスや細菌感染など）や体内の異物（がん細胞など）は自己（自分）にとってみれば非自己であり,自己防衛のための細胞群はこれらの自己の排除反応を開始する。こうした反応を**生体防御反応**とよぶ。また,非自己のものを抗原とよび,抗原の種類には次の**表16.1**のようなものがある。生体は防御反応として抗原に対応する抗体を産生する。

16.1.1 特異的・非特異的防御機構

生体が外敵から身を守るためのものには,**特異的防御反応**と**非特異的生体防御反応**がある。特異的防御反応は液性および細胞性免疫反応がある。非特異的生体防御反応としては,皮膚の弾性,皮膚表面にひろがる皮脂やリゾチーム,気管や腸管,膣の粘液,好中球による貪食,出血を止める血小板などがある。抗体は対応する抗原と特異的に強固に結合し,抗原が毒素や細菌の場合,毒素の毒性を失わせたり,細菌を溶解させるなどの働きをする。抗原は血清中に存在するたんぱく質の一種で,**免疫グロブリン**（Ig）ともよばれる。免疫グロブリンは4本のポリペプチドからなり,長いH鎖と短いL鎖からなる。

免疫グロブリンにはIgG, IgA, IgM, IgD, IgEの5種類がある。それぞれの作用は次のとおりであり,種類と性状は**表16.2**のとおりである。

IgG：補体の活性化。血清中の免疫グロブリンのなかで最も量が多く70〜80％を占める。胎盤を通過できる唯一の抗体。

IgA：気道,消化管,尿路の粘膜面での防御。初乳中には分泌型IgAが多く含まれる。

IgM：ウイルス,細菌感染に対する防御。感染の初期に上昇。

IgD：不明。

IgE：アレルゲン反応：肥満（マスト）細胞に結合し,アナフィラキシーショックに関与する。

表16.1 抗原の種類と代表例

抗原の種類	代表例
吸入性抗原	ダニ, スギ花粉など
食事性抗原	牛乳, 卵, ソバなど
接触性抗原	化粧品, ウルシなど
薬物抗原	ピリン系製剤, ペニシリン, ホルモン剤など
感染性抗原	ウイルス, 寄生虫など

出所）野々垣常正ほか編：イラスト病理学, 64, 東京教学社 (2002)

表 16.2　免疫グロブリンの種類と性状

クラス	作用	分子量（万）	半減期（日）	血中濃度（mg/dl）	胎盤通過性	補体結合性
IgG	補体の活性化，オプソニン作用による生体防御	15	21	500〜2,000	+	+
IgA	気道，消化管，尿路の粘膜面での防御	16	6	50〜400	−	−
IgM	ウイルス，細菌感染に対する防御	90	5	50〜200	−	+
IgD	不明	18	3	0.5〜5	−	−
IgE	アレルゲンに反応	20	3	0.01〜0.1	−	−

出所）味澤篤ほか編：アレルギー疾患患者の看護（第11版），14，医学書院（2006）

補体は血清中に存在するたんぱく質でC1からC9の9つの成分からなる酵素である。補体は抗原に抗体が作用することによって連鎖的に活性化し，白血球に食べられやすくする作用（オプソニン作用）や細胞膜の破壊を引き起こす。

16.1.2　全身免疫・局所（粘膜）免疫

局所（粘膜）に影響するものと全身の免疫機構に影響する免疫機構がある。

粘膜は常時抗原や微生物にさらされており，これらから粘膜面を防御する**局所免疫機構**が存在する。これを粘膜免疫防御系とよび，分泌型IgAがその一部を構成している。代表的なものとして消化管免疫防御系，気道免疫防御系および鼻腔免疫防御系が知られている。腸管粘膜は各種の食餌性たんぱく質や腸内細菌，ウイルスなどの外来の抗原にさらされているが，腸管ではIgAが分泌される。つまり，消化管リンパ装置は免疫グロブリンA（IgA）を産生・分泌し，これが腸管粘膜を覆っていて各種抗原が生体内に侵入するのを防いでいる。これが消化管の局所免疫機構である。

この防御機構の破綻によって体内に侵入した抗原は，IgGを主体とする**全身免疫機構**を誘導し，生体防御の一端を担うとともに食事アレルギーなどを引き起こす。

粘膜免疫機構はIgAの産生誘導を行う誘導組織とIgAが分泌・機能する実効組織，そしてそれらをつなぐ帰巣経路から構成される。誘導組織において粘膜面に存在する抗原提示細胞はリンパ球を活性化させ，遊走させる働きをもっている。リンパ球はリンパ節で分化した後に実効組織に到達し，IgAを産生する。この際，一度誘導組織を離れたリンパ球は再び同じ組織に戻ってくる傾向をもち，これをリンパ球のホーミング（帰巣現象）とよぶ。

16.1.3　細胞性免疫・液性免疫

細胞性免疫は，T細胞がつかさどっており，生体防御システムの重要な役割を担っている。どんな異物が生体に侵入しているかを細胞表面に示すことから別名抗原提示細胞ともよばれる。細胞性免疫とはこの抗原提示に基づい

て，T細胞自身によって，結核菌，ウイルスなどの病原体からの感染を防御する。Tリンパ球は，胸腺で成熟・分化する。

液性免疫は，抗原刺激により，Bリンパ球とそれから分化した形質細胞が抗体を産生する。この抗体が関与する免疫機構を液性免疫という。この抗体を前述の免疫グロブリンとよぶ。Bリンパ球は骨髄で作られる。臓器移植後の拒絶反応はこれらの免疫機能の不適合によるものである。

16.1.4 免疫寛容

生体は通常，自己の組織・細胞・たんぱく質・糖たんぱく質に対しては免疫反応しない自己寛容（トレランス）の状態を保持している。つまり抗原を非自己と認識しないことを免疫寛容とよび，抗原に対して特異的に免疫反応が起こらないことをいう。食物アレルギーを抑制する働きがある。

16.1.5 免疫と栄養

免疫機能は早期に栄養状態の影響を受けることから，早期の栄養状態の指標になる。細胞性免疫と液性免疫は栄養障害により何れも低下する。免疫力を上げ，感染症合併症を防ぐ栄養成分として，アルギニン，グルタミン，n-3系多価不飽和脂肪酸，核酸，分岐鎖アミノ酸が知られている。これらは炎症反応そのものを抑制する免疫栄養素として最近，注目されている。

アルギニンやグルタミンは非必須アミノ酸であるが，侵襲時には需要が増えるため侵襲時に免疫機能を高め，腸管，免疫細胞エネルギー源としての役割を果たし，腸管粘膜の構造と機能の保持に有効とされ創傷治癒を促進する。またn-3系多価不飽和脂肪酸はプロスタグランジンE_2の産生抑制により細胞性免疫を増強し，核酸はたんぱく合成の亢進により免疫能を高める。

なお微量元素の欠乏で最も多い亜鉛欠乏では免疫能が低下する。

16.1.6 アレルギー

免疫反応のなかで生体にとって不利な現象はアレルギーとよばれ，アレルギー反応を引き起こす抗原をアレルゲンとよぶ。アレルギー疾患のうち，通常は無害な外来抗原に対して起きる病気をアレルギー疾患とよび，自己の抗原に対して起きる病気を自己免疫疾患とよぶ。アレルギーの分類はⅠ型からⅣ型がある。Ⅰ型アレルギーに関する免疫グロブリンはIgEであり，ヒスタミンの放出により炎症が生じる。

表16.3 アレルギー反応の分類

アレルギー	I型	II型	III型	IV型
	アナフィラキシー型 （anaphylaxia）	抗体依存性細胞傷害型 （antibody dependent cell toxicity）	免疫複合体型 （Arthus reaction） 血清病型（serum disease）	遅延型（delayed type hypersensitivity） ツベルクリン反応 細胞性免疫型 （cellular immunity）
関与する抗体，細胞	IgE	IgG > IgM	IgG > IgM > IgA	T-lymphocytes killer cell
補体関与	なし	あり／なし	あり	なし
抗原	外因性アレルゲン	細胞膜抗原 内因性が多い	外因性／内因性	細胞膜抗原
皮内反応極期	30分	−	3〜8時間	24〜48時間
疾患	花粉症 気管支喘息 アレルギー性鼻炎 蕁麻疹 食事性アレルギー ペニシリン・ショック	溶血性貧血 胎児赤芽球症 特発性血小板減少性紫斑病 リウマチ性心疾患 橋本甲状腺炎 重症筋無力症	壊死性血管炎 全身性エリテマトーデス 膜性腎炎 関節リウマチ 血清病 膠原病	接触皮膚炎 結核・ツベルクリン反応 ハンセン病 同種移植拒絶反応 膠原病

出所）渡邊昌：病理学テキスト，45，文光堂（2006）

16.2 免疫・アレルギー疾患の病因・病態・診断・治療の概要

前節の**表16.2**で示したとおり，アレルギー反応を起こす抗体は主にIgE抗体である．I型では，抗原の侵入に対してIgE抗体が産生され，産生されたIgE抗体がマスト細胞や好塩基球に結合し，これを感作の成立とよぶ．この状態でアレルゲンが侵入すると数分でヒスタミンなどのメディエーターが遊離され，気管支の収縮や蕁麻疹などさまざまな症状を呈し，即時型アレルギー反応ともよばれる．

16.2.1 アレルギーの種類（表16.3）

I型アレルギーにはアレルギー性鼻炎や気管支喘息が含まれる．アナフィラキシーはヒスタミンの過剰分泌による即時型反応である．II型アレルギーは液性免疫である．血液不適合輸血や自己免疫疾患に関与する反応である．

不適合輸血で重篤な副作用が生じるが自己血輸血では重篤なアレルギー反応を起こさない。Ⅲ型には全身性エリテマトーデスによる糸球体腎炎など膠原病・自己免疫疾患に関係する。Ⅳ型は，抗原の再侵入の際に感作されたT細胞が炎症を引き起こし，この反応では炎症成立までに48時間程度の時間を要することが多く，遅延型アレルギー反応ともよばれる。この他，レセプターに対する自己抗体によりレセプターが刺激されつづけ，ホルモンなどが分泌されつづけるⅤ型アレルギーがあり，バセドウ病などの病因となっている。

16.2.2 食物アレルギー

「食物アレルギー診療ガイドライン2012」（日本小児アレルギー学会食物アレルギー委員会作成）において，食物アレルギーとは「食物によって引き起こされる抗原特異的な免疫学的機序を介して生体にとって不利益な症状が惹起される現象」と定義されている。

診断 発症は消化機能の未発達な乳幼児に多くみられるが，成長とともに軽減することが多い。食物アレルギーはIgEが関与する。食物アレルギーの原因で最も多いのは鶏卵である。診断にはアレルゲンを推定するため血液中の特異的IgE抗体を測定する（RAST法）。食物誘発アレルギーの皮内反応は15～20分後に判定する。食物アレルギーでは皮膚症状が多くみられる。小児食物アレルギーは母乳のほか，果物や加工食品を含め原因食品の摂取により少量の摂取でも発症するⅠ型アレルギーでIgEが関与する。新生児期にも発症することがあるが，乳幼児期が発症のピークである。アナフィラキシーショックを誘発することがある。「特定原材料表示」の中で表示が義務化されているのは，卵，乳・乳製品，小麦，そば，落花生，えび，かにの7品目である。大豆を含む食品は，表示の義務がない。

治療 治療には除去療法と減感作療法が行われる。除去療法では，原因食品を特定して食事より抗原を除去する。そのため，栄養面を考慮しアレルゲンを含まない代替食品を用いて栄養の確保をはかる。除去食療法では，原因となる食品は生涯にわたり除去しなければならないこともあるが，成長とともにアレルギーが自然寛解することがある。減感作療法は，原因食品を食べられる量を少しずつ増やしていく。成長とともに発症の頻度と症状は軽減することが多い。あく抜き処理などは，抗原たんぱく質の変性や加熱処理によるたんぱく質の熱変性を利用して食品の抗原性を弱める。

16.2.3 膠原病・自己免疫疾患

膠原病とは，臓器に存在する結合組織を構成する膠原線維にフィブリノイド変性を示す疾患である。従来，疾患は臓器特異的であると考えられていたが，膠原病では病変が多臓器に現れることが示された。特徴として，多臓器

病変と膠原線維のフィブリノイド変性であり，関節リウマチ（RA），全身性エリテマトーデス（SLE），強皮症，多発性筋炎，皮膚筋炎，結節性多発性動脈炎，リウマチ熱の7疾患が膠原病とよばれてきた。また，膠原病類疾患として，シェーグレン症候群，ベーチェット病などがある。膠原病は解釈の分野の違いによってそのよばれ方が異なる。病理所見の解釈では「膠原病」，臨床症状による解釈では「リウマチ性疾患」，原因・病因による解釈では「自己免疫疾患」とよばれる。

診断 膠原病の検査では，抗核抗体をはじめ種々の自己抗体がみられ，これらのうち各疾患に特徴的なものは疾患標的抗体とよばれており診断に有用である。免疫学的検査の項目として，免疫グロブリン，リウマトイド因子，抗核抗体，補体，免疫複合体などを調べる。症状の特徴として，全身性エリテマトーデスでは，蝶形紅斑がみられループス腎炎を合併する。シェーグレン症候群では，唾液分泌の低下がみられる。強皮症では嚥下障害をきたす。

治療 薬物療法として非ステロイド抗炎症薬，ステロイド薬，免疫抑制薬，抗リウマチ薬などを用いる。その他の治療法として，免疫吸着療法，血漿交換療法，理学療法，手術療法などが挙げられる。

16.2.4 免疫不全

先天的に免疫能に異常をきたし，易感染傾向を呈する。1991年のWHOの分類では複合型免疫不全症，抗体欠乏を主とする免疫不全症，ほかの明確に定義された免疫不全症，その他の免疫不全症（免疫不全を伴う先天性または遺伝子疾患，補体欠損症，食細胞機能不全症）が含まれる。

エイズ（AIDS）は後天性免疫不全症候群の略語であり，ヒト免疫不全ウイルス（HIV）の感染によって種々の免疫不全症状を示す。免疫不全をきたすため，カンジダ症，カリニ肺炎，サイトメガロウイルス感染症などの日和見感染を起こしたり，さらにカポジ肉腫やトキソプラズマ脳症などもみられる。

臓器移植時にみられる拒絶反応対策には，免疫抑制剤が有効である。

【演習問題】

問1 免疫グロブリンに関する記述である。正しいのはどれか。

(2011年国家試験)

(1) IgMはI型アレルギーに関与する。
(2) IgAは免疫グロブリンの中で血中濃度が最も高い。
(3) IgDは分子量が最も大きい。
(4) IgGは胎盤を通過する。
(5) IgEは，感染後最初に血中に現れる抗体である。

解答 (4)

問 2 食物アレルギーに関する記述である。正しいのはどれか。

(2010 年国家試験)

(1) 食物アレルギーでは皮膚症状は認められない。
(2) 乳幼児の食物アレルギーは，自然寛解しない。
(3) 果物では食物アレルギーは生じない。
(4) アレルゲンを推定するため，特異的 IgG 抗体検査を行う。
(5) 食物誘発アレルギーの内皮反応は，15〜20 分後に判定する。

解答 (5)

【参考文献】

吉田勉監修：わかりやすい臨床栄養学（第 3 版），三共出版（2012）
野々垣常正，瀬木和子：イラスト病理学—疾病のなりたち，東京教学社（2000）
渡邊昌：病理学テキスト，文光堂（2006）
味澤篤ほか編：アレルギー疾患患者の看護（第 11 版），医学書院（2006）

コラム 14 アレルギーマーチと鼻炎合併喘息

アレルギーマーチとは，乳児期から学童期にかけて年齢に応じ複数のアレルギー疾患にかかり，異なるアレルゲンに感作していく様子のことである。アレルギー疾患の原因とともにアレルゲンが変化していく。たとえばアトピー性皮膚炎や食物アレルギーは，乳児期に発症し次第に軽快・治癒していく傾向がある。これに対して，小児気管支喘息は 1〜3 歳にピークがあり，アレルギー性鼻炎は 5 歳以降に発症率が上昇していく。アレルギーマーチの病態の本質に関しては，まだ明らかにはなっていない。このようにアレルギー疾患は時間的多相性がみられるが，また空間的多発性もみられる。喘息児にアレルギー性鼻炎や副鼻腔炎の合併が多いことや，鼻炎合併喘息の病態研究が進み，気道系で生じるアレルギー疾患は発症部位によらず一体的に理解し，診断・治療しようとする考え方（one airway, one disease）が浸透してきている。アレルギーマーチの病態解明は不十分であり，特効薬も見出されていないが，受動喫煙の回避指導（保護者の喫煙など），ダニ抗原の除去，回避，鼻炎による口呼吸の改善などがアレルギー疾患全体の発症，重症化予防として重要であると考えられる。

17 感染症

17.1 感染症の成因・病態・診断・治療の概要

感染とは，病原体がヒトをはじめとする動物や植物（宿主[*1]という）の体内に侵入あるいは体表に定着して増殖する状態をいう。病原体には後述する病原微生物のほか，**異常プリオン**[*2]も含まれる。感染を受けたヒトなどに何らかの異常が生じた状態を感染症という。感染を受けても症状が現れない場合もあり，これを**不顕性感染**という。

ヒトからヒトへ感染が伝播する感染症を伝染病という。有史以来，感染症，特に伝染病はヒトの疾病や死因にとって極めて大きな位置を占めてきた。現代でも感染症はヒトの疾病対策上非常に重要な対象のひとつである。

感染はその侵入経路によって**経口感染**，**経気道感染**，**経皮感染**に分けられる。また感染経路によって，食物感染，**水系感染**[*3]，**飛沫感染／空気感染**[*4]，**接触感染**[*5]などにも分けられる。このほか母体から胎児などに感染することを**垂直感染**[*6]といい，それ以外の個体から個体への感染である**水平感染**と区別される。

感染症の症状としては，主として炎症反応による発熱と疼痛がある。発熱に伴い通常は脈拍も増加するが，感染症によっては増加しない（**比較的徐脈**）ことがある。感染が拡大し，血液にまで及ぶ**敗血症**になると，血圧低下が起こり（敗血症ショック），生命に危険な状態となる。これらの症状に加えて，感染部位により多彩な症状を伴う。たとえば，脳炎では意識レベルの低下，肺炎では呼吸機能障害，肝炎では肝機能障害が生じ，進行すればやはり生命に危険が及ぶ。このほか，感染症には発がんリスクにつながるものがある。表17.1 に，感染するとがん発症リスクが上昇するとされている感染症の原因

[*1] 宿主　菌や寄生虫などが寄生・共生する相手の生物。

[*2] 異常プリオン　たんぱくよりなる病原体で，羊，ヤギの伝達性海綿体脳症であるスクラピー，パプアニューギニアの人肉を食する種族でみられた自律神経，筋肉の異常と認知症を呈するクールー病，および牛海綿状脳症（BSE）の牛を食べて発生するクロイツフェルト-ヤコブ病（認知症と小脳症状，不随意運動を生じる）の原因となる。

[*3] 水系感染　病原体に汚染された水を摂取することで生じる感染症。

[*4] 飛沫感染／空気感染　患者の咳などで体液の粒子（飛沫）が飛散する中に含まれた病原体が，他の人の粘膜に付着することにより感染すること。

[*5] 接触感染　飛沫として空気中に放たれた病原体が，空気中で水分が蒸発して軽い微粒子（飛沫核）となってもなお病原性を保つ場合に，他の人がそれを気道から吸い込むことにより感染すること。

[*6] 垂直感染　感染経路には，胎盤を通じたものや，出産時に母親の血液を飲み込んで起こるものがあるが，そのほか授乳によって起こるものを含める場合もある。

表17.1 感染症の原因病原体と発症リスクが上昇するがん

感染症の原因病原体	がん
エプスタイン・バー（EB）ウイルス	バーキットリンパ腫，胃がん
ヒトパピローマウイルス（HPV）	子宮頸がん
ヒトリンパ球向性ウイルス1型（HTLV-1）	成人T細胞白血病（ATL）
B型，C型肝炎ウイルス（HBV，HCV）	肝がん
ヘリコバクター・ピロリ菌	胃がん

病原体のうち主なものをまとめた。

17.1.1 病原微生物

感染症を生じる病原微生物には，**細菌**，**ウイルス**，**真菌**[*1]，**リケッチア**[*2]，**寄生虫**[*3] などがある。

(1) 細菌感染症

細菌とは，**原核生物**[*4]の一種で，単細胞生物である。大きさは約0.2〜10μmで細胞壁に包まれているが，さらにその周囲に**莢膜**[*5]をもつものや，**芽胞**[*6]を形成するものもある。細菌はその形状により球菌，桿菌，ラセン菌に，またグラム染色によりグラム陽性菌と陰性菌に分類される。さらに，酸素の存在下での増殖により好気性菌と嫌気性菌とに分けられる。

(1) 結核

結核は，抗酸菌の一種である結核菌の感染により，主として呼吸機能が冒される疾患である。**感染症法**[*7]の2類感染症に位置づけられる。かつては猛威をふるい，昭和20年代前半まではわが国の死因の第1位であったが，その後栄養状態の改善や治療法の開発などにより，患者数，死亡数は激減した。しかし，完全な根絶までには至らず，現在でも年間2,500人程度の新たな発症がみられ，集団感染もしばしば生じること，いったん感染すると遷延化しなかなか完治しないことから，**再興感染症**として対策が行われている。

典型的な症状としては，感染後半年から2年で，咳，痰，微熱などが現れ，血痰，食欲低下，体重減少などを伴う。高齢者などでは症状がはっきりしないことも多く，治療が遅れると，肺病変が拡大し呼吸困難に陥る。肺のほか，骨や腸管，腎臓の他臓器にも病巣を生じ，多彩な症状を来たすこともある。

[*1] 真菌 さまざまな多細胞性（糸状菌）または単細胞性（酵母）の真核微生物。かびともいう。葉緑素をもたない点で藻類と，多糖性細胞壁をもつ点で原虫と区別される。

[*2] リケッチア 細菌の一種だが，他の生物の細胞内でしか増殖できない偏性細胞内寄生虫。各種のリケッチア症の原因となる。

[*3] 寄生虫 他の生物に寄生する生物のうち，動物をいう。単細胞からなる原虫と，多細胞からなる蠕虫（さらに線形動物（蟯虫），扁形動物（吸虫類，条虫類）に分かれる）に分けられる。

[*4] 原核生物 細胞核をもたない生物。

[*5] 莢膜 ある種の細菌がもつ細胞壁の外側にある被膜状の構造物。

[*6] 芽胞 ある種の細菌が形成する耐久性の非常に高い構造物。

[*7] 17.4 (p.228) 参照。

コラム15　感染症法

平成11年4月感染症の予防に関する施策を抜本的に見直し，感染症の予防及び感染症の患者に対する医療に関する総合的な施策の推進を図ることを目的にあ，それまでの伝染病予防法，性病予防法，後天性免疫不全群の予防に関する法律に代えて，感染症の予防及び感染症の患者に対する医療に関する法律（感染症法）が施行された。さらに，平成19年には，結核予防法も統合された。

この法律では，感染症をその感染力と重篤性から主として5つのグレード（1〜5類）に分類し，グレードに応じた届け出，入院，就業制限，健康診断，消毒などの対策をとることとしている。もっとも厳格な対応が求められる1類感染症には，エボラ出血熱，ペストなどきわめて重篤かつ感染力の高い7疾病が，また2類感染症には，結核，ポリオ，鳥インフルエンザ（H5N1型）など5疾病が，さらに3類感染症には，コレラ，細菌性赤痢，腸管出血性大腸菌感染症などの5疾病が挙げられている。これら1−3類感染症には就業制限が課せられるが，現在の3類感染症では主に調理業務などの就業制限が想定されている。

感染症の分類としては，このほか新感染症，指定感染症，新型インフルエンザ等感染症があり，あらかじめ想定される範囲を超えた新たな事態に対しても，直ちに対応できる体制が取られている。詳細については，本シリーズ1「公衆衛生学」第4章を参照されたい。

これらの症状および胸部X線，ツベルクリン反応，結核菌検査等により診断する治療としては，抗結核薬を半年以上服用する。その際，飲み忘れなどがあると効果が著しく低下することから，**直接監視下短期化学療法（DOTS）**[*1]が行われることもある。抗結核薬は通常いくつかの薬剤を併用して投与される。それぞれの薬剤に特異的な副作用があるのが特徴的である（17.5参照）。近年，それらに耐性を示す結核菌が登場し，問題となっている。感染経路は，結核菌を排菌している患者からの飛沫感染または空気感染である。そのため，かつて結核患者はすべて強制入院となっていたが，現在では排菌がみられない限り，感染予防目的での入院は行われない。予防接種法では，定期勧奨接種1類疾患とされており，生後6ヵ月までに1回BCGを接種する。

(2) 腸管出血性大腸菌感染症

ベロ毒素を産生するO157，O111，O26などの病原性大腸菌（腸管出血性大腸菌）により，腹痛・下痢・血便などを生じる。感染症法では3類感染症に位置づけられている。2〜9日の潜伏期の後に，激しい腹痛を伴う頻回の水様便とそれに続く血便がみられる。発熱は軽度である。症状は非常に軽い場合から重篤な場合までさまざまであるが，発症者の約5％が**溶血性尿毒症症候群（HUS）**[*2]や脳症（けいれん，意識障害）などの合併症を起こし，死亡することがある。治療としては，対症療法が主である。抗生物質は菌そのものには効果があるが，患者体内で菌が死滅する際，菌内のベロ毒素が一度に放出されることによりかえって症状が悪化する場合も多く，投与されないことも多い。感染経路としては，食中毒によるものと，人から人への伝播によるものとがある。このうち，食中毒は，牛肉や牛レバーなどの生食（ユッケ，**レバ刺し**[*3]）や加熱不十分な肉類によることが多い。また，生肉由来の菌が野菜などの食品に付着して起こることもある。人から人への伝播は，患者の介護をした人の手によるもの，トイレや風呂，プールを介したものなどがある。

(3) コレラ

コレラ毒素を産生するO1またはO139コレラ菌の感染によって，多量の水様便によって高度な脱水状態を生じる疾病である。感染症法の3類疾患である。潜伏期は1日以内で，下痢を主症状として発症する。軽症で軟便のみの場合もあるが，重症の場合，腹部不快感のあと突然下痢と嘔吐が始まり，ショック状態に至る。下痢便は**米のとぎ汁様**[*4]で，灰白色の水様便に多少の粘液が混ざったものが1日に数リットル排泄されるため，高度の脱水状態となり，血圧低下，皮膚の乾燥と弾力の消失，意識消失，嗄声，乏尿・無尿などの症状が現れる。**コレラ顔貌**[*5]，**洗濯婦の手**[*6]，**スキン・テンティング**[*7]などの特徴的な所見が現れることも多い。また，低カリウム血症による痙攣が

[*1] 直接監視下短期化学療法（DOTS） Directly Observed Treatment, Short Course 医師，薬剤師など，治療支援者の目の前で薬を服用することで確実な投薬を行う療法。

[*2] 溶血性尿毒症症候群（HUS：hemolytic-uremic syndrome） 溶血性貧血と急性腎不全，血小板減少症毒素が腎臓の毛細血管内皮細胞と，そこを通過する赤血球を破壊することにより生じる。

[*3] レバ刺し 2012（平成24）年7月より，飲食店での牛のレバ刺しの提供が禁止された。

[*4] 米のとぎ汁様（rice water stool）

[*5] コレラ顔貌 眼が落ち込み頬がくぼんだ顔。

[*6] 洗濯婦の手（washwoman's hand）指先の皮膚にしわが寄ること。

[*7] スキン・テンティング（skin tenting）腹壁の皮膚をつまみ上げたとき元にもどらないこと。

認められることもある。通常，発熱と腹痛は伴わない。治療は大量に喪失した水分と電解質の補給が中心で，**経口投与**[*1]や静脈内点滴を行う。重症患者の場合，**抗生物質**[*2]を投与することがある。感染経路は，わが国では流行地で生水，生食品を喫食し，帰国した人（輸入感染症）が主で，輸入食品の摂取により散発的に発症することもあるが，国内では近年人から人への伝播はみられていない。

(4) 細菌性赤痢

赤痢菌の感染によって，発熱，下痢，血便，腹痛を生じる疾病である。感染症法の3類疾患である。わが国では戦後すぐには10万人が感染し2万人が死亡したが，患者は減少を続け，近年では200人程度となり，うち半数以上が国外で感染したものとなっている。潜伏期は1～3日で，全身倦怠感，悪寒を伴う急激な発熱，水様性下痢を呈する。発熱は1～2日続き，腹痛，**しぶり腹**[*3]，膿粘血便などの赤痢症状が出現する。原因となる赤痢菌は，志賀潔が発見したことから *Shigella* と命名された。これは10～100個程度の菌でも感染することが知られている。*Shigella* 属には *S. dysenteriae*, *S. flexneri*, *S. boydii*, *S. sonnei* の4菌種が含まれ，このうち *S. dysenteriae* は**志賀毒素**[*4]を産生するため，感染すると重症化して溶血性尿毒症症候群（HUS）や敗血症を合併し死に至ることがある。他の菌種による感染では症状は比較的軽い。近年は *S. sonnei* による感染が多く，*S. dysenteriae* によるものは1％程度とごくわずかである。治療としては，整腸薬による対症療法とニューキノロン薬などの抗生物質投与を行う。患者や保菌者の糞便，それらに汚染された手指，食品，水，ハエ，器物を介して直接，あるいは間接的に感染する。水系感染の場合は大規模な集団発生を起こす。

(5) ペスト

ネズミに感染したペスト菌がノミを介してヒトに感染し，リンパ節腫脹から（腺ペスト）あるいは直接（敗血症ペスト）敗血症になり高熱を伴って治療しなければ半数以上が死亡する疾病で，感染症法の1類疾患である。局所症状がないまま敗血症になると全身の皮膚で皮内出血を起こし，皮膚が紫色や黒色になって死んでいくことから，かつて黒死病として恐れられた。まれに経過中病変が肺に至ることがある（肺ペスト）が，治療しなければ100％死亡する。このとき肺から咳や痰とともにペスト菌が放たれ，ヒトからヒトへの感染が加速する。治療としては，ストレプトマイシン，ゲンタマイシンやニューキノロン系の抗生物質が効果的で，現代では早期に治療を行えば治癒することが可能である。中世ヨーロッパでは数千万人が死亡したともいわれているが，近年は世界での発症は年間1,000～3,000程度であり，わが国では1926（大正15）年を最後に報告されていない。

[*1] 経口投与　経口投与として，WHOは経口輸液ORS（Oral Rehydration Solution）を推奨している。これは，1Lの水に，塩化ナトリウム3.5g，塩化カリウム1.5g，グルコース20g，重炭酸ナトリウム2.5gを溶かしたものであり，滅菌不要，大量運搬可，安価など利点が多く，治療効果も高いことから，開発途上国などで非常に有用な治療法となっている。

[*2] 抗生物質　第一選択薬としては，ニューキノロン系薬剤，テトラサイクリンなどがある。耐性の場合には，エリスロマイシン，ノルフロキサシン，ST（トリメトプリム・スルファメトキサゾール）合剤などを用いる。

[*3] しぶり腹　便意があるのに排便がない，あるいは頻回の便意があるのに少量しか便が出ない状態。

[*4] 志賀毒素　腸管出血性大腸菌が産生するベロ毒素と同じものである。

17.1.2 ウイルス感染症

ウイルスとは，細胞はもたないが，他の細胞を利用して自己を複製することができる**微生物**[*1]である。核酸（DNAまたはRNA）とたんぱくからなるコアをカプシドが取り囲みヌクレオカプシドを形成する。それをエンベロープが包み込むものとむき出しのままのものとがある。ウイルスが体内の細胞に侵入し，侵入した細胞が死ぬ前に自身を複製して，他の細胞に侵入していく状態をウイルス感染という。以下に挙げるもののほか，**ヘルペス**[*2]などがある。

(1) インフルエンザ

インフルエンザウイルスにより生じる気道感染症である。感冒症状を生じ，いわゆる「かぜ」に似るが，一般に全身症状が強い。罹患率は年によりばらつきが大きいが，全体では数パーセント，小児では十数パーセント程度である。インフルエンザウイルスには，A，B，C型があるが流行するのはA型，B型である。A型インフルエンザでは，数年から数十年ごとに世界的な大流行がみられるが，この原因として，**不連続抗原変異**[*3]がある。潜伏期1～3日間ののち，突然，38℃以上の高熱，頭痛，全身倦怠感，筋肉痛・関節痛などが現れ，咳，鼻汁などの上気道炎症状が続く。通常1週間の経過で軽快することが多いが，高齢者，慢性疾患患者などでは，呼吸器に2次的な細菌感染症を起こし，重症化して死亡することがある。治療としては，**解熱剤投与**[*4]などの対症療法のほか，近年開発された抗インフルエンザ薬**ノイラミニダーゼ阻害薬**[*5]が著効する。予防としては，流行期に人込みを避けたり，マスクを着用することや，外出後のうがいや手洗いの励行が重要である。特異的予防としてのインフルエンザワクチン接種は定期接種（2類疾病）とされ65歳以上に対して接種が勧奨されている（64歳以下には任意接種）。

近年，**鳥インフルエンザ**[*6]のヒトへの感染がしばしば報告されている。これは本来鳥の疾患だが，ヒトが感染すると特に重症化するケースが多く，症状の重いH5N1型鳥インフルエンザの致命率は約60％である。感染症法では，通常のインフルエンザは5類感染症であるが，鳥インフルエンザ（H5N1，H7N9型を除く）は4類感染症，H5N1型鳥インフルエンザは2類感染症に指定されている。また2013（平成25）年5月よりH7N9型鳥インフルエンザが指定感染症に指定された。さらに，1－5類感染症，新感染症，指定感染症とは別枠で，「新型インフルエンザ等感染症」の分類を設け，新型・再興型インフルエンザの発生に即応できるように備えられている。

(2) 後天性免疫不全症候群（AIDS）

ヒト免疫不全ウイルス（HIV）感染により免疫機能が低下した結果，カリニ肺炎，カポジ肉腫など通常の免疫状態では発症しない感染症を発症した状

[*1] **微生物** 微生物ではあるが，細胞をもたないので，生物学的には生物でない。

[*2] **ヘルペス** ヘルペスウイルス（HHV）には8種類：①単純ヘルペス1型（HHV-1），2型（HHV-2），②帯状疱疹・水痘ウイルス（HHV-3），③EBウイルス（HHV-4），④サイトメガロウイルス（HHV-5），⑤HHV-6，HHV-7，⑥カポジ肉腫関連ヘルペスウイルス（HHV-8）があり，それぞれ特徴的な疾病を生じる。

[*3] **不連続抗原変異（antigenic shift）** 2つ以上の異なるウイルスの遺伝情報が組み合わさり，突然別の亜型ウイルスが出現すること。これに対して，同一の亜型内でウイルス遺伝子に起こる突然変異の蓄積により抗原性が少しずつ変化することを連続抗原変異（antigenic drift）という。

[*4] 解熱剤としては，基本的にアセトアミノフェンを使用する。アスピリンは，ライ症候群の恐れがあるため，小児への使用は原則禁忌である。また，非ステロイド系解熱剤のジクロフェナクナトリウム，メフェナム酸も，インフルエンザ脳症の悪化因子とされ，小児には基本的に使用しない。

[*5] **ノイラミニダーゼ阻害薬** ザナミビル（商品名：リレンザ），オセルタミビル（商品名：タミフル），ラニナミビル（商品名：イナビル），ペラミビル（商品名：ラピアクタ（点滴））などがある。

[*6] **鳥インフルエンザ** 平成25年5月6日から1年間H7N9型鳥インフルエンザが指定感染症に定められた。

態をいう。これらの感染症が出現するまでは HIV 感染症であり，AIDS（エイズ）とは区別される。AIDS は重篤な感染症ではあるが，もとになる HIV 感染症が**性行為感染症（STD）**のひとつであり感染機会が限られているため，感染症法では 5 類感染症となっている。**HIV，AIDS 患者数**[*1]は，世界的にはともに減少に転じたが，わが国では依然増加傾向にある。HIV は口，性器，皮膚の傷などから侵入し，CD4 陽性リンパ球（ヘルパー T 細胞）に感染，これを破壊する。初期にはかぜに似た症状が現れることもあるが，無症状であることが多い。半年から 20 年（平均 10 年）の無症候期の間，HIV は増加を続け，やがて発熱，倦怠感，体重減少，リンパ節腫脹などからなる **AIDS 関連症候群**（ARC）が現れる。数ヵ月経って，血液中 CD4 陽性リンパ球数が 200／μl 以下となると，カリニ肺炎，カンジダ症，クリプトコッカス髄膜炎，サイトメガロウイルス感染症などの**日和見感染**（ひよりみ）[*2]やカポジ肉腫などが発症し，AIDS と診断される。治療としては，現在は抗ウイルス薬を 3 剤以上組み合わせて投与する**強力抗レトロウイルス療法（HAART）**[*3]が用いられることが標準的になった。予防としては日常生活における STD 感染症予防が重要であるが，HIV 感染を自覚していない保菌者も多いため，その対策として保健所では HIV 抗体の無料匿名検査を行っている。しかし，現在もなお，献血時に偶然発見される事例が多い。

17.2 性行為感染症

性行為感染症（STD, sexually Transmitted disease：性感染症ともいう）とは，性行為（ディープキスなどを含む）によって感染する疾病をいう。精液，膣分泌物，血液などに含まれる病原体が，性器，肛門，尿路，口腔などの粘膜から侵入する。通常は，正常な皮膚からの侵入はなく，したがって性行為以外により感染するものは少ない。梅毒，性器クラミジア感染症，性器ヘルペスウイルス感染症，尖圭コンジローマ，淋菌感染症などのほか，後天性免疫不全症候群，アメーバ赤痢，B 型・C 型肝炎なども含まれる。

1999 年の感染症法施行まで存在した性病予防法では，性病として梅毒，淋病，軟性下疳，鼠径リンパ肉芽腫が規定されていたため，一般に性病といえば，これら 4 疾患を指す。これらはいずれも性行為感染症に含まれる。

予防としては，性行為をしないことが最も確実であるが，性行為の相手をお互い STD に感染していない特定のパートナーに限定すれば感染の可能性はなくなる。反対に，不特定多数の相手との性行為は感染確率を上昇させる。また，コンドームの使用は感染確率を低下させる。

[*1] HIV，AIDS 患者数　2011年末現在の世界の HIV 陽性者数は推定3,400万人（うち49％が女性），新規 HIV 感染者数は年間250万人であり，新規患者数は減少傾向にある。これらのうち，サハラ以南のアフリカがそれぞれ2,350万人，180万人を占めている。また，AIDS による年間死亡者数は2011年は170万人で，これも減少傾向にある。2012年 6 月現在日本での HIV 感染者累積報告数は日本国籍で11,580名（男10,785，女795）であり，外国国籍のものも含めると14,175名（男12,010，女2,165）となっている。また，AIDS 患者累積報告数は，それぞれ5,359名（男5,041，女318），6,492名（男5,810，女682）となっている。2011年には，あらたに1,056名の HIV 患者と473名の AIDS 患者が報告された。2010年と同レベルではあるが，数年間で見ると日本では依然上昇傾向といえる。

[*2] 日和見感染　健康な場合は通常感染しない感染力の弱い病原体に感染し，発症すること。AIDS や免疫抑制剤投与中の患者，あるいは消耗性疾患など他の疾患の罹患や加齢により免疫力が低下した場合に生じる。

[*3] 強力抗レトロウイルス療法（HAART：highly active anti-retroviral therapy）

表17.2 主な新興感染症と再興感染症

主な新興感染症	主な再興感染症
SARS（重症急性呼吸器症候群），鳥インフルエンザ，ウエストナイル熱，エボラ出血熱，クリプトスポリジウム症，クリミア・コンゴ出血熱，後天性免疫不全症候群（HIV），腸管出血性大腸菌感染症，ニパウイルス感染症，日本紅斑熱，バンコマイシン耐性黄色ブドウ球菌（VRSA）感染症，マールブルグ病，ラッサ熱	結核，ペスト，ジフテリア，百日咳，サルモネラ感染症，コレラ，インフルエンザ，狂犬病，デング熱，黄熱病，マラリア，トキソプラズマ症，リーシュマニア症，エキノコックス症，住血吸虫症

17.3 院内感染症

病院・医療機関の中で感染することをいい，通常の一般的な感染である「市中感染」と区別される。広義では，病院の中で感染したものすべてを一般的な感染も含めて指すが，通常は特に院内に特徴的な，免疫力の低下した患者の**日和見感染**や，抗生物質などの投与により出現した薬剤耐性菌の感染を指す場合が多い。具体的には，MRSA，VRE，緑膿菌，セレウス菌，ノロウイルスなどによる感染症や疥癬などが問題となることが多い。多くの場合病院内ではこの対策として，**感染制御チーム（ICT）**＊が設置されている。

＊ 感染制御チーム（ICT：infection control team）

17.4 新興感染症，再興感染症

WHOの定義によれば，かつては知られていなかった，この20年間に新しく認識された感染症で，局地的にあるいは国際的に公衆衛生上の問題となる感染症を**新興感染症**という。また，かつて存在した感染症で公衆衛生上ほとんど問題とならないようになっていたが，近年再び増加してきたもの，あるいは将来的に再び問題となる可能性がある感染症を**再興感染症**という。再び増加する原因としては，耐性菌の出現，突然変異，環境の変化，ヒトの往来の活発化などが挙げられる。表17.2に主な新興感染症と再興感染症を示す。

17.5 抗生物質，抗菌薬（物質）

微生物が産生する物質のうち，他の微生物の発育を阻害する化学物質を**抗生物質**という。また，細菌を殺したり，増殖を抑える働きをもつ化学物質を**抗菌薬（物質）**という。抗生物質には微生物由来の抗菌薬，抗ウイルス薬，抗真菌薬，抗寄生虫薬が含まれる。一方，抗菌薬には化学合成された薬剤（合成抗菌薬）も含まれる（**表17.3**）。

臨床現場では抗菌薬などが劇的な効果を示す場合も多いが，適切な薬剤を選択しなければ効果がないばか

表17.3 抗菌薬の種類

抗生物質（天然抗菌薬）	合成抗菌薬
β-ラクタム系 （ペニシリン系，セフェム系など） アミノグリコシド系 テトラサイクリン系 マクロライド系 クロラムフェニコール系 リンコマイシン系 ホスホマイシン系	キノロン系 ニューキノロン系 オキサゾリジノン系 サルファ剤系

りか耐性菌誘導の可能性がある。いたずらに抗生物質を多用すると多剤耐性菌が出現する。多剤耐性菌が出現すると，効果をもつ抗菌薬がほとんどなく治療できなくなることもある。こうしたことを防止するためにも，抗生物質・抗菌薬は必要最小限のものを適切に使用することが医師に求められている。

【演習問題】

問 1 病原体とそれによる疾患の組合せである。正しいのはどれか。1 つ選べ。

(2012 年国家試験)

(1) ヒトパピローマウイルス ―――――――― 子宮体がん
(2) マイコプラズマ ―――――――― 肺炎
(3) ヘリコバクター・ピロリ ―――――――― 膵臓がん
(4) メチシリン耐性黄色ブドウ球菌（MRSA）―― 成人 T 細胞白血病
(5) A 群 β 溶血性連鎖球菌 ―――――――― 胃潰瘍

解答 (2)

問 2 空気感染を起こす病原微生物である。正しいのはどれか。

(2008 年国家試験)

(1) MRSA（メチシリン耐性黄色ブドウ球菌）
(2) C 型肝炎ウイルス
(3) ロタウイルス
(4) 単純ヘルペスウイルス
(5) 麻疹ウイルス

解答 (5)

【参考文献】

吉田勉監修，栗原伸公編著：公衆衛生学，学文社（2012）
国立感染症研究所感染症情報センター HP, http://www.nih.go.jp/niid/ja/from-idsc.html
厚生労働省：感染症・予防接種情報 HP, http://www.mhlw.go.jp/seisakunitsuite/bunya/kenkou_iryou/kenkou_kekkaku-kansenshou/index.html
高久史麿編：治療薬マニュアル，医学書院（2013）

索　引

ACE 阻害薬　128
ADL　67, 189
AED　142
AFP　121
A/G 比　209
AIDS 関連症候群　227
ANP　55
ARC　227

BNP　144
BRCA　204
B 型肝炎ウイルス感染　115
B 細胞　104

CA19-9　121
cAMP　52
Ca sensing receptor　163
CKD　154
CPR　74, 90
CRH　164
CT　175
C 型肝炎ウイルス感染　115
C- ペプチド　74, 90

DG　52
DHEA　164
DOTS　224

EGFR　29, 30, 38
Eq　54
ES 細胞　67

FFA　88
FSH　196

GFR　154
GHRH　161
GLP-1　165
GnRH　161, 196

HAART　227
HbA1c　89
HELLP 症候群　200
HIV, AIDS 患者数　227
HPV　31, 32, 33
HUS　224

IADL　67
IC　67
ICT　228
ICU　67
Ig　215
IgA　215
IgD　215
IgE　215
IGF-I　161
IgG　215
IgM　215
iPS 細胞　25, 67

kisspeptin　162

LH　196
LHRH　159

LH サージ　53, 166

mTOR　41

NASH　117
NGSP 値　153
NPPV　144
NYHA　144

OGTT　89

p53　19, 20, 30, 32, 40
PET　19
PSA 検診　205

QT 延長症候群　142

ROS　32, 36, 40
RTP　78

S-S 結合　74
STD　227

TNF-α　88
TPO　162
TRH　161
TSH 受容体　167
two cell theory　196

α- ケト酸　95
α- フェトプロテイン　121
ω 3- 脂肪酸　135

あ 行

亜鉛　101
悪性貧血　81, 120, 211
アジオテンシノーゲン　88
アシドーシス　54, 55
アストロサイト　12
アディポネクチン　88, 133
アテローム血栓性脳梗塞　174
アドレナリン　124, 164
アポクリン分泌　7
アポたんぱく　92
アポトーシス　20, 23, 31
アルカローシス　54, 150
アルコール肝炎　115
アルコール性脂肪肝　117

アルドステロン　54, 147, 149, 164, 168
アルブミン，グロブリン，フィブリノーゲン　209
アンジオテンシノゲン　168
アンジオテンシン I　168
アンジオテンシン II　54, 168

イオンチャネル　2
イオンポンプ　2
異化作用　71
胃がん　119
胃結腸反射　103
胃酸分泌抑制ポリペプチド　75
意識　60
意識障害　60
胃・十二指腸潰瘍　108

萎縮　38, 39
異常プリオン　222
移植　67
移植術　67
胃食道逆流症　108
イソロイシン　95
一次救命処置　68
一次構造　14
一次止血　210
一過性脳虚血発作　174
胃内停滞時間　107
イレウス　120
インクレチン　75, 165
陰茎　195
インスリン　104, 165, 202
インスリン抵抗性　89
インスリン分泌不足　89

ウイルス　223
ウィルソン病　85
ウェルニッケ脳症・コルサコフ症候群　80
ウォルフ管　198
運動器　192
運動伝導路　174
運動麻痺　62

栄養　7
栄養・食事療法　66
栄養素　71
栄養補給法　66
エキソサイトーシス　48
エコノミー症候群　131
壊死　23
エストロゲン　166, 188, 196
エネルギー代謝　71
エピメラーゼ　97
エリザベス・キュブラー・ロス　69
遠心性神経　11
嚥下運動　105
嚥下障害　62, 105
炎症　32
炎症性サイトカイン　79
円柱上皮　6, 100

黄色腫　92
黄体　198
黄体化ホルモン　196
黄体形成ホルモン　160
黄疸　61, 107
横紋筋　10, 188
オキシトシン　161
オータコイド　45
オートファジー　19
オリゴデンドロサイト　12

か 行

壊血病　82
開口分泌　6
開口放出　159
外肛門括約筋　107
概日リズム　57
回腸　102, 103
回転性めまい（vertigo）　61
開頭手術　175
回盲弁　103
潰瘍性大腸炎　111
過栄養性脂肪肝　117
過形成　26, 27
下垂体ホルモン　160
カスケード　43

ガストリン　106
化生　109
家族性大腸ポリポーシス　120
片麻痺　174
脚気　80
喀血　61
活性型ビタミンD_3　163
活性酸素種　19
活動電位　47
過敏性腸症候群　112
下部食道括約筋　101
下部食道括約筋圧　108
芽胞　223
ガラクトキナーゼ　97
ガラクトース-1-リン酸ウリジルトランスフェラーゼ　97
顆粒膜細胞　196
カルシウム　52
カルシトニン　163, 188
がん悪液質　79
がん遺伝子　28
肝炎　114
感覚伝導路　174
がん幹細胞　35, 36
肝機能不全　116
肝硬変　115
肝硬変非代償期　116
幹細胞　25, 35, 36
肝小葉　104
肝性脳症　116
関節運動　187
関節包　187
感染症法　223
感染制御チーム　228
肝臓がん　120
冠動脈バイパス手術　126
がん抑制遺伝子　28
冠攣縮性狭心症　138
緩和医療　68

偽陰性　63
起坐呼吸　144
寄生虫　223
機能・形態障害　67
偽ポリープ状　111
キャッスル内因子　120
求心性神経　11
急性胃粘膜病変　109
急性肝炎　114
急性下痢　113
急性腎炎　151
急性腎不全　150
急性膵炎　118
急性胆嚢炎　118

急性腹症　62
救命処置　142
偽陽性　63
莢膜　223
莢膜細胞　196
強力抗レトロウイルス療法　227
局所免疫機構　216
巨赤芽球性貧血　81, 120
空気感染　222
空腸　102, 103
クスマウル呼吸　60
クッシング症候群　87, 169
クッシング病　169
クモ膜下出血　175
クラスⅠ　141
グリア細胞　46
グリコーゲン　97
グルカゴン　165
グルカゴン様ペプチド-1　75
くる病　82
クロストーク　43
クローン病　110
クワシオルコル　77
クワシオルコル型栄養失調　117

経管栄養法　66
経気道感染　222
経口栄養法　66
経口感染　222
経口血糖降下　202
経口投与　225
経消化管栄養法　66
経静脈栄養法　66
経皮感染　222
痙攣　61
下血　62
血液浄化法　66
月経　196
血漿浸透圧　148
血清Ca　163
血糖コントロール　91
解熱剤投与　226
下痢　62, 113
原因療法　65
原核生物　223
原始生殖細胞　198
現症　59
減数分裂　198
原発性アルドステロン症　168
原発性肥満　87

高アンモニア血症　116
高カイロミクロン血症　118

索　引

効果器　174
後角　171
抗GAD抗体・ICA　91
後期ダンピング症候群　120
抗菌薬　228
攻撃因子　108
抗血栓療法　142
高血圧遺伝因子　136
抗サイログロブリン抗体　168
膠質浸透圧　209
恒常性　52
甲状腺刺激ホルモン　160
甲状腺ペルオキシダーゼ　162
甲状腺ホルモン　162
抗生物質　225, 228
拘束性障害　63
好中球による生体防御　209
抗TPO抗体　168
口内炎　107
更年期　167, 196
高ビリルビン血症　116
抗利尿ホルモン　54
誤嚥性肺炎　105
呼吸　60
克山病　86
ゴーシェ細胞　96
国立がん研究センター　205
骨格筋　188
骨芽細胞　186
骨細胞　186
骨髄　186
骨軟化症　82
ゴナドトロピン　160
米のとぎ汁様　224
コラーゲン　82, 186
コルチゾール　164
コルトコフ音　127
コレシストキニン　75
コレステロール系胆石　117
コレラ顔貌　224
根治療法　65

さ　行

細菌　223
再興感染症　223, 228
再生医療　67
サイトカイン　45
サイログロブリン　162
杯細胞　102, 103
サーカディアンリズム　57
三大唾液腺　101

ジアシルグリセロール　52

志賀毒素　225
子癇　200
色素胆石（ビリルビン系）　117
ジギタリス　145
子宮　196-198
子宮頸部がん　202
子宮体部がん　203
糸球体濾過量　154
子宮内膜増殖症　203
シグナル伝達　43
止血機構　210
自己複製能　207
自己免疫疾患　110
視床下部ホルモン　160
雌性前核　199
次世代シークエンサー　37
シナプス　46, 173
しぶり腹　225
脂肪肝　117
脂肪滴　117
社会的不利　67
ジャパン・コーマ・スケール　61
重層上皮　6
重層扁平上皮　100, 101
集中治療（IC）　68
集中治療室（ICU）　68
十二指腸　102
修復　20, 31, 32, 40
終末ケア　68
宿主　222
手術　66
受精　199
手段的日常生活動作　67
出血傾向　212
受容器　174
受容体　43
腫瘍　27
腫瘍マーカー　202
常位胎盤　200
障害者の概念　67
消化管　100
消化管出血　117
消化管付属臓器　100
消化性潰瘍　108
症状　59
常染色体劣性遺伝　94
小腸　102
上皮小体ホルモン　188
小胞体ストレス　57
小胞体ストレス応答　57
食事療法　66
食道がん　119
食道裂孔ヘルニア　108
除脈　60

自律神経系　171
真菌　223
神経膠細胞　12, 46
神経細胞　12, 46
神経伝達物質　45, 173
腎血流量　147
心源性脳塞栓症　174
進行胃がん　120
新興感染症　228
人工多能性幹細胞　67
診察　59
新生児マススクリーニング　94
新生児メレナ　83
浸透圧　148
心房細動　141
心房性ナトリウム利尿ペプチド　55

随意筋　10
膵炎　118
水系感染　222
水晶体偏位　96
髄鞘　46
膵臓がん　121
錐体外路症状　177
垂直感染　222
垂直凝視麻痺　97
水系感染　222
睡眠　62
睡眠障害　62
スキン・テンティング　224
スクリーニング検査　63
ストレス　164
ストレス応答機構　57
スパイロメータ　63

精液　194
生検　63
性行為感染症　227
精細管　165, 194
精子　194
精神腫瘍医　69
性腺刺激ホルモン放出ホルモン
　196
精巣　194
精巣上体　194
生体防御　209
生体防御反応　215
生体リズム　57
成長ホルモン　75, 160, 188
精嚢　194
成分栄養剤　110
生命倫理　68
セカンドメッセンジャー　44
脊髄　171, 172

233

赤血球指数　210
セクレチン　75
舌炎　107
接触感染　222
セルトリ細胞　165, 198
繊維芽細胞　8, 97
前角　171
全身倦怠感　60
全身性炎症反応性症候群　119
全身免疫機構　216
洗濯婦の手　224
蠕動　102
蠕動運動　101, 103, 107
腺房細胞　104
線溶　210
前立腺　194
前立腺がん　204
前立腺特異抗原　205
前立腺肥大症　205

早期胃がん　120
早期ダンピング症候群　120
造血因子　207
造血幹細胞　207
造血微小環境　207
桑実胚　200
総蠕動　103
僧帽弁　123
促進拡散　2
疎性結合組織　7
ソマトスタチン　161

た 行

体温（体腔温）　60
体温調節中枢　56
体細胞分裂　198
代謝性アシドーシス　150
代謝性アルカローシス　150, 151
代償　55
代償期　119
対症療法　65
体性神経　172
大腸がん　120
大動脈の病気　125
脱水　61
多能性　207
タール便　107, 109
多列上皮　6
単球による生体防御　209
単純拡散　2
男性への性分化　198
胆石症　117
単層上皮　6

胆嚢炎　117
たんぱく漏出性胃腸症　109
ダンピング症候群　120

チアノーゼ　61, 129
チェーン・ストークス呼吸　60
腟　196
緻密斑　168
着床　198, 200
中核温　56
中鎖脂肪酸　110
中枢神経系　11, 171
徴候　59
腸上皮化生　109, 119
腸閉塞　120
直接監視下短期化学療法　224
チロシンキナーゼ　29

追加リスク　135
痛風　93
痛風発作　94

低栄養性脂肪肝　117
テタニー　83
テロメア　25, 33, 40
転写因子　158

同化作用　71
糖尿病性ケトアシドーシス　66
糖尿病性腎症　153
動脈硬化　131
特異的防御反応　215
特殊療法　65
時計遺伝子　57
吐血　62
鳥インフルエンザ　226
トレッドミル　139
トロポニン　140
呑酸　108

な 行

内肛門括約筋　107
内臓脂肪　87, 88
内臓脂肪型肥満　87
75g経口ブドウ糖負荷試験　89
7つのロコチェック　192
軟骨内骨化　187

肉芽組織　8
二次救命処置　68
二次止血　210
二次性副甲状腺低下症　120
二重支配　172

日常生活動作　67
日内リズム　164
ニッシェ　109
乳がん　203
乳糖不耐症　113
ニューロン　46
尿酸クリアランス　94
尿酸塩結晶　93
尿酸と痛風　133
妊娠高血圧症候群　200
妊娠糖尿病　201
妊娠の成立　200
認知症　176
妊婦の摂取カロリー　202

ネガティブフィードバック　52, 197
ネクローシス　23
熱産生　56
ネフローゼ症候群　152
粘膜集中像　109

ノイラミニダーゼ阻害薬　226
脳　171
脳血管障害　174
脳血管内治療　175
脳死判定　41
脳神経　172
脳内出血　175
能力障害　67
ノーマライゼーション　67
ノルアドレナリン　172

は 行

肺炎球菌ワクチン　184
敗血症　118, 222
胚性幹細胞　67
バイタルサイン　59
胚盤胞　200
廃用　191
廃用症候群　192
排卵　196
白体　198
破骨細胞　186
バージャー病　130
橋本病　167
バセドウ病　167
％肺活量　63
バソプレシン　54, 161
発汗　56
発熱　60
バリン　95
半消化態栄養剤　110
ハンター舌炎　81

索　引

万能細胞　67

非アルコール性脂肪性肝炎　117
比較的徐脈　222
皮下脂肪　87
微生物　226
非代償期　119
ビタミンB_6　96
ビタミンD　188
ビタミンD_3　163
非特異的生体防御反応　215
ヒト絨毛性ゴナドトロピン　200
ヒトパピローマウイルス　29
ヒトパピローマウイルス感染　202
飛沫感染　222
日和見感染　227, 228
ビリルビン　104
頻脈　60

ファーストメッセンジャー　44
ファーター乳頭　102, 104
フィードバック　65, 164
フィードバック機構　52, 159
フェニルアラニン　95
不穏　61
副甲状腺機能　120
副甲状腺ホルモン　163
副腎皮質刺激ホルモン　160
腹水　62, 117
腹膜炎　118
不顕性感染　222
浮腫　61, 117
不随意筋　10
プラマービンソン症候群　211
振子運動　102, 103, 107
プリン体　93
ブルガダ症候群　142
不連続抗原変異　226
プロゲステロン　166, 196
プロ酵素　106
プロセシング　159
プロテオグリカン　186
プロラクチン　160
分子標的薬　30
分子標的療法　30, 38
分節　102
分節運動　103, 107
噴門　101

平滑筋　188
閉塞性黄疸　121
閉塞性障害　63
ペラグラ　81
ヘリコバクター・ピロリ　108, 120

ペルオキシソーム　5
ヘルペス　226
ベロ毒素　224
変異　20, 28, 30, 32
ヘンダーソン・ハッセルバルヒの式　55
扁桃　100
便秘　62, 113
扁平上皮　6
扁平上皮がん　119
防御因子　108
放射線治療　67
放熱　56
ポジティブフィードバック　52, 197
ホスピス運動　69
保存療法　65
発疹　61
骨の無機成分　186
ホモシスチン　96
ホルモン受容体　158
ホルモン分泌　159

ま　行

膜性骨化　187
末期医療ケア　68
末梢神経系　11, 171
マラスムス　77
マルトース　98
慢性萎縮性胃炎　109
慢性炎症性腸疾患　111
慢性肝炎　114
慢性下痢　113
慢性甲状腺炎　168
慢性腎炎　151
慢性腎臓病　154
慢性腎不全　152
慢性膵炎　118
慢性非特異性肉芽腫性炎症　110
マンモグラフィー　204

ミエリン　46
ミクログリア　12
密性結合組織　7
脈拍　60
ミュラー管　198
味蕾　101
ミルク・アルカリ症候群　83

メチオニン　96
めまい（faintness），（眩暈）　61
めまい感（dizziness）　61

免疫グロブリン　215
モニタリング　65
問診　59
門脈圧亢進　115

や　行

薬剤感受性試験　63
薬物間の相互作用　66
薬剤性脂肪肝　117
夜盲症　82
有害反応（副作用）　66
有酸素運動　66
雄性前核　199
幽門　101
遊離脂肪酸　88
輸液　66
輸血　66
輸入脚症候群　120

溶血性尿毒症症候群　224

ら　行

ライディッヒ細胞　165, 194
ラクチュロース　116
ラクナ梗塞　174
卵管　195
卵管采　195
卵管膨大部　195
ランゲルハンス島　73, 104, 165
卵子　195
卵巣　195
ランビエ絞輪　12
卵胞刺激ホルモン　160, 196

リガンド　43
リケッチア　223
立方上皮　6
リビングウィル　69
リポたんぱく　92
リンパ組織　101

類洞　104

レジスチン　88
レニン　128, 168
レニン-アンジオテンシン系　128, 149
レバ刺し　224

ロイシン　95

執筆者紹介

**吉田　勉	東京都立短期大学名誉教授	
橋本　弘子	大阪成蹊短期大学総合生活学科講師	(1)
松田　育雄	兵庫医科大学病院病理部講師	(2)
*栗原　伸公	神戸女子大学大学院家政学研究科教授	(3, 15, 17)
*飯嶋　正広	高円寺南診療所院長，昭和学院短期大学ヘルスケア栄養学科客員教授	(4, 5, 7, 12, 16)
今本　美幸	神戸女子短期大学食物栄養学科准教授	(6)
三浦由美子	先端医療振興財団先端医療センター病院栄養管理科	(6)
中田美砂恵	昭和学院短期大学ヘルスケア栄養学科非常勤講師	(7, 16)
伊藤むつみ	元目白大学目白短期大学部生活科学科非常勤講師	(7, 16)
勝谷　友宏	大阪大学大学院医学系研究科准教授・勝谷医院院長	(8)
笠原　正登	京都大学医学部附属病院臨床研究総合センターEBM推進部准教授	(9)
戸田　尚宏	京都大学大学院医学研究科内科学講座内分泌代謝内科	(9)
置村　康彦	神戸女子大学大学院家政学研究科教授	(10)
田中　太郎	東京大学医学部附属病院リハビリテーション部	(11, 13)
田口　誠	田口産婦人科内科院長	(14)
新谷　実希	元畿央大学健康科学部健康栄養学科助手	(15)

（執筆順，＊＊監修者，＊編者）

食物と栄養学基礎シリーズ3　人体の構造・機能・疾病

2014年3月31日　第一版第一刷発行　　◎検印省略

監修者　吉田　勉
編著者　飯嶋　正広
　　　　栗原　伸公

発行所　株式会社　学文社
発行者　田中千津子

郵便番号　153-0064
東京都目黒区下目黒3-6-1
電　話　03(3715)1501(代)
http://www.gakubunsha.com

©IIJIMA Masahiro, KURIHARA Nobutaka & T. YOSHIDA Printed in Japan 2014
乱丁・落丁の場合は本社でお取替します。　印刷所　新灯印刷株式会社
定価は売上カード，カバーに表示。

ISBN 978-4-7620-2261-6

食物と栄養学基礎シリーズ 全12巻

吉田 勉 (東京都立短期大学名誉教授) 監修

管理栄養士国家試験出題基準(ガイドライン)で求められる範囲を網羅しつつ、実際に専門職に携わるにあたり重要な知識や新知見を随所に取り入れ、実践に役立つ最新の内容。専門分野を目指す方々や現職の方々はもちろん、広く一般にも興味をひけるよう、平易なことばで解説し、図表、用語解説やコラムなども豊富に盛り込んでいます。　各B5判/並製

1 『公衆衛生学』栗原伸公編著
　(ISBN978-4-7620-2260-9　224頁・本体2500円)

2 『生化学基礎』高畑京也・堀坂宣弘・正木恭介編著
　(ISBN978-4-7620-2220-3　148頁・本体2300円)

3 『人体の構造・機能・疾病』飯嶋正広・栗原伸公編著
　(ISBN978-4-7620-2261-6　248頁・本体2900円)

4 『食べ物と健康』佐藤隆一郎・加藤久典編
　(ISBN978-4-7620-2262-3　256頁・本体2800円)

5 『新食品衛生学』石綿 肇・西宗髙弘・松本比佐志編
　(ISBN978-4-7620-2263-0　176頁・本体2400円)

6 『調理学―生活の基盤を考える』南 道子・舟木淳子編著
　(ISBN978-4-7620-2264-7　204頁・本体2500円)

7 『基礎栄養学』佐藤隆一郎・加藤久典編
　(ISBN978-4-7620-2265-4　176頁・本体2500円)

8 『応用栄養学』布施眞里子・篠田粧子編
　(ISBN978-4-7620-2266-1　210頁・本体2200円)

9 『栄養教育論』土江節子編著
　(ISBN978-4-7620-2267-8　176頁・本体2400円)

10 『臨床栄養学』飯嶋正広・今本美幸編著
　(ISBN978-4-7620-2268-5　300頁・本体3000円)

11 『公衆栄養学』栗原伸公編著
　(ISBN978-4-7620-2269-2　192頁・本体2600円)

12 『給食経営管理論』名倉秀子編著
　(ISBN978-4-7620-2270-8　232頁・本体2700円)